FÜR RITA UND ANNIE,
Pfadfinderinnen. Schwestern.

Wir lassen niemals vom Entdecken
Und am Ende allen Entdeckens
Langen wir, wo wir losliefen, an
Und kennen den Ort zum ersten Mal.

T. S. ELIOT

MARIA BORELIUS

Die Gesundheits Revolution

Das Komplettprogramm gegen heimliche Entzündungen

Übersetzung aus dem Englischen
von Tobias Schumacher-Hernández

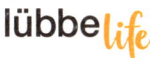

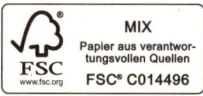

Inhalt

Mein Weg

M it 52 Jahren machte ich mit den ersten Symptomen der Menopause Bekanntschaft: Rückenschmerzen, Erschöpfung und ein unbestimmtes Gefühl der Melancholie, was mein Leben betraf. Es kam mir so vor, als würde es allmählich bergab gehen.

Doch nach nur wenigen Monaten mit einer neuen Lebensweise hatte sich alles geändert. Ich war glücklicher, stärker und frei von Schmerzen – was war passiert?

Dank einer Reihe außergewöhnlicher Zufälle war ich auf etwas völlig Neues gestoßen: entzündungshemmende Lebensmittel, die Krankheiten vorbeugen und heilen und auf geheimnisvolle Weise sogar den Alterungsprozess verlangsamen können.

Und so begann mein Erkenntnisprozess. Während dieser Reise erforschte ich neugierig dieses neue Terrain und erkannte, dass es um weit mehr als eine Ernährungsweise ging. Die Umrisse einer ganz neuen Lebensart bildeten sich heraus, und viele verschiedene Menschen – jeder von ihnen auf seine Weise großartig – lieferten mir die Puzzleteile.

Ich traf unter anderem ein innovatives und inspirierendes Fitness-Model in Kanada und eine Professorin im schwedischen Lund, die führend in der Forschung zu dem Thema ist. Ich besuchte ein indisches Spa, das fiese Einläufe verpasst, und einen prähistorischen Hominiden mit dem Namen Lucy. Ich sprach mit Londons visionärster Dermatologin, den ungewöhnlich alt werdenden Mitgliedern einer Religionsgemeinschaft am Rande von Los Angeles und einem dänischen TV-Promi, die sich als 15 Jahre älter herausstellte als erwartet. Ich traf mich mit einer

Darmgruppe in der englischen Provinz, einem führenden Genetiker am schwedischen Karolinska-Institut mit einer Schwäche für Rätsel, einer hüftenschwingenden Yoga-Lehrerin bei einem New-Age-Meeting in Kalifornien und einer ätherischen Detektivin, die auf der Suche nach Wundern ist.

Jeder dieser Menschen spielt eine Rolle in diesem Stück.

Genauso wie meine eigene Experimentierfreude. Ich habe mich mit Omega-3-Fettsäuren beschäftigt, Probiotika, Gluten, Laktose, Meditation, Knochenbrühe, ayurvedischer Nasendiagnostik, HIIT (Hochintensives Intervalltraining), Yoga, Sonnenuntergängen, Entzündungsmarkern und Spiritualitäts-Apps. Ich bin neugierig aufgebrochen, habe aber oft Rückschläge einstecken müssen und danach eine andere Richtung eingeschlagen.

Schritt für Schritt habe ich mich vorgetastet, während ich versuchte, das Rätsel zu lösen, warum niedriggradige systemische Entzündungen Krankheiten verursachen und was wir tun können, um uns zu stärken, um glücklicher und gesünder zu leben.

Das Resultat ist ein Fünf-Punkte-Programm, das die beste Version von uns selbst zum Vorschein bringt. Es verbindet das Wissen, das ich angehäuft habe, mit der Überzeugung, dass ein Lifestyle praktisch funktionieren muss – im Alltag und im sozialen Miteinander.

Es bahnt sich eine Gesundheitsrevolution an, die einen ganz neuen Weg aufzeigt, wie wir über Nahrung, Sport, Entspannung, Ehrfurcht und Gesundheit denken. Und infolge dieses Prozesses entdecken wir neue Hilfsmittel für ein beschwingteres und intensiveres Leben.

Dies ist meine Geschichte. Ich teile sie mit Ihnen in der Hoffnung, dass Sie Inspiration und Heilung finden und Sie Ihren eigenen Weg einschlagen, um Ihre Gesundheit selbst in die Hand zu nehmen.

Maria Borelius   London, November 2017

1

Ein neues Jahr

*Das ungeprüfte Leben
ist nicht lebenswert.*

SOKRATES

Das Jahr 2013 hat gerade angefangen.

Ich bin 52 Jahre alt und fühle mich aufgedunsen und verbraucht. Weihnachten hat mir von allem zu viel beschert: Rollmops, Lebkuchen, Käse-Sandwiches, Christstollen, Schnaps, Toffees und mit Lichtgeschwindigkeit verschlungene Tafeln Schokolade. Auf den Feiertagsexzess folgte ein Neujahrstrip nach Kenia mit Cocktails bei Sonnenuntergang am Strand und Drei-Gänge-Menüs mit viel Wein in der samtweichen afrikanischen Nacht.

Die Rückreise dauert 24 Stunden. Als wir nach Hause kommen und ich meine Taschen die Treppen hochtrage, fühle ich mich wie eine 80-Jährige, obwohl ich gerade eine Woche in der Sonne verbracht habe. Ich spüre einen dumpfen Schmerz im Kreuz, und meine Gelenke tun weh. Ich stecke mitten in der Perimenopause, und meine Periode kommt unregelmäßig nach eigener Lust und Laune. Meine Füße sind wund und geschwollen.

Und dann ist da die Sache mit meinem Bauch. Oder meinem »Muffin-Top«, wie es die Frauenzeitschriften gern nennen: eine weiche Rolle, die unbedingt über den Bund meiner Jeans quellen will. Zurzeit verläuft jeder Besuch in einem Bekleidungsgeschäft gleich: Nachdem ich all die figurbetonenden Kleidungsstücke bewundert habe, zieht es mich magnetisch zu den langärmligen Tops, die verhüllen und verstecken.

Zudem habe ich permanent kleine Infekte, bin immer wieder erkältet und habe Halsweh. Die Medikamente, die ich wegen einer andauernden leichten Harnwegsinfektion nehme, machen mich müde und bereiten mir Übelkeit.

So fühlt sich das Altern an. *Seufz.*

Ich schätze, von nun an gibt es nur noch eine Richtung: steil bergab.

So denkt der melancholische Teil in mir.

Ein anderer Teil schnaubt: »Sei nicht so selbstmitleidig. Sei froh, dass du lebst! Du hast gesunde Kinder und bist in der Lage zu arbeiten. *Schau nach vorne.*«

Schön und gut.

Aber ein dritter Teil von mir ist auf der Suche nach mehr.

Es gehört zur menschlichen Natur, sich verbessern zu wollen. Du musst nicht immer akzeptieren, was das Leben für dich bereithält. Wir wollen unser Schicksal selbst in die Hand nehmen. Die Fragen verzehren mich innerlich, denn es geht nicht allein um meinen Rücken, meinen Bauch und meine Infekte.

Was ist nur mit meinem starken, glücklichen jüngeren Ich passiert?

Ich mag immer noch stark und glücklich sein, aber die Abstände zwischen den guten Tagen sind länger geworden. Immer öfter wache ich in melancholischer Stimmung auf.

Alles ist grau.

Dann bedaure ich, dass ich mit den Kindern so viele Dinge nicht unternommen habe, als sie jünger waren. Ich trauere um meinen toten Vater, meinen toten Bruder und meine Mutter, die krank ist. Wenn es Schwierigkeiten auf der Arbeit gibt, reagiere ich gereizter und empfinde Hindernisse als persönliche Niederlagen – statt sie als Herausforderungen zu sehen, die mit Kreativität und Willenskraft bewältigt werden können. So hätte ich es früher betrachtet.

Ich erstelle eine gedankliche Checkliste.

Wie steht es um die Balance in meinem Leben?

Meine Essensgewohnheiten sind, glaube ich, okay. Nach den Exzessen meiner Teenagerjahre haben sich meine Gewohnheiten nach und nach normalisiert. Ich esse, wonach mir ist, was in der Regel bedeutet, dass ich selbst koche – mit viel Gemüse und Olivenöl. Wenn mir danach ist, einen Schokokuchen zu backen oder gebrannte Mandeln unters Vanilleeis zu mischen und Karamellsoße darüber zu gießen, tue ich es, ohne groß darüber nachzudenken. An einem Abend kann ich ganz problemlos drei Toastscheiben mit viel Butter, Käse und Orangenmarmelade verputzen und mich nur flüchtig schuldig fühlen – ich weiß nicht mal genau, warum.

Aber das, was ich für gewöhnlich jeden Tag esse, ist in keiner Weise extrem. Ich liebe Tee, den ich in rauen Mengen trinke – genau wie meine Mutter und meine englische Großmutter –, aber meinen Kaffeekonsum habe ich zurückgeschraubt, weil ich davon Kopfschmerzen bekomme; erst macht er mich kribblig, dann müde.

Ich mag es, Sport zu treiben, aber ohne bestimmtes Ziel.

Wenn ich ein paar Artikel über ein neues Trainingsprogramm lese, mache ich es für ein, zwei Wochen. Ich jogge ein bisschen, wenn ich Zeit habe und das Wetter mitspielt. Dann noch ein paarmal in der Woche leichtes Gewichtheben, ein bisschen Schwimmen und Yoga. Alles ist erlaubt, aber nichts ist in Stein gemeißelt – außer den Spaziergängen mit unserer geliebten Hündin Luna. Ich meditiere. Und ich erinnere mich noch an mein persönliches Mantra. Alles in allem bin ich kein Wrack.

Trotzdem kommt es mir vor, als würde mich die Schwerkraft übermäßig herunterziehen. Das Leben belastet mich unaufhörlich. Ich gehe zu meinem Gynäkologen.

»Ich glaube, ich bin leicht depressiv«, sage ich zu ihm.

»Nein, Sie sind in der Menopause«, antwortet er.

Muss also alles so sein? Soll ich mich einfach ergeben? Das liegt nicht in meiner Natur.

Buddha soll gesagt haben: »Wenn der Schüler bereit ist, wird sein Meister erscheinen.« In der Bibel sagt Jesus das Gleiche: »Wer da sucht, der findet.« Der Gedanke, zu einer Reise aufzubrechen, um Neues zu erfahren, Erkenntnisse und Wissen zu erlangen, ist Teil unserer spirituellen Tradition.

Also werde ich genau das tun.

Auf einer Geschäftsreise in die Vereinigten Staaten fällt mir im Schaufenster einer Flughafenbuchhandlung ein Buch auf. Es hat einen typisch amerikanischen Titel: *Jetzt zum Traumkörper: Mit Clean Eating in jedem Alter toll aussehen und sich fantastisch fühlen.* Die Frau, die das Cover ziert, ist kein 25-jähriges Model, sondern in meinem Alter und strahlt vor Gesundheit. Sie scheint mich willkommen zu heißen.

Ihr Name ist Tosca Reno, und sie schreibt auf intelligente und überzeugende Weise über ihren Weg zu einer besseren Gesundheit. Sie erzählt, wie sie in ihren Vierzigern ihrem Leben entkam – als übergewichtige und depressive Hausfrau, die sich nachts mit Eiscreme und Erdnussbutter vollstopfte, und eine Reise antrat, um ihre Gesundheit zurückzuerlangen.

Mit dem Eiscreme-und-Erdnussbutter-Teil kann ich mich vollkommen identifizieren. Also verfolge ich fortan ihren Blog.

Tosca bereitet Smoothies zu, trainiert mit Gewichten und nimmt viele Proteine zu sich. Doch eines Tages schlägt der Blog auf einmal eine andere Richtung ein. Es geht nicht länger um erfreuliche Tipps für ein gesundes Leben, sondern um tiefe Trauer. Toscas Mann hat Lungenkrebs und nur noch wenige Tage zu leben. Ein Teil von mir schämt sich dafür, einer amerikanischen Health-Bloggerin zu folgen, die vom Todeskampf ihres Ehemannes erzählt – inklusive Bilder vom Sterbebett. Auf einem begrüßt der sterbende Mann Arnold Schwarzenegger, der offenbar ein alter Freund ist. Das ist schön für die beiden, aber es ist peinlich, dass ich vor meinem Computer sitze und all das lese.

Dennoch bin ich wie gebannt.

Tosca Renos offene und aufrichtige Art, über die letzten Stunden ihres Mannes zu schreiben, lädt den Leser ein teilzuhaben. Nach seinem Tod und der Beerdigung sucht sie sich eine Personal Trainerin, die ihr helfen soll, die Trauer zu überwinden. Diese Trainerin ist eine blonde Kanadierin mit dem Namen Rita Catolino. Die beiden beginnen, für irgendeine Art Wettbewerb zu trainieren, an dem Tosca in Gedenken an ihren toten Ehemann teilnehmen möchte.

Was *soll* das?, denke ich.

Und zur gleichen Zeit: Wer bin ich, dass ich über jemanden urteile, der gerade einen geliebten Menschen verloren hat?

Tosca und ihre Trainerin bloggen fortan über Gesundheit, Arbeit, Liebe und ihr Seelenleben. Wenn ich lese, was die Trainerin schreibt, löst es etwas in mir aus. Es geht um mehr als schnödes Gewichtheben oder Laufen. Es geht um inneres Licht.

Etwa zu derselben Zeit hatte ich beschlossen, mit zwei anderen Frauen eine Organisation zu gründen, die Einwanderinnen helfen soll, ihr eigenes Business aufzubauen. Der Plan war, sie mit Bildung, moralischer Unterstützung und Mikrodarlehen dazu zu befähigen, ihren Traum von eigener Arbeit und einem eigenen Einkommen zu verwirklichen. Unsere Organisation wird später »Ester Foundation« heißen, und wir stecken seit zwei Jahren in den Vorbereitungen. Nun ist es bald so weit, aber da ich für die

Arbeit kein Geld bekomme, muss ich das Projekt neben meinem normalen Job als Unternehmerin und Journalistin und meinem Familienleben voranbringen.

Ich sehe mich folgendem Paradox gegenüber: Ich brauche *mehr* Energie, habe aber *weniger*. Ich denke an Flugbegleiter mit ihren Sauerstoffmasken. Was sagen sie noch gleich vor dem Start? *Legen Sie zuerst Ihre eigene Sauerstoffmaske an, bevor Sie anderen helfen.* Ich bin gezwungen, mich selbst irgendwie aufzurichten, *mir selbst neue Kraft zu geben*, um anderen Kraft geben zu können und dieses Projekt zu realisieren, für das ich brenne. Und die Zeit läuft.

Plötzlich habe ich eine Idee. Ich werde diese Rita Catolino kontaktieren und sie fragen, ob sie mich auch trainieren kann – online, über den Atlantik hinweg.

Schnell stelle ich fest, dass Rita Catolino eine Art Fitness-Promi in dieser mir fremden Welt ist und Frauen für Bodybuilding- und Fitness-Wettbewerbe trainiert. Anders gesagt: Sie ist in einer vollkommen anderen Liga unterwegs als ich.

Also schreibe ich ihr eine E-Mail:

Liebe Rita Catolino,
ich schreibe Ihnen von jenseits des Atlantiks. Ich bin weit davon entfernt, ein amerikanischer Fitness-Promi zu sein. Tatsächlich bin ich 52, habe vier Kinder und einen anstrengenden Job. Neben meiner Arbeit bin ich gerade dabei, eine Hilfsorganisation zu gründen, um Migrantinnen zu unterstützen. Doch um genug Energie für andere zu haben, muss ich selbst stark sein.
Darum brauche ich Ihre Hilfe. Ich bin schwabbelig, habe Rückenschmerzen und mache gerade die Perimenopause

durch. Aber ich träume von etwas anderem. Dafür brauche ich einen Plan.

Können Sie mir helfen?

Beste Grüße

Maria B.

Klick.

Ich bekomme sehr schnell eine Antwort. Sie bittet mich darum, einige Fragen zu beantworten und Bilder von mir in Unterwäsche zu schicken, dann würden wir weitersehen.

Mein Mann fragt sich, wo diese Bilder am Ende landen werden, aber ich erwidere, dass sie nicht wirklich sehenswert wären, und schicke sie mit dem Fragebogen zurück. Und so einigen Rita und ich uns darauf, für einen Zeitraum von drei Monaten zusammenzuarbeiten.

Bald erhalte ich mein erstes Trainingsprogramm. Zumindest denke ich, es handelt sich um ein Training, aber tatsächlich geht es auch um Ernährung, Dankbarkeit und Ganzheitlichkeit.

In mehrerlei Hinsicht bin ich vollkommen verwirrt.

Aber drei Monate später wird mein Leben ein anderes sein. Mein Körper hat sich verändert, mein Muffin-Top ist auf frühere Maße zusammengeschmolzen. Und vor allem: Mein schmerzender Rücken hat sich beruhigt, und mein inneres Licht leuchtet heller. Ich wache energiegeladen und voller Zuversicht auf – genauso wie früher. So stark habe ich mich seit 20 Jahren nicht gefühlt.

Die Leute fragen mich, warum meine Haut so glatt ist, welchen Sport ich mache und wie ich es geschafft habe, an den Hüften abzunehmen. Sie kommen auf mich zu und sagen mir, dass ich jünger und glücklicher wirke. Mein hell leuchtendes inneres Licht scheint eine magnetische Wirkung zu entfalten. Neue Menschen treten in mein Leben, mit neuen Ideen und einem positiven Flow. Ich finde sogar eine Lösung für einen Konflikt mit einem nahen Verwandten, der seit über zehn Jahren an mir genagt hat.

Zugleich bin ich hochmotiviert, der Frage auf den Grund zu gehen, was genau mit meinem Körper und meiner Seele geschehen ist. Gibt es eine medizinische Erklärung? Angetrieben von glücklichen Zufällen und einer großen Portion Neugierde, finde ich mich bald an vorderster Front der medizinischen Forschung wieder. Es geht darum, wie sich heimliche, niedrigschwellige Entzündungen auf den Körper auswirken und ihn vorzeitig altern lassen. Es geht um neue Erkenntnisse, die eine Verbindung zwischen Entzündungen und vielen gängigen Krankheitsbildern aufzeigen. Und es geht darum, wie eine entzündungshemmende Lebensweise – das ist nämlich genau das, worauf ich mich, ohne es zu wissen, eingelassen hatte – Alter und Verfall entgegenwirken kann. Sie macht dich zu einer stärkeren, schlaueren und strafferen Version deiner selbst.

Ich werde diese Reise auf mehreren Ebenen unternehmen.

Zuallererst geographisch. Ich wünschte, ich könnte sagen, es wäre wie in *Eat, Pray, Love*, Elizabeth Gilberts erstaunlicher Geschichte darüber, wie sie für ein Jahr nach Italien, Indien und Indonesien reist, um sich selbst zu finden. Aber so ist mein Leben nicht. Ich muss meine Arbeit machen, mich um meine Familie kümmern, Rechnungen bezahlen, vielen Verpflichtungen nachgehen, habe Kunden zu pflegen, Kolumnen zu schreiben – kurz gesagt: Da sind die Millionen kleinen Pflichten des Alltags.

Meine Reise wird vier Jahre dauern und in kleinen Schritten erfolgen, während mein restliches Leben parallel weiterläuft. Wann immer ich unterwegs bin, ob geschäftlich oder privat, versuche ich, Stückchen dessen umzusetzen, was nach und nach nicht nur meine neue Lebensweise ausmachen, sondern auch zu meiner Leidenschaft werden wird.

Dieser Prozess wird sich zu meiner Lebensgeschichte entwickeln – zu einer Geschichte darüber, welch eine enorme Herausforderung es ist, meinen Lebensstil zu ändern, eine Geschichte über meine vielen Rückschläge, aber auch über schleichende und unverhoffte Erfolge.

Auf meiner Reise wird es auch um Wissen gehen. Ich werde meinen Hintergrund als Wissenschaftsjournalistin und Biologin nutzen, um Erkenntnisse aus einer Vielzahl von verschiedenen medizinischen Fachbereichen unter die Lupe zu nehmen. Meine Puzzleteile werde ich von Ernährungswissenschaftlern und Physiologen bekommen, von Genetikern und Psychologen. Es ist eine Reise hin zu den Wurzeln des Menschseins und der Klärung der Frage, wie eine entzündungshemmende Lebensweise mich derart verändern konnte – und ob sie auch das Leben anderer Menschen ebenso beeinflussen kann.

Meine Reise wird mich an vollkommen unerwartete Orte führen und mich dazu bringen, über die westliche Medizin nachzudenken, die so viel zu bieten hat, aber ihren Ansatz erweitern muss und offener werden sollte für Emotionen, den Menschen als Ganzes und die altehrwürdigen Traditionen, Lebensweisheiten und Heilkünste.

Vor allem wird es um die Gesundheitsrevolution gehen, die hier und jetzt vonstattengeht und gerade erst begonnen hat.

2

Mein Körper

Was, wenn ich falle?
Ach, mein Schatz,
was, wenn du fliegst?

ERIN HANSON

E s war das Jahr 1982, und Jane Fonda überrollte die Welt in ihrer neuesten Inkarnation.

Wie eine dreistufige Rakete hatte sie sich von der weltraumreisenden Barbarella über eine Vietnamkriegsgegnerin bis hin zu einer leuchtenden Fitness-Queen gewandelt. Leg-Lifts und Stulpen waren schwer angesagt, genauso wie etwas, das sich »Workout« nannte.

In Schweden zog der Fitnessclub »Friskis & Svettis« (»Gesundheit & Schweiß«) zahllose Menschen an, die einfach ein gewöhnliches Training machen wollten. Bei allem Respekt für den Gründer Johan Holmsäter und seine fröhliche Truppe von Trainern – das war nicht mein Ding.

Ich bin mit all diesen großen Fitnessstudios nie warm geworden, den riesigen T-Shirts und den locker sitzenden Shorts, bei denen alles frei baumelte.

Jane Fonda jedoch ... Da war etwas an ihr, diese Kombination aus Glamour und Disziplin, die in jenem Frühling 1982 nicht nur mich ansprach, sondern Massen junger Frauen.

Jane Fonda's Original Workout.

An das Cover erinnere ich mich heute noch bis ins Detail. Jane Fonda mit Farrah-Fawcett-Frisur, an den Seiten fluffig nach hinten geföhnt. Sie trägt ein schwarz-rot gestreiftes Trikot, schwarze Leggins und Stulpen. Während ihre linke Hüfte und der Ellbogen auf dem Boden ruhen, hält sie die Beine in die Luft gestreckt und ihre rechte Hand berührt das rechte Bein. Sie wirkt glücklich und stark.

Ich kaufte ihr Buch und gab ihm einen Ehrenplatz im Regal. Ich lebte in einer kleinen Wohnung in einem heruntergekommenen Gebäude des Stockholmer Kungsholmen-Bezirks, direkt unter ein paar schwer aufgekratzten Amphetamin-Süchtigen. Ihr verlotterter Deutscher Schäferhund bellte jedes Mal, wenn jemand kam oder ging, was gefühlt ständig der Fall war.

Zu der Zeit hatte mein damaliger Freund gerade mit mir Schluss gemacht. Das ewige Thema: verlassen werden, Schmerz, Demütigung. Weil er mir nicht erklären konnte warum, sodass ich es verstanden hätte, war für mich die natürliche Schlussfolgerung, dass ich irgendwie mangelhaft war. Ich war nicht attraktiv genug, klug genug oder einfach gut genug. Mein Schmerz fand in Fressorgien seinen Ausdruck. An einem Tag nahm ich ausschließlich Frischkäse und Brokkoli zu mir, am nächsten Tag gab es dann raue Mengen an Eiscreme, Keksen – und Selbstekel.

Und so ging es immer weiter, ein Kreislauf, der zwischen Halbverhungern und Kohlenhydratbomben wechselte. Ich fühlte mich miserabel und hatte dank meiner chaotischen Essgewohnheiten Kopfschmerzen. Das hatte Auswirkungen auf mein Studium und meinen Teilzeitjob als Assistenzärztin in einem nahegelegenen Krankenhaus. Mein Apartment war immer kalt, wodurch ich gezwungen war, den Ofen in der Küche anzustellen und die Tür offen zu lassen. Überall lag der Gasgeruch in der Luft.

Ich hatte Freundinnen, die sich mit Absicht regelmäßig übergaben. Aber ich konnte nicht auf Kommando spucken – ich war eine gescheiterte Bulimikerin. Mein Gewicht schwankte mitunter um fünf bis sechs Kilo im Monat. Und wenn ich zu viel aß, bestrafte ich mich selbst, indem ich am nächsten Tag nur Wasser trank.

Meine Freunde und ich probierten Woche für Woche jede neue Diät aus den Frauenzeitschriften aus. Die Stewardess-Diät. Die Eier-Diät. Die Scarsdale-Diät. Eine Freundin empfahl mir die neue Wein-Diät, die im Grunde nur aus Weißwein und Eiern bestand, selbst zum Frühstück.

»Es ist großartig, du merkst nicht mal, wie hungrig du bist«, sagte sie.

Aber auch Jane Fonda hatte mit Essproblemen zu kämpfen, die sie durch Training bewältigte. Sie schrieb:

»Verbrenn es! Schwitze! ... Keine Ablenkungen. Fokussier dich. Das ist dein Moment! ... Dein Ziel soll es sein, dir deinen Körper vorzuknöpfen und so gesund, stark, flexibel und wohlproportioniert zu machen, wie du kannst!«

Das waren kraftvolle Mantras in den Ohren einer Frau, die gerade verlassen worden war, und eine Chance, durch harte Arbeit wieder in die Spur zu kommen.

Ich lag auf dem kleinen Teppich vor dem Zweiersofa in meinem Einzimmerapartment und versuchte, die Abbildungen im Buch nachzustellen. Meinen Couchtisch hatte ich weggeschoben, um mehr Platz für all diese neuen Übungen zu haben. Wie üblich hatte ich den Gasofen angezündet und die Tür offen gelassen, um das Apartment zu beheizen. In der Wohnung über mir war es laut, weil dauernd Leute kamen und gingen und der Deutsche Schäferhund bellte.

Es war hart, meinen Hintern 250 Mal anzuheben, wie Jane mich anwies, aber je härter es war, desto stärker war mein Gefühl, neugeboren zu werden. Ich war dabei, durch den Schmerz hindurch zu jemand Neuem und Besserem zu werden. Ich wollte so sein wie Jane Fonda auf dem Buchcover.

Zu der Zeit wurde eine gute Freundin von mir ebenfalls von ihrem Partner verlassen. Zu zweit bildeten wir eine Selbsthilfegruppe für verlassene Frauen und verbrachten mehrere Wochen damit, unsere Trennungen zu analysieren – wer hatte was zu wem gesagt. Unsere Gespräche liefen immer aufs Gleiche hinaus: die einstimmige Verurteilung zweier komplett ignoranter junger Männer. Unser Urteil war umfassend, es schloss die Persönlichkeit, die Moralvorstellungen und das Aussehen mit ein.

Nach einer Weile war meine weise Freundin der Meinung, wir sollten vom Sofa hochkommen, unser Repertoire erweitern und vielleicht etwas Sport treiben. Und wie gesagt, es war die Zeit, in der Jane Fonda Einzug hielt. Das war ein Großereignis in einem Schweden, das damals ruhiger und beschaulicher war als heute. Die Zeitungen *Expressen* und *Aftonbladet* berichteten über einen weltweiten Trend, der in Gestalt einer Frau namens Yvonne Lin in Stockholm angekommen sei.

Yvonne Lin war damals Weltmeisterin in der Martial-Arts-Disziplin Wushu, von der ich bis dato noch nie gehört hatte. Sie war nach Hollywood gegangen, um von Jane Fonda zu lernen und ihre Trainingsmethoden zu verinnerlichen. Und jetzt startete sie in der Markvardsgatan, einer kleinen Seitenstraße der Sveavägen, Schwedens erstes Workout-Center.

Jetzt würden wir Jane Fonda richtig kennenlernen.

Wir betraten das Studio wie einen Tempel, ehrfürchtig und still – und waren sofort perplex. Eine Gruppe erwachsener Männer lief im Raum umher, angeleitet von jemandem, der dem Martial-Arts-Meister Bruce Lee sehr ähnlich sah. Statt Stulpen hatten sie Holzpistolen und taten so, als würden sie aufeinander schießen. Einer rief »Peng!«, als er mit einer Serie von Karatehieben auf einen Ziegelstein eindrosch. Ich erkannte zwei, die oft in Klatschzeitschriften abgebildet waren. Aber wo war Jane?

Es stellte sich heraus, dass die Räumlichkeiten auch von Yvonne Lins Ehemann genutzt wurden, einem Martial-Arts-Meister, und dass gerade eine Art Selbstverteidigungs-Training stattfand.

Wir schlichen weiter in den nächsten Raum. Als dann Yvonne Lin hereinkam, in einem engen Outfit mit perfekt sitzenden Stulpen, und »Don't You Want Me« von Human League mit vollem Bass aufdrehte, war ich hin und weg.

Das war etwas völlig Neues.

Die Workouts hatten den Rhythmus und die Choreografie von Tanznummern. Sie konzentrierten sich auf exakt die Körperpartien, die ich in Form bringen wollte; sie hatten Glamour, Eleganz und Humor und pendelten zwischen Präzision und freiem Ausdruck. Diese Workouts machten glücklich und befeuerten unser Selbstvertrauen, nicht zuletzt, weil wir vor einem großen Spiegel trainierten und uns 45 Minuten am Stück selbst betrachteten. Es war wie in einem Broadway-Stück, als wären wir Teil eines Tänzerinnen-Line-ups in *Fame* und würden uns gemeinsam den Weg zum Erfolg und zum perfekten Körper ertanzen.

Heute, über 30 Jahre später, sehe ich den Narzissmus, der darin liegt. Die Fixiertheit auf den Körper, verpackt als Neo-Feminismus, zusammen mit einer Geschäftsmentalität, die sich als Gesundheitsbewegung ausgibt. Ich erinnere mich an Jane Fondas fast verzweifelt verkrampften Kiefer, als ich sie einmal ein paar Jahre später fürs Fernsehen interviewte. Sie war eine schmächtige Frau, die ein wenig furchtsam auf mich wirkte – weit entfernt von der befreiten Workout-Rebellin, an die wir alle geglaubt hatten.

Aber sie war ein Kind ihrer Zeit. Die USA und Europa hatten die Hippies, Unisex-Kleidung und politischen Demonstrationen der 1960er und 1970er Jahre hinter sich gelassen zugunsten von

Weißwein, Shrimps, der Wall Street, Schulterpolstern, Yuppies und einer neuen Interpretation von Männlichkeit und Weiblichkeit. Und ja, es ging hauptsächlich um den Körper und materielle Dinge. Oder, wie Melanie Griffith zu Harrison Ford im Kultfilm *Die Waffen der Frauen* sagt: »Ich habe ein Gespür fürs Geschäft und einen Körper für die Sünde. Ist das vielleicht ein Fehler?«

Das Ideal lag wahrscheinlich irgendwo dazwischen. Aber wir sollten unser vergangenes Ich mit Mitgefühl betrachten. Vielleicht brauchten wir unsere tägliche Dosis Jane Fonda, um erwachsene und »vollständige« Menschen zu werden. Wie dem auch sei, unsere kleine Selbsthilfegruppe, »Die Ex-Frauen«, brauchte den täglichen Kick. Und nach und nach verblasste das Gefühl, verlassen worden zu sein.

Allmählich kamen auch meine extremen Essensgewohnheiten zur Ruhe. Eines Morgens hatte ich einen Durchbruch. Ich saß zu Hause in meinem Apartment am Esstisch. Durchs Fenster konnte ich im Hof zwei kleine Kinder spielen sehen. Am vorigen Abend hatte ich Sandwiches gegessen, Eiscreme und Süßigkeiten. Ich war unruhig, fühlte mich schuldig und überlegte nun, ob ich ein Anrecht auf Frühstück hatte.

Ich versuchte mir Gedanken darüber zu machen, wie mein Verhältnis zu Essen aussah und welche Gefühle es in mir auslöste. Ein Bild stieg in mir auf, ein Kreis oder eine Spirale: Auf eine Crash-Diät folgte Hunger, darauf folgte Überessen, wodurch ich mich schlecht fühlte und wiederum das Gefühl bekam, eine neue Diät beginnen zu müssen. Der Kreislauf setzte sich immer weiter fort. Diät – Hunger – Überfressen – schlechte Gefühle – Diät – Hunger …

Ich bekam den Hunger, der sich einstellte, wenn ich tagelang ausschließlich kleine Brokkoliröschen und Frischkäse gegessen hatte, nicht unter Kontrolle. Genauso unmöglich war es mir, das übermäßige Futtern zu beenden, wenn ich einmal damit begonnen hatte. Ebenso wenig hatte ich den Kummer im Griff, den es mit sich brachte. Aber zwischen dem Kummer und der Entscheidung, eine Diät zu beginnen, gab es ein kleines Zeitfenster – ein Fenster der Willenskraft.

In diesem Moment am Esstisch kam mir der Gedanke: Ich konnte mich schlecht fühlen und mir trotzdem erlauben zu frühstücken.

Eine neue Spirale war erschaffen. Es war ein besserer Kreislauf, bei dem ich mir immer erlaubte zu essen, auch wenn ich am Abend zuvor zu viel konsumiert hatte. Da ich nicht mehr so streng Diät hielt, war ich nicht mehr so hungrig und meine Ausschweifungen wurden gemäßigter, schlichen sich letzten Endes sogar aus. Jane Fonda hat mir diesen Sieg verschafft. Doch die Harmonie war brüchig. Ich musste Sport treiben, um die Balance zu halten.

Yvonne Lin beschloss, Workout-Lehrer auszubilden. Wir waren eine große Gruppe hoffnungsvoller junger Frauen, die beim Vorsprechen antraten. Ich war nun eine völlig andere Person als noch ein paar Monate zuvor. Mein Verhältnis zu Essen hatte sich gemäßigt, ich war stärker und hatte ein höheres und beständigeres Energielevel. Und ich war abhängig vom Sport, der mich gerettet hatte.

Als das Vorsprechen anstand, fühlte es sich an, als ginge es um Leben und Tod. Ich stand mit den anderen Frauen in einer Reihe und machte wie besessen Aerobic. Obwohl ich nie der athletische Typ gewesen bin, hoffte ich, genommen zu werden.

Und ich wurde ausgewählt. Als wir das erste Mal zusammentrafen und uns einander vorstellten, war ganz Schweden vertreten. Wir bildeten einen Querschnitt des Landes, was Bildung und Hintergrund anging. Wir kellnerten, richteten Zähne und arbeiteten im Einzelhandel. Wir waren Studentinnen. Wir tanzten oder lehrten. Wir waren ganz gewöhnliche Mädchen, aber auch Mädchen mit mysteriösen Beschäftigungen, die in Stockholms Underground-/Fashion-/Kunst-/Promi-Szene unterwegs waren. Wir bildeten eine wahre Schwesternschaft in den beengten Umkleideräumen.

Als ein Mitglied unserer Schwesternschaft gerade ein Baby bekommen hatte, betrog ihr Freund sie mit einem TV-Sternchen. Nachdem sie fremde schwarze Seidenunterwäsche in ihrem Bett fand, als sie mit ihrem Neugeborenen nach Hause kam, war die Schwesternschaft stärker als je zuvor, und unsere Ur-Energie toste. War dieses TV-Sternchen nicht eine Schlange und der Freund ein Schwein? Wir wachten über die verlassene Mutter wie Löwinnen. Niemand sollte ihr etwas zuleide tun.

Wir trainierten stundenlang am Stück, Tag für Tag.

Ich begann, die zugrundeliegende Struktur zu erkennen. Man begann mit einem Warm-Up, trainierte dann die Schultern, den Rücken, die Bauchmuskeln und die Hüften, die Beine, den Po und schließlich wieder die Bauchmuskeln. Dahinter steckte ein System, und ich erkannte, welche Übungen für welches Körperteil geeignet waren. Außerdem lernte ich, mich in die Musik hineinzufinden und richtig zu zählen – die Bewegung fiel immer auf die Eins, die Drei, die Fünf und so weiter.

Wir lernten, wie man vor einer großen Gruppe steht, sich bewegt und redet, und wie man es schafft, dass sich alle in dieselbe Richtung bewegen. Wie man für Energie und Freude sorgt und die Teilnehmer motiviert. Das war besonders wertvoll.

Wir lernten auch, Dinge sehr oft zu tun. Da wir keine Gewichte benutzten, nahmen wir Widerstandsbänder und wiederholten die Bewegungen ohne Ende – zum Beispiel hoben wir ein Bein 155-mal in einem bestimmten Winkel an. Dafür musste man zäh sein, aber wir lernten, zäh zu sein. Auch das war sehr wertvoll.

*

Ich hatte in Stockholm Physik und Mathematik studiert, anschließend Biologie. Da Humanbiologie spannend war und ich dabeibleiben wollte, es in dem Frühjahr aber keine Kurse in Stockholm gab, ging ich nach Lund. Es war März, als ich mit dem Zug von Stockholm gen Süden fuhr, und die Nächte in Lund waren klamm, kalt und rau. Damals gab es noch keine Rollkoffer, also trug ich meine zwei schweren Koffer vom Hauptbahnhof zu dem Apartment, das ein Freund mir überlassen hatte. Die Wohnung hätte möbliert sein sollen. Das stellte sich als Ansichtssache heraus.

Es gab einen Küchentisch, ein Einbaubett, einen ausgestopften Adler und ein Salzwasseraquarium mit Fischen aus einem norwegischen Fjord, die der Besitzer im Rahmen eines Seminars in Meeresbiologie gefangen hatte.

Ich fühlte mich zunächst einsam in dieser Stadt voller junger Leute, die sich alle zu kennen schienen. Mein Genetikkurs, den außer mir nur eine Handvoll Leute besuchte, eignete sich dementsprechend schlecht zur Kontaktaufnahme. Und es gab nichts wie die Jane-Fonda-Workouts oder Yvonne Lin.

Ein Gedankenblitz durchzuckte mich, und ich rief meine Selbsthilfefreundin an.

»Wir sollten hier ein Studio aufmachen.«

»Denkst du wirklich, die Leute sind dafür bereit?«, fragte sie.

Ich sah mich nach passenden Räumlichkeiten um zu einer Zeit, als es in der ganzen Provinz Skåne kaum Fitnessstudios gab. Daher musste ich den Vermietern erst mal mein Konzept erklären. Wir fanden schließlich ein Ballettstudio in der Nähe der Allhelgonakyrkan, der größten Kirche in Lund. Hier würden wir unser Studio eröffnen, ein einfaches Business mit einer großen Idee: das erste Jane-Fonda-Studio in Skåne.

Ich hatte insgeheim noch eine andere Motivation: Nur wenn ich Sport trieb, würde ich mein Gewicht im Griff behalten.

Ein paar Jahre später war ich Wissenschaftsjournalistin und hatte ein Kind. Lund hatte mir nicht nur die Möglichkeit zum Studium und zum Sport geboten, sondern ich habe hier auch einen unglaublich wundervollen Mann kennengelernt, in den ich mich verliebt und den ich geheiratet habe.

Bald erwartete ich mein zweites Kind. Mittlerweile arbeitete ich in der Redaktion eines unabhängigen TV-Senders in Stockholm. Hier herrschten ein hohes Arbeitstempo und eine Menge kreative Spannung im Dunstkreis meines brillanten, aber schwierigen Chefs.

Manche Schwangere bekommen nur ein kleines, bezauberndes Babykügelchen von einem Bauch. So habe ich zu keinem Zeitpunkt ausgesehen. Mein Bauch war groß, meine Beine mächtig und das bereits vier Monate vor Geburt.

Und dann wachte ich eines Morgens auf und konnte nicht mehr laufen. Ich hatte unglaubliche Schmerzen im Kreuz, und meine Beine wollten mich nicht mehr tragen. Mein Mann fuhr mich zur Klinik und musste mich auf dem Weg stützen.

»Ihre Beckenbänder sind erschlafft«, erläuterte mir die Hebamme.

Sie gab mir ein paar Krücken. Sie halfen ein wenig, und ich schlurfte wieder nach Hause.

Ich fühlte mich wie eine 75-Jährige, als ich neben meinen jungen und kinderlosen Kollegen zur Arbeit humpelte. Ich musste ein Bein vors andere schwingen, um über die Türschwelle zu kommen und die Stufen hinunter. Unser schwieriger, aber brillanter Chef hatte den Ruf weg, Mitarbeiter zu piesacken. Daher hatte mir ein Kollege geraten, immer zu stehen, wenn ich mit ihm redete, damit er kein Oberwasser bekam. Also stand ich, wenn ich mit ihm sprach, und lehnte mich dabei auf meine Krücken. Aber besonders selbstbewusst fühlte ich mich nicht während unserer zahlreichen Auseinandersetzungen.

Meine Hebamme brachte mein Bänderproblem mit diesem physischen und psychischen Stress in Verbindung.

Schwierig wurde es auch im Supermarkt, wenn ich mit Tüten und Krücken jonglierte, oder als ich kaum noch mein zweijähriges Kind hochheben konnte.

Eine meiner Workout-Bekanntschaften, die Physiotherapeutin war, besuchte mich, um meinen Rücken zu untersuchen. Sie zeigte mir ein paar Übungen, die halfen.

»Deine Bänder sind verschlissen«, sagte sie.

»Was kann ich dagegen tun?«, fragte ich.

»Du musst dafür sorgen, dass deine Muskeln kräftig bleiben, um es auszugleichen. Hör nicht mit dem Sport auf.«

Meine Essgewohnheiten hatten sich zu der Zeit normalisiert. Es waren die frühen Neunziger, und wir aßen jede Menge Pasta und Brot, wie man es damals eben tat.

Ich brachte in fünf Jahren vier Kinder zur Welt und hatte außerdem eine Fehlgeburt und eine Eileiterschwangerschaft, die eine größere OP nach sich zog. Danach hatte mein Kreuz ausgedient. Der gerade Bauchmuskel war in der Mitte gerissen, und ich hatte Narben von diversen Komplikationen. Mein weiblicher Körper war den Strapazen der Geburten ausgesetzt gewesen und zermürbt vom Alltag, aber er wurde auch geliebt und hatte Babys gestillt und begonnen zu verstehen, wie wunderbar das Leben war. Ich war keine sorglose junge Frau mehr, deren Gedanken um Männer und die Uni kreisten. Ich war eine Mutter, die sich im Job und privat großen Herausforderungen stellte.

All das verschliss meinen Körper. Aber ich fühlte mich nach wie vor stark.

Mit den Kindern zog ein neues Interesse für Ernährung ein. Ich hatte darum gekämpft, eine Art Balance zu finden, aber die Tatsache, dass ich um das Wohlergehen der Kinder zu sorgen hatte, veränderte mich.

In den frühen 2000ern zog die Firma meines Mannes nach Großbritannien. Die ganze Familie kam mit, und ich trat eine neue Stelle an. Und dann lernte ich Bioprodukte kennen. Ich befand mich in einem anderen Land mit Menschen, deren Essgewohnheiten sich sehr unterschieden von dem, was wir tagtäglich in Schweden gegessen hatten – Fleischbällchen, Instant-Makkaroni und Fischstäbchen.

Die Supermärkte quollen über vor industriell hergestelltem Junkfood, und die Folgen waren überall sichtbar. In den Schulen der Kinder sahen wir viele Übergewichtige, die nach dem Unterricht Süßigkeiten aßen oder mit einer Tüte Chips auf dem Schulhof saßen. Zugleich gab es in den Läden Bio-Obst und -Gemüse, das ich in Schweden noch nie zu Gesicht bekommen hatte. Bio bedeutete in den frühen 2000ern in Schweden hauptsächlich kleine, verschrumpelte Möhren.

Die Bioerzeugnisse in Großbritannien waren grüner und frischer. Es war aufregend. Eine neue Freundin inspirierte mich dazu, mehr selbst zu kochen. Sie brachte mir bei, wie man Eintöpfe macht, und zeigte mir die jüdische Hühnersuppe ihrer Schwiegermutter, die besser war als Penizillin. Es machte klick. Irgendetwas an all dem erinnerte mich an die Kochkünste meiner Mutter. Es war *echtes* Essen, die Art von Essen, mit der ich aufgewachsen bin, die Art Hausmannskost, die ich gewohnt war, bevor das Single-Leben, Fast Food und Stress alles versaut hatten.

Ich stieß auf einen Artikel über die positiven Effekte von Omega-3-Öl und experimentierte zu Hause damit. Das Öl schien für alles gut zu sein: mein prämenstruelles Syndrom, Stress, Ängste, Konzentrationsprobleme ... Was war das für ein Wunder-Öl? Wie funktionierte das?

Ich las ein Interview mit dem amerikanischen Dermatologen Dr. Nicholas Perricone, der perfekt glatte Haut hatte. Er sprach über Lachs als Wundermittel, das Faltenbildung, Stress und Ängsten entgegenwirkte. Er erwähnte auch etwas, das er »niedriggradige Entzündung« nannte. Ich speicherte diese Information mental ab.

Nach und nach wandelten sich unsere Essgewohnheiten. Wir aßen mehr selbstgekochtes Bio-Essen. Wir aßen jede Menge Gemüse, guten Fisch und Geflügel. Unser Fleischer hatte einen Laden aus dem 19. Jahrhundert an einer gewundenen Landstraße und verkaufte auch selbstgemachtes Apfelmus und Gurken in kleinen Gläschen, die über den Hühnerbrüsten und Braten aufgereiht waren.

Stolz stellte er seine Würste aus, die auf britischen Wurstwettbewerben Gold- und Silbermedaillen eingeheimst hatten – etwas bis dato für mich vollkommen Neues. Diese Gold- und Silberwürste bestanden aus echtem Fleisch von regional gezüchteten Tieren und enthielten Lamm und Minze und Schwein und Lauch. Sie schmeckten sensationell und wurden zu Hause zu einem Hauptnahrungsmittel.

Ich liebte es zu backen, wofür ich nur gute Zutaten verwendete. Sonntags gab es Schokoladenkuchen mit extra viel Butter, Beeren und Sahne. Ich war nicht länger auf Diät. Da wir einen Hund hatten, wurde Gassigehen mein neues Workout. Außerdem ging ich sporadisch ins nahegelegene Fitnessstudio. Dies waren sonnige Jahre. Gute, schillernde Jahre mit einer wundervollen Schar Kinder. Nichts konnte uns etwas anhaben.

So fühlte es sich zumindest an.

Rückschläge im Leben kommen in vielerlei Gestalt daher. Manche Menschen quälen sich durch eine Scheidung. Andere haben schwerkranke Kinder. Menschen werden bei Verkehrsunfällen verletzt oder erkranken unheilbar an Krebs. Man verliert seinen Job, geht bankrott oder erlebt andere Tragödien. Es kann sich anfühlen, als wäre das Leben vorbei. In meinem Leben brach die Welle im Oktober 2006 über mir zusammen – zumindest fühlte es sich damals so an.

Ich wurde dazu ermuntert, in die Politik zu gehen. Nicht dass ich eine typische »Parteianhängerin« gewesen wäre; ich hatte nie recht verstehen können, wie man andere Menschen als Feinde betrachten konnte, nur weil sie eine andere Meinung vertraten. Für mich fühlte es sich eher wie eine Art visionärer Wehrdienst an – ich würde an einer Reihe Themen arbeiten, die mir wichtig waren, wie die Forschung und das freie Unternehmertum.

Ich war eine Außenseiterin, die sich ihren Weg in einem schwer durchschaubaren System suchte. Und dann liefen die innerparteilichen und auch die Parlamentswahlen unerwartet gut. Genau zu den Wahlen von 2006 zog ich mit drei Kindern zurück nach Schweden, während mein Mann mit einem unserer Söhne für die Übergangszeit zurückblieb. Ich wurde ins Parlament gewählt und wurde, ebenfalls recht unerwartet, Handelsministerin. Das alles war vollkommen merkwürdig. Ich hatte ein flaues Gefühl im Magen.

Nach gerade mal ein paar Tagen brach ein Sturm los, als ich erklärte, dass meine Familie in den Neunzigern eine Nanny schwarz beschäftigt hatte. Das war lange vor meinem politischen Engagement gewesen und auch bevor Schweden neue Steuerregelungen für Haushaltshilfen umsetzte. Ich hätte mein Leben mit vier kleinen Kindern, meinem eigenen Unternehmen und zwei gesundheitlich angeschlagenen Elternteilen anders nicht bewältigen können. Natürlich war das vollkommen falsch gewesen, das weiß ich. Aber es war schwer, mich zu erklären, nachdem die Sache erst mal ins Rollen geraten war. Was ich zu meiner Rechtfertigung vortrug, wirkte verrückt oder verwirrt, als es gedruckt wurde. Als Außenseiterin im politischen Betrieb fühlte ich mich völlig hilflos. Ich hatte kein Netzwerk, niemanden, mit dem ich reden konnte, und wenig Unterstützung.

Der schwedische Nachrichtendienst informierte mich, dass meine Familie Todesdrohungen erhalten hatte und dass sie uns nicht beschützen könnten, weil unser Haus nicht umzäunt war. Meine Kinder weinten. Wir konnten nicht mal mit dem Hund spazieren gehen, weil so viele Journalisten vor dem Haus standen. Wir waren auf jeder Titelseite.

Ich hielt es nicht mehr aus. Ich bat den Premierminister, von meinem Amt zurücktreten zu dürfen, weil ich das Gefühl hatte, niemals sinnvolle Arbeit verrichten zu können. Wir steckten in einer gewaltigen Krise, waren kurz vorm Zusammenbruch.

Dies ist nicht der Ort, um ins Detail zu gehen – über die Lektionen, die ich lernen musste als Nicht-Politikerin im Zentrum der Macht, über Kräfte und Gegenkräfte, über das harte politische Tagesgeschäft. Und über mich selbst und meine Schwächen, aber auch meinen Kampfgeist und meine große Stärke. Vielleicht werde ich eines Tages darüber schreiben.

Jedenfalls schadeten die dramatischen Ereignisse meiner Seele und meinem Körper – und zwar gewaltig.

Wir zogen zurück nach Großbritannien zu meinem Mann und unserem Sohn. Trotz starker Schlafmittel tat ich wochenlang kein Auge zu. Jede Nacht wachte ich schweißgebadet auf und kniff mich in den Arm.

Passierte mir das alles gerade wirklich?
Ich war verwirrt und stand unter Schock. Familienangehörige verfielen in Depressionen. Ich fühlte mich schuldig, dass ich sie dem ausgesetzt hatte, tat mich aber schwer damit, mich um sie zu kümmern, da ich kaum genug Energie für mich selbst hatte.
Dann begegnete ich Emelie. Diese ätherische Frau arbeitete als Personal Trainerin in einem Fitnessstudio und trainierte mich behutsam zweimal in der Woche. Als sie einmal am Ende einer Session meinen Rücken massierte, kamen mir die Tränen.

»Warum weinst du?«, fragte sie.

»Etwas Schreckliches ist passiert«, erklärte ich. »In einem anderen Land.«

Sie sah mich an mit ihren freundlichen Augen.

»Das spielt jetzt gerade keine Rolle.«

Aber natürlich tat es das. Die Zweifel nagten an mir. Würde jemals irgendwer wieder etwas mit mir zu tun haben wollen? Mein Ehemann, der nie der Meinung gewesen war, ich solle Politikerin werden, war fantastisch darin, uns alle wieder zusammenzubringen. Doch ich musste meine innere Stärke wiederfinden.

Mit ihren Übungen half mir Emelie dabei. Mein Selbstvertrauen erwachte in meinem Körper, füllte sich stetig auf mit jeder wunderbaren Trainingseinheit. Ich strapazierte meinen Körper, arbeitete mit ihm und ich erkannte, dass ich in den vergangenen zwei Monaten kaum geatmet hatte – nur gekeucht, wie ein panischer Hund.

Meine Gedanken gingen in ganz neue Richtungen. Schon früher hatte ich schwierige Zeiten durchgemacht, aber es war dabei nie um mich selbst gegangen, sondern immer um andere. Nun sah ich alles mit neuen Augen. Ich dachte über weibliche Verletzlichkeit nach, die Zerbrechlichkeit des Lebens. Wie konnte ich das nutzen, was ich gelernt hatte, um anderen zu helfen?

Ich suchte einen bekannten Unternehmer in London auf, der im Vorstand eines Mikrokredit-Unternehmens saß, das in Indien sehr aktiv war. Am Ende des Treffens fragte er mich, ob ich gerne hinfahren würde, um zu schauen, was ich beitragen könnte – und zwei Wochen später saß ich in einer Maschine nach Chennai.

Ich fand mich inmitten der ärmsten Frauen und Kinder wieder. Die Kleinen krabbelten eifrig auf meinen Schoß und umarmten mich. Über Grenzen der Hautfarbe, Sprache, Religion und Kultur hinweg liehen mir diese Frauen ihre Kinder – es erfüllte mich mit einer unfassbaren Dankbarkeit. Mein Herz konnte sich dem nicht verschließen. Ich beschloss das, was ich durchgemacht hatte, zu verarbeiten und in etwas Positives zu verwandeln, um anderen zu helfen. Hier, mit diesen Menschen, konnte ich damit anfangen.

Ich wurde CEO der Organisation in London. Für meine Arbeit reiste ich rund um den Globus und ich erlangte Einsichten über das Leben und das Schicksal, die ich mir nicht hätte erträumen können. Das vermittelte mir eine völlig neue Perspektive, ein ganz neues Gefühl von Demut.

In dieser Zeit lernte ich enorm viel über unsere komplexe Welt. Ich konnte schwierige, große Dinge bewegen und mit außergewöhnlichen Menschen mit den unterschiedlichsten Lebensläufen zusammenarbeiten.

In Indien, Südafrika und Kenia traf ich arme und gefährdete Frauen und spürte ihre weibliche Kraft, die ihnen half, etwas auf die Beine zu stellen, Geld zu verdienen, um Nahrung und Kleidung zu kaufen. All diese Frauen auf der ganzen Welt ähnelten sich, auch wenn sie sich äußerlich unterschieden.

Einmal stand ich in Swasiland, dem kleinen Bergkönigreich in der südöstlichen Ecke von Südafrika, vor einer Frauenselbsthilfegruppe. Alle in der Gruppe – wirklich alle – zeigten Anzeichen von Misshandlungen. Im Dorf war es so alltäglich, dass sich niemand um ein blaues Auge oder einen gebrochenen Arm scherte. Die Frauen kamen mit gesenkten Köpfen zu der von uns unterstützen Gruppe, und sie gingen danach ein weniger aufrechter wieder nach Hause. Mir fehlen die Worte, um zu beschreiben, was sie in ihrem Leben durchmachen mussten, um die Sorgen derjenigen zu fassen, die sich mit dem HI-Virus infizierten, wenn ihre Männer von der Arbeit in den Minen Südafrikas zurückkehrten.

All dies zu erleben war eine gewaltige und Augen öffnende Erfahrung. An einem Tag sprach ich mit Geldgebern und den weltgrößten Banken, und am nächsten Tag traf ich die schwächsten Menschen auf diesem Planeten. Ich sah alles – all die großartigen und wundervollen Dinge, den Kampfgeist, aber auch die Verletzlichkeit und den Schrecken. Alles innerhalb einer Woche. Ich lernte unglaublich viel, gewann eine neue Perspektive, und die Zusammenhänge nahmen Gestalt an.

Doch mein Körper musste einen hohen Preis zahlen. All diese Langstreckenflüge, oft mitten in der Nacht, nach Asien und Afrika, und immer war ich dort die einzige Frau, manchmal die einzige Europäerin. Ich reiste über Flughäfen von Städten, von deren Existenz ich bis dato nicht mal gewusst hatte.

Auf einem mitternächtlichen Flug von Chennai nach Doha kam ich mit indischen Arbeitern ins Gespräch, die auf ihrem Weg nach Katar waren, um Straßen und Fußballstadien zu bauen. Ein Mann erzählte mir, sie würden dort fast wie Vieh behandelt und arbeiteten unter extrem harten Bedingungen. Mehrere seiner Kameraden seien bei Arbeitsunfällen gestorben. Die Blicke dieser Männer waren verzweifelt, ihre Körper zusammengesunken. Diese Nacht werde ich nie vergessen.

Ich begann, mich dafür zu schämen, dass ich so viel über meinen eigenen Körper nachdachte, also hörte ich damit auf. Ich hatte auch gar keine Zeit mehr dafür, und dieses Leben mit unregelmäßigen Mahlzeiten und sporadischer Bewegung laugte mich mehr und mehr aus. Aber es ist wie mit den Sauerstoffmasken im Flugzeug: Wenn du dich nicht um dich selbst kümmerst, kannst du auch niemand anderem helfen.

Meine Rückenschmerzen setzten ganz plötzlich ein, nach drei Wochen ständigen Reisens. Drei Tage lang kam ich nicht aus dem Bett. Ein paar Jahre später waren die Schmerzen chronisch geworden. Ich trug Kissen mit mir herum, um sie mir beim Sitzen und Schreiben in den Rücken zu stopfen. Diese kleinen, keilförmigen Kissen in meiner Handtasche waren das Sinnbild meines neuen Lebens als alte Frau. Nicht, dass ich etwas gegen alte Damen gehabt hätte – ganz im Gegenteil. Aber ich war immerhin erst 52. Wie würde ich den Rest meines Lebens verbringen?

Und Sport? Hatte sich aufgelöst, wurde zu einer vernachlässigten, effektlosen Aktivität.

»Was mache ich hier bloß?«, fragte ich mich, wenn ich im Fitnessstudio ankam und orientierungslos zwischen den Geräten umhertrieb. Ein bisschen Radfahren hier, ein paar Gewichte da. Es war durchaus keine Katastrophe, aber das war einfach nicht mehr *ich*.

Es schien, als hätte sich ein grauer Nebel über mein Leben gelegt. Die Kinder wurden älter, zwei waren schon zu Hause ausgezogen. Es fühlte sich leer an. Wer war ich ohne Kinder im Haus?

Manchmal dachte ich, in meinem Leben würde nie wieder die Sonne scheinen. War es die Menopause? Oder war ich einfach nicht mehr so beweglich wie früher, seit der Rücken mir Probleme machte? Waren es doch die Kinder? Ich suchte nach Erklärungen, und es fiel mehr schwer dahinterzukommen, was mir fehlte. Ich fühlte mich einfach unwohl und depressiv.

So sah mein Leben damals aus.

Und nun erreichen wir Neujahr 2013. Der Moment der Wahrheit ist da.

Als ich von der Kenia-Reise nach Hause komme, kann ich kaum die steile Treppe unseres Hauses in London hochsteigen. Ich wuchte den Koffer von Stufe zu Stufe, und meine Beine folgen nach. Jetzt reicht's. Oben angekommen, lege ich mich auf den Rücken und strecke meine Beine an der Wand nach oben. Es muss sich etwas ändern. Ich schicke ein Stoßgebet an die höheren Mächte und bitte sie darum, mir den Weg zu weisen. Die Antwort lässt nicht lange auf sich warten.

»Warum kontaktierst du nicht diese Rita«, ertönt es in meinem Kopf, »die die Bloggerin Tosca Reno trainiert hat?«

Ich googele Bilder von Rita Catolino. Rita ist, ich sag's einfach, eine blonde Schönheit mit wundervollen blauen Augen, einem offenen Lächeln und einem unfassbar durchtrainierten Körper. Was mich am meisten beeindruckt: Sie scheint vor Gesundheit und Kraft geradezu zu strotzen. Sie hat Tausende Follower in den sozialen Medien. Ich bin weder bei Facebook noch Instagram. Es kostet mich Überwindung, sie anzuschreiben.

Vor ein paar Jahren bin ich auf eine gute Metapher für innere Zwiegespräche gestoßen: dass in jedem Menschen zwei völlig unterschiedliche Wesen im Widerstreit liegen. Oder genauer: Es ist ein Wesen, aber unterschiedliche Bereiche des Gehirns werden aktiviert. Die eine Seite ist der Affe in uns. Das ist von einem evolutionären Standpunkt aus gesehen der alte Teil des Gehirns, der im Zentrum liegt. Dieser Affe unterliegt primitiven Reflexen. Wir reagieren auf Bedrohungen, bleiben bei der Gruppe, beschützen unseren Nachwuchs. Wir handeln instinktiv, und immer droht eine Katastrophe. Das andere Wesen, das zur gleichen Zeit unser Handeln bestimmt, ist der Mensch, unser höheres Selbst, das von den Frontallappen angeleitet wird. Dort sind die Fähigkeiten verortet, die der Mensch später in der Evolution erlernt hat: die praktische Vernunft, die Fähigkeit vorauszuplanen, aber auch Gefühle zu interpretieren, Empathie, und die Fähigkeit, Impulsen zu widerstehen, die uns gefährlich werden können.

Affe und Mensch führen gerade einen ziemlich erhitzten Dialog in mir.

»Sie wird dich nicht nehmen«, sagt der Affe.

»Warum nicht?«, erwidert der Mensch.

»Weil du nicht genug auf Zack bist. Eine hart arbeitende Karrierefrau und 52-jährige Mutter mit Cellulite passt nicht in ihre Fitnesswelt.«

»Genau deshalb brauchst du sie«, antwortet der Mensch in mir. »Sie weiß, was du noch nicht weißt.«

»Aber es ist teuer.«

»Was kostet ein kaputter Rücken?«

»Was, wenn sie Nein sagt?«

»Was, wenn sie Ja sagt?«

Am Ende schicke ich die E-Mail ab. Und erhalte eine unglaublich freundliche Antwort. Ich muss einen langen Fragebogen ausfüllen, außerdem bittet mich Rita, für drei Tage ein Essenstagebuch zu führen.

Es ist interessant zu sehen, was mir während eines Tages so in den Mund schlüpft, besonders wenn ich morgens im Flieger sitze, anschließend einen anstrengenden Arbeitstag habe und am Abend dann wieder auf dem Heimflug bin. Hmm, mal sehen ... Oliven, Nüsse, Roggenknäckebrot, Schokolade, eine kleine Flasche Wein ... Als ich später meine Aufzeichnungen lese, frage ich mich, ob ich der Airline irgendetwas übriggelassen habe.

Aber so sieht mein Leben nun mal aus. Pflichtschuldig führe ich drei Tage Buch und schicke die Liste zusammen mit dem Fragebogen ab – Fragen über Vorerkrankungen, Sport- und Schlafgewohnheiten ... Ich muss auch angeben, ob ich gerade schwanger bin.

Äh, ich glaube nicht ...

Dann kommt eine E-Mail mit Ritas Trainingspaket.

Ein neues Programm für ein neues Ich.

Das vielversprechende Paket ist ein Anhang aus etwa 20 Dateien, die ich eine nach der anderen öffne. In ihrer Mail verspricht Rita, alle meine Fragen zu beantworten, und betont, dass ich mich melden solle, falls etwas unklar sei.

Mal sehen ... Training ... Hmmm ... Es scheint hauptsächlich um Essen zu gehen. Ist da ein Fehler unterlaufen?

Ich weiß bereits eine Menge über Essen und ernähre mich gut – denke ich zumindest. Und mit gewissen Ausnahmen, so wie neulich Nacht im Flugzeug. Aber insgesamt betrachtet habe ich unglaublich hart an mir gearbeitet. Ich schaue weiter das Paket durch.

Iss Selbstgekochtes. Weniger Fastfood. Mehr Gemüse. Weniger Transfettsäuren. Das weiß ich alles. *Ein alter Hut.* Dann lande ich bei der Reihenfolge der Mahlzeiten. Jetzt geht es ein wenig um Biochemie. Bestimmte Mahlzeiten sollen Proteine, Früchte und Fett enthalten. Andere nur Proteine und Fett. Ein dritter Typ sollte Proteine und komplexe Kohlenhydrate beinhalten. Jeden Tag gibt es fünf bis sechs Mahlzeiten aus reinster Ernährungswissenschaft. Ich verstehe den Inhalt, aber was ist die Logik dahinter?

Dann scheint es darum zu gehen, welche Nahrungsmittel man essen sollte. Es gibt lange Listen mit Gemüse und Obst. Ich sehe, dass Bananen nicht dabei sind – die esse ich jeden Tag. Die einzigen komplexen Kohlenhydrate auf der Liste sind Quinoa, Süßkartoffel und Vollkornreis. Und Haferflocken – »aber nur, wenn man davon keinen Blähbauch bekommt«.

Ich bemerke, dass ich manche Dinge davon bereits esse, mehr oder weniger häufig, aber manche Lebensmittel, wie Quinoa und Chiasamen, sind vollkommen neu für mich. Und Eiweißpulver, davon habe ich noch nie gehört. Aber, was viel wichtiger ist: Manche Dinge, die ich sehr mag, fehlen – knuspriges Brot mit Butter und Käse; Pasta; das gelegentliche Stück Apfelkuchen mit Zimt und cremiger Vanillesoße; eingelegter Hering ... um nur ein paar Beispiele zu nennen.

Also entwerfe ich eine E-Mail:

Liebe Rita,

danke für deine Tipps. Das Trainingsprogramm klingt toll, das mache ich. Aber der Rest kommt mir ein bisschen komisch vor. Ich habe gute Essgewohnheiten und mag sowohl Brot als auch Desserts. Warum sollte ich beispielsweise Quinoa essen, aber keine Nudeln? Ich werde mich also an manche deiner Anweisungen halten, aber bei dem Rest werde ich so verfahren, wie ich denke.

Herzliche Grüße

Maria

Nein, diese Nachricht habe ich nicht abgeschickt. Und auch nicht den darauffolgenden Entwurf, in dem ich frage, wie das alles zusammenpassen soll.

Ich kann gar nicht genau erklären warum. Vielleicht habe ich mich einfach dazu entschieden, mich um mich selbst zu kümmern. Zum Teil will ich Rita nicht pikieren, zum Teil brauche ich Raum, um die Dinge auf meine Weise anzugehen – eine Spezialität von mir seit Kindertagen.

Ich gebe das gleich zu Beginn zu. Ich verschreibe mich der Sache nicht voll und ganz, sondern beschließe, hier und da ein paar Dinge auszuprobieren.

Meine erste Herausforderung ist das Frühstück. Was sollte man essen? 30 Jahre lang – seit ich meinen desaströsen Heißhunger-Lifestyle überwunden hatte – habe ich morgens Vollkornbrot, Käse und Eier gegessen. Jetzt soll ich erst mal warmes Wasser mit Zitronensaft, Pillen und ein Pulver, das mit »I« anfängt, zu mir nehmen. Anschließend darf ich zwischen drei Frühstücksvarianten wählen: Eiweißpulver mit Früchten, etwas, das sich »Seed Bowl« nennt, oder Pfannkuchen aus Kokosmehl.

Gerade wenn es ums Frühstück geht, sind die Menschen wahrscheinlich die größten Gewohnheitstiere, und diese Vorschläge fühlen sich für mich sehr befremdlich an. Auf der anderen Seite stürze ich mich auf das Gemüse auf der Liste, auf Fisch, Knoblauch und Olivenöl. All das fühlt sich für mich vertraut an und weckt in mir die Vorfreude.

Dann gibt es noch das Trainingsprogramm. Ich erkenne, dass es hierbei hauptsächlich um Gewichtheben geht, wobei es behutsam losgeht und die Intensität langsam gesteigert wird. Es gibt detaillierte Anleitungen und Empfehlungen. An den ersten Tagen fühle ich mich zugleich beschwingt und verloren. Zunächst drucke ich die Anleitungen aus und lege einen Ordner an, dann googele ich alles, um mir die richtige Technik anzueignen. YouTube scheint vor amerikanischen Muskelmännern geradezu zu strotzen, die in weniger als vier Minuten demonstrieren, wie man Gewichte hebt. Dabei reden sie so viel, dass das Wort »detailliert« eine ganz neue Bedeutung bekommt. Ich schaue mir diese Videos an, wenn ich etwas nicht verstehe, und versuche es dann selbst. Vor allen Dingen stimmt es mich optimistisch, dass ich nun einen Plan habe, wenn ich ins Fitnessstudio gehe. Das meiste gelingt mir gut, aber manche der Übungen machen mir Angst.

Eine nennt sich »Dead Lift«. Ich starte ein Video meiner amerikanischen Muskelmänner. Vor dem Athleten liegt eine Langhantel auf dem Boden. An der Hantel sind große, runde Gewichte befestigt. Er lehnt sich vor, greift die Hantel mit beiden Händen und hebt sie mit ausgestreckten Beinen auf, wobei er die Arme hängen lässt. Er sagt, das sei der Rolls Royce unter den Übungen, mit einem gigantischen Effekt für Kraft und Rückengesundheit, weil jede Faser des Körpers aktiviert würde. Ich sehe, wie sich sein gesamter Rücken anspannt, und mich ergreift blanker Horror.

Wie soll ich das anstellen?

Ich probiere es im Fitnessstudio aus und kann auf jeder Seite exakt zwei Kilo stemmen – mit angewinkelten Beinen. Dann zieht es in meinem Rücken. Als ich mich umblicke, sehe ich, wie die anderen 30, 40 oder 50 Kilo heben. Dead Lifts sind nicht mein Ding. Wirklich überhaupt nicht.

Aber der erste richtige Rückschlag ereilt mich ein paar Tage später.

Ich verstehe es immer noch nicht warum, aber in meiner Achselhöhle bildet sich ein Abszess. Es fängt als kleine, knotige Entzündung eines Haarfollikels an und wächst in dramatischem Tempo zu einem Golfball heran. Das Ding sieht grotesk aus, wie eine Art Paviannase mitten in meiner Achselhöhle, und tut unglaublich weh. Eine Woche lang kann ich keinen Sport machen. Genau in dieser Woche muss unser Auto von Großbritannien nach Schweden überführt werden. Also sitze ich 24 Stunden mit meinem Mann im Auto, der reisekranke Hund auf dem Rücksitz, und ich halte mich permanent am Griff über der Tür fest, um den Arm zu heben, während die arme Luna sich übergibt.

Und so ist mein nächster Kontakt mit Rita keine wohldurchdachte E-Mail mit Fragen über das Warum und Wie, sondern Folgendes:

Hi Rita,
ich habe einen Abszess von der Größe eines Golfballs in der Achselhöhle, weswegen ich den Arm dauernd hochhalten muss und keinen Sport treiben kann. Ich melde mich, wenn es mir bessergeht.
Maria

Das klingt wie die schlechteste Ausrede aller Zeiten – à la »Mein Hund hat meine Hausaufgaben gefressen« –, aber es ist die Wahrheit.

Als der Golfball schließlich verschwunden ist, nehme ich meine neue Lebensweise wieder auf. Ich gehe zum Lunch mit einer Kundin, von der ich weiß, dass sie mit ihrem Gewicht hadert. Als ich Salat mit Räucherlachs bestelle und aufs Brot verzichte, schaut sie mich irritiert an.

»Du musst doch keine Diät halten – sieh mal mich an«, sagt sie.

»Das ist keine Diät«, sage ich defensiv.

Unsere frühere Vertrautheit wird durch dieses Gesprächsthema getrübt. Ich habe das Gefühl, sie denkt, ich würde sie indirekt kritisieren, was überhaupt nicht der Fall ist. Ich habe auch Freunde, die mich fragen, ob ich anorektisch geworden sei oder eine Angst vor Fett entwickelt habe, wenn ich ein Stück Schokokuchen ablehne.

»Isst du jetzt gar nichts mehr?«, fragen sie.

»Klar, ich esse viel, fünf Mal am Tag. Ich esse einfach andere Dinge.«

Eine andere Freundin beschuldigt mich, den globalen Feminismus als Ganzes zu verraten, weil ich so auf meinen Körper und meine Ernährung fixiert sei. Ich frage sie, ob Frauen mehr verdienen würden, wenn ich Rückenschmerzen habe.

»Aber das sind doch patriarchale Ideale«, sagt sie verletzt.

»Ist es feministisch, wenn Frauen sich nicht gut fühlen?«, gebe ich zurück.

Ich beginne zu begreifen, dass man sich immer mit der Meinung anderer auseinandersetzen muss, wenn man etwas Großes im Leben verändert. Manchmal sorgen sie sich. Manchmal ist es eine reine Gefühlssache. Argwohn? Furcht vor Veränderung, weil wir wollen, dass die Leute um uns herum sich nicht ändern? Oder ist es etwas Religiöses, eine Art Asketismus, die Vorstellung, dass jeder, der sich auf seinen Körper und seine Lebensweise konzentriert, egozentrisch wird?

Der Gegenwind haut mich um.

EIN TYPISCHER ENTZÜNDUNGS-HEMMENDER TAG

So sieht ein typischer Tag in meinem Leben aus:

- **6:30 Uhr** Meditation und Dankbarkeit. Erstellen meines Glücksplans für den Tag: Essen, Sport, Stress abbauen, Ehrfurcht.
- **7:00 Uhr** Smoothie mit Eiweißpulver, Mandelmilch, Green Powder, Spinat, Beeren und Nüssen. Zwei Tassen starker Tee mit Honig.
- **8:30 Uhr** Auf dem Weg zur Arbeit höre ich meine Glücksmusik.
- **10:00 Uhr** Auf der Arbeit esse ich zwei Eier, zwei Reiswaffeln und ein paar von zu Hause mitgebrachte Tomaten, dazu eine Tasse Kaffee mit echter Milch.
- **12:00 Uhr** »Beintag« im Fitnessstudio – Kniebeugen, Dead Lifts, Hip Lifts usw. Dabei habe ich meine Glücksmusik auf den Ohren.
- **13:00 Uhr** Ein Proteinshake und ein Apfel. Zum Mittagessen habe ich Überbleibsel vom Vortag dabei (Hühnchen/Fisch, Kartoffeln usw.), die ich unter einen bunten Salat mische.
- **17:00 Uhr** Eine Schüssel Kefir mit Chiasamen.
- **18:00 Uhr** 20 Minuten Meditation mit meiner Spiritualitäts-App oder bewusstes Atmen.
- **19:30 Uhr** Abendessen – in Kokosöl gebratener Lachs mit Kurkuma, Ofenkartoffeln, grüne Bohnen, selbstgemachtes Pesto und Spinatsalat. Anschließend ein paar Stücke dunkle Schokolade und eine Tasse Ingwertee.
- **22:00 Uhr** Digital Detox – Zeit, mein System für die Nacht runterzufahren. Lesen und Erstellen einer Dankbarkeitsliste.

Ich spreche mit Rita darüber.

Und begreife, dass viele, die ihre Gewohnheiten umstellen, auf diese Widerstände stoßen – sogar zu Hause. Aber Rita ist nicht nur clever und empathisch, witzig und geistreich, sie gibt mir auch Ratschläge, wie ich dieser Herausforderung besser begegnen kann.

Sie sagt, dass ich stärker für mich und meine neue Lebensweise einstehen muss, ohne anderen die Schuld zuzuschieben. Wenn jemand sich wegen meiner Entscheidungen schlecht fühlt, ist das *sein Problem*. Ich muss das lernen, immer wieder, und puh, das ist hart. Wenn jemand, der mir nahesteht, sich wegen etwas schlecht fühlt, das mit mir zu tun hat, nehme ich das persönlich. Das war schon immer so. Ich trage das wie einen schweren Rucksack mit mir herum, und ich beobachte dieses Phänomen bei vielen Frauen. Der Trick ist, dieses Gewicht aus dem Rucksack zu nehmen, denn niemand hat etwas davon. Dann gibt es da aber noch die praktischen Probleme.

Meine Familie protestiert, weil Speisekammer und Kühlschrank plötzlich von Beuteln voller Leinsamen, Haselnüssen und Gojibeeren in Beschlag genommen werden.

Meine Familie protestiert, weil Speisekammer und Kühlschrank plötzlich von Beuteln voller Leinsamen, Haselnüssen und Gojibeeren in Beschlag genommen werden. Im Gefrierfach stapeln sich verschiedene gefrorene Beeren und Großpackungen tiefgekühltes Gemüse. Mein Mann, der über viele wunderbare Charakterzüge verfügt, kann wie ein strikter Hauswirtschaftslehrer sein – so der Typ kräftige Hausfrau aus den Fünfzigern. Er liebt es, wenn alles eine semifanatische Ordnung in den Schränken hat, die schwer aufrechtzuerhalten ist, wenn meine neuen Lebensmittel mit den üblichen Dingen um Platz konkurrieren.

Und wo soll ich all die neuen Pulver lagern? L-Glutamin und Green Powder – etwas ganz Neues – und Eiweißpulver. Letzteres benutze ich entweder fürs Frühstück, zusammen mit Nüssen und Früchten (Protein, Frucht, Fett, wie es in Ritas Sprache heißt), oder nach dem Sport. In meinem Drogeriemarkt finde ich ein Eiweißpulver, das nach Bananen-Muffin schmeckt. Das einzige Problem ist mein Magen, der sich ebenfalls in einen Bananen-Muffin verwandelt und anfängt, Gase zu produzieren, die eine mittelgroße Stadt mit Wärme versorgen könnten.

Ein anderes Pulver, das ich ausprobiere, bläht mich sogar noch mehr auf. Rita drängt mich, nach einem Pulver zu suchen, das nicht so viele Gase erzeugt, und empfiehlt mir ein veganes Produkt, das sanfter zum Magen ist. Dieses lässt sich aber leider nicht ohne Mixer in Wasser auflösen.

Also stecke ich für eine Reise zu einem Kunden in Genf meinen Pürierstab in die Tasche. Ich bin zu früh am Hotel, also geh ich als Erstes ins hauseigene Fitnessstudio und ziehe mein tägliches Programm durch. Anschließend nehme ich den Stab aus meinem Koffer und mache mir mit Sprudel einen Eiweiß-Smoothie in einem Zahnputzglas.

Ich hatte schon Drinks, die besser schmeckten. Aber auch schlimmere.

Und meine Stimmung ist so verändert. Ist es das Frühlingslicht in Genf? Meine witzigen Reisegefährten? Oder bin das ich? Es passiert etwas mit mir.

3.

Erkenntnis

*Mein ganzes Leben hat mich
der Anblick der Natur immer wieder
frohlocken lassen wie ein Kind.*

MARIE CURIE,
Chemikerin und Nobelpreisträgerin

Ein Frühlingsabend im schwedischen Lund im Jahr 2013.
Es ist einer jener frischen Abende, die Erwartungen an das
Leben, die Liebe und all jene wunderbaren Dinge wecken, die zur
hellen Jahreszeit gehören. Studenten radeln durch die Innenstadt.
Neben der Kathedrale sprießen die Bäume im Lundagård-Park.
Die Magnolie vorm cremefarbenen Universitätsgebäude wird
bald in voller Blüte stehen, gerade rechtzeitig zum Maifeiertag,
wenn die Studenten wie jedes Jahr singend den Frühling und den
wunderbaren Monat Mai begrüßen werden.

Mit den anderen Mitgliedern des beratenden Komitees zur
großen 350-Jahr-Feier der Universität sitze ich im alten Kunghu-
set. In letzter Minute habe ich mich entschlossen teilzunehmen,
obwohl mein Terminkalender voll ist. Es wird sich als wegwei-
sende Veranstaltung entpuppen.

Bei jedem Treffen haben wir das Privileg, eine führende For-
schungspersönlichkeit der größten Universität im Nordeuro-
pas kennenzulernen. Heute besucht uns eine Spezialistin für
Ernährungswissenschaften. Professorin Inger Björck wird kurz

vorgestellt und erzählt dann von ihrem aktuellen Forschungs-
gegenstand. Schon nach wenigen Minuten erkenne ich, dass ihre
Erkenntnisse immens wichtig, wenn nicht gar bahnbrechend
sind.

Inger Björck leitet das Zentrum für Präventions- und Ernährungsforschung an der Universität von Lund. Dort arbeitet sie
interdisziplinär daran, wie einer Vielzahl von Krankheiten mit
der richtigen Ernährung entgegengesteuert werden kann. Außerdem forscht sie zum sogenannten metabolischen Syndrom.

Dieses Syndrom umfasst drei Leiden: Diabetes, Fettleibigkeit
und Bluthochdruck. Jede dieser Erkrankungen birgt Risiken.
Aber zusammengenommen bilden sie eine Art Superrisiko für
Herzerkrankungen, Schlaganfälle und andere kardiovaskuläre
Erkrankungen. Darüber hinaus besteht der Verdacht, dass das
metabolische Syndrom in Verbindung mit bestimmten Krebser-
krankungen und sogar Demenz steht.

Die Forschung kann bislang nicht wirklich erklären, was hinter diesem Syndrom steckt. Eine Theorie ist, dass es etwas mit Insulin zu tun hat, dem Hormon, das von der Bauchspeicheldrüse
gebildet wird. Wenn man zuckerhaltige Nahrungsmittel isst, ist
Insulin dafür zuständig, den aufgeschlossenen Zucker zu den
Zellen zu transportieren. Menschen mit Diabetes Typ 1, der sich
oft bei Heranwachsenden ausbildet oder sogar noch früher, produzieren zu wenig Insulin.

Aber es gibt auch eine Variante namens Diabetes Typ 2, die
sich später im Leben einschleicht. (Mittlerweile wird untersucht,
ob es darüber hinaus eine Reihe von Zwischenformen gibt, aber
das lasse ich der Einfachheit halber mal beiseite.)

Um den Prozess anschaulich herunterzubrechen: Wenn man
Zucker isst und der Blutzuckerspiegel steigt, wird ein Signal an
die Bauchspeicheldrüse gesendet, die Insulin freigibt. Das Insulin strömt aus und »öffnet« die Zellen, um den aufgeschlossenen
Zucker, Proteine und Fett einzuflößen.

Nimmt der Körper beständig große Mengen Zucker auf und hält das Insulinlevel stetig hoch, um den Zucker aus dem Blutkreislauf in die Zellen zu bringen, entsteht eine sogenannte Insulinresistenz. Anders gesagt: Es gibt Insulin im Blut, das sich um den Zucker kümmern soll, aber die Kommunikation zwischen Insulin und Zelle ist gestört. Die Zellen verlieren die Fähigkeit, auf die Anwesenheit des Insulins zu reagieren. Die Zahl derer, die am metabolischen Syndrom leiden, steigt rapide, weil immer mehr Menschen das Falsche essen, sich zu wenig bewegen und/oder gestresst sind und andere psychosoziale Probleme haben.

Die oben erwähnte Dreierkombination aus Diabetes, Bauchfett und Bluthochdruck betraf früher hauptsächlich ältere Menschen. Doch mittlerweile steigen die Zahlen auch unter Jüngeren, Männern wie Frauen. Schätzungen gehen davon aus, dass ein Viertel der erwachsenen Bevölkerung in den USA, Kanada und Europa das metabolische Syndrom hat. Kurz gesagt: Wir sprechen über eine Epidemie, die sich wie eine Lawine in der westlichen Welt ausbreitet und eine enorme Bedrohung für die Gesundheit darstellt.

In der Vergangenheit wurden diese Leiden separat erforscht. Doch Inger Björck und viele weitere Forscher weltweit haben erkannt, dass sie miteinander verknüpft sind.

»Und dann muss man sich fragen: Wie kann man diesen Krankheiten vorbeugen?«, fragt Björck.

Inger Björcks Forschung auf dem Gebiet ist bahnbrechend. Zum Beispiel hat sie Mäuse beobachtet, deren Nahrung mal viel, mal wenig Fett enthielt. Zusätzlich wurden den Mäusen verschiedene Beeren und Früchte vorgesetzt wie Preiselbeeren, Zwetschgen und Johannisbeeren. Es stellte sich heraus, dass diejenigen Mäuse, die Beeren aßen – insbesondere Preiselbeeren –, ihr Gewicht hielten, unabhängig davon, ob sie viel oder wenig Fett zu sich nahmen. Die Preiselbeer-Gruppe verlor sogar Gewicht, selbst bei fettreicher Ernährung.

Björck glaubt, dass sich mit einer neuen Methode, einer neuen Kategorie von Lebensmitteln das Risiko für Diabetes Typ 2 und koronare Arterienkrankheiten reduzieren lässt. Beeren sind dabei Teil einer größeren Gruppe von Nahrungsmitteln.

»Diese Nahrungsmittel lassen sich als entzündungshemmend bezeichnen«, sagt sie.

Ich notiere mir die Bezeichnung. Es erinnert mich an das, was ich zehn Jahre zuvor in den Büchern von Dr. Perricone gelesen hatte.

Dann erklärt Inger Björck, welchen Einfluss diese Lebensmittel ausüben, und zwar nicht nur auf Blutdruck und Cholesterinspiegel, sondern auch auf kognitive Fähigkeiten – unser Denk- und Erinnerungsvermögen, die Fähigkeiten, Probleme zu lösen und neue Dinge zu lernen. Ihre Forschung klingt gleichermaßen kreativ wie fruchtbar, und ich lausche ihrer Präsentation mit großem Interesse. Diese Arbeit ist unterstützenswert, denke ich bei mir, wenn auch noch ein wenig reserviert.

Aber als sie uns die Liste der Lebensmittel zeigt, die bei ihrer Forschung am Menschen Anwendung gefunden haben, bin ich starr vor Schock. Eine Erkenntnis durchzuckt mich in Zeitlupe, und plötzlich sitze ich hellwach auf der Kante meines Stuhls.

Erst geht es um allgemeine Dinge wie Zuckerreduktion, den Verzicht auf Weißmehl, die erhöhte Zufuhr aller Arten von Beeren, Gemüse und fettem Fisch, dazu Essig und probiotische Ergänzungsmittel. Aber dann folgt eine konkrete Liste von Nahrungsmitteln, und sie sieht so aus wie ... *Ritas Liste!*

Mein Herz hüpft bei der Erkenntnis, und die Zeit steht still. Ich schaue mich in dem historischen Versammlungssaal um, blicke hinaus auf den Treppengiebel der Bibliothek. Die jungen Blätter der großen Linden glänzen im Licht des Frühlingsabends.

Was geht hier vor? Habe ich unbewusst entzündungshemmende Lebensmittel gegessen und so meinen Körper auf eine viel tiefergehende Weise beeinflusst, als ich dachte?

Die Effekte, die ich bei mir festgestellt habe, sind exakt dieselben, die Björck bei ihren Testsubjekten beschreibt. Sie haben mehr Energie, Bauchspeck verloren, ihre mentalen Fähigkeiten erweitert und mehr Appetit aufs Leben.

Oder ist das alles nur ein unglaublicher Zufall?

Nach dem Gespräch wird uns ein entzündungshemmendes Büfett serviert, das die Forscher selbst kreiert haben. Sie haben sogar das Brot selbst gebacken, ähnlich wie dänisches Roggenbrot mit voller Gerste. Es gibt Salate, fetten Fisch und Nüsse, und alles schmeckt köstlich. Während dem Essen teile ich meine Erkenntnisse mit meiner Sitznachbarin. Vertraulich beuge ich mich vor und gestehe fast verschämt:

»Eigentlich esse ich schon seit ein paar Monaten so. Oder ich versuche es zumindest.«

»Ich dachte auch schon, dass Sie irgendwie dynamisch wirken«, sagte sie, während sie mich betrachtet.

Ich gehe zu Professorin Björck, um ihr zu erzählen, dass es Menschen gibt, die genauso leben, aber die wissenschaftliche Verbindung zu Entzündungshemmern wie in Björcks Team nie gezogen haben. Sie ernähren sich einfach so, weil sie entdeckt haben, dass es funktioniert.

»Über wen sprechen Sie?«, fragt sie mich.

»Also ... Fitness-Leute aus den USA und Kanada«, antworte ich.

Sie wirkt überrascht. Wir beschließen, in Kontakt zu bleiben. Und so beginnt meine Erkenntnisreise.

Entzündungen und Entzündungslinderung. Was hat es damit auf sich? Ich will mehr erfahren.

Erkenntnis

*

Ich strenge meine grauen Zellen an, um mich an Studieninhalte aus dem Fach Immunologie zu erinnern. Ich glaube, der Kurs fand in dem alten roten Gebäude des Fachbereichs Veterinärmedizin in Frescati in Stockholm statt. Und wir lernten, dass es zwei Arten von Entzündungen gibt – denn eine Entzündung ist nicht immer etwas Schlechtes.

Der erste Entzündungstyp ist ganz und gar gut, ein Hilfsprozess. Man denke an einen Schnitt mit dem Küchenmesser, einen in der Autotür eingeklemmten Finger, eine Harnwegsinfektion oder Halsschmerzen. Wenn man sich verletzt oder einen Infekt hat, produziert das Immunsystem eine Entzündung als Verteidigungsmechanismus. Ein Dozent von mir beschrieb es einmal so: Stellen Sie sich ein Land vor, das von einem Feind attackiert wird und sich verteidigen will. So funktioniert das Immunsystem. Die Verletzung ist der äußere Feind, die Antwort des Immunsystems die Regierung und Verteidigung des Landes, und die Entzündung ist Teil der Verteidigung. Es gibt eine Reihe unterschiedlicher Soldaten, die helfen. Diese Soldaten sind spezialisiert – wie in einer echten Armee, wo es Pioniere gibt, Fernmelder, Sprengstoffexperten und Spione.

Im menschlichen Blutkreislauf sind die Blutplättchen permanent in Bewegung, um Probleme zu identifizieren. Sie versammeln sich am Schnitt oder der Prellung und senden ein chemisches Signal an das Immunsystem.

»Wir haben ein Problem hier, bitte schnell kommen«, sagen die Blutplättchen.

Das Signal wird von den weißen Blutkörperchen aufgefangen, die antworten: »Sind auf dem Weg.«

Eine erweiterte Verteidigungslinie wird etabliert, die aus vielen verschiedenen Fußsoldaten besteht. Sie heißen Zytokine, Leukotriene, Prostaglandine, Chemokine, Thromboxane und so weiter. Jeder von ihnen hat eine eigene Aufgabe. Sie erweitern die Blutgefäße am betroffenen Gewebe und machen den Bereich »durchlässiger«. Das bedeutet, mehr Zellen des Immunsystems können die Verletzung erreichen, feindliche Bakterien angreifen, Dreck wegmachen und dann neues Gewebe aufbauen.

Studenten der Medizin weltweit müssen seit Jahrhunderten lernen, wie man eine Entzündung traditionell erkennt. Die Methode geht zurück auf den alten Römer Celsus, der großartige Fachbücher über den Körper verfasst hat. Celsus' Lieblingsbehandlung war einfach die Ader zu öffnen und das »überschüssige Blut« abzulassen. Diese Prozedur empfahl er für ganz unterschiedliche gesundheitliche Probleme, unter anderem auch für Menschen mit »einem großen Kopf«. Celsus beschrieb die Anzeichen einer Entzündung mit folgenden Begriffen: *rubor, tumor, calor, dolor*. Rötung, Schwellung, Hitze, Schmerz. Das ist exakt, was man fühlt, wenn man Halsschmerzen hat. Diesen Entzündungsanzeichen kann man mit Ruhe, Eis, Kompression und Anheben des Körperteils entgegenwirken. (Genau das macht man bei einem verstauchten Knöchel.)

Kurz gesagt: Entzündung funktioniert wie die Feuerwehr. Sie stürmt hinaus, greift den Feind an, macht sauber und räumt auf. Anschließend kehrt das System wieder in den Ruhezustand zurück.

Diese Form der akuten Entzündung hat einen Rhythmus. Es gibt Ebbe und Flut, einen klaren Anfang und ein Ende, und der Rhythmus zeugt von einem gesunden und aktiven Immunsystem. Diese Entzündungsform ist nicht problematisch. Aber eine andere, die offenbar mit Ernährung zusammenhängt und uns krank machen kann, ist es offenbar. Wer könnte mir mehr darüber erzählen?

Ich recherchiere weiter und stoße bald auf eine neue Spur. In den USA gibt es einen Forscher namens Barry Sears, der seit Langem in diesem Bereich arbeitet und eine Organisation gegründet hat, die »Inflammation Research Foundation«. Ich kann nicht zu ihm fliegen, aber eine E-Mail will ich auch nicht schreiben, weil es so vieles gibt, das ich noch nicht verstehe. Ich muss persönlich mit ihm reden.

Schließlich telefonieren wir einfach, und er kommt gleich zum Punkt.

»Für die meisten Ärzte ist das ein neues Thema. Ich arbeite schon seit einer Weile in dem Bereich, aber es wurde noch zu wenig Grundlagenforschung betrieben.«

Er erwähnt, wie viele verschiedene Krankheiten mit niedriggradiger systemischer Entzündung in Verbindung stehen. Wir sprechen von Herzerkrankungen, hohen Cholesterinwerten, Diabetes, Gelenkbeschwerden und neurodegenerativen Erkrankungen, aber auch von bestimmten Formen von Krebs.

»Aber was genau tut diese niedriggradige systemische Entzündung?«, frage ich ihn.

Er redet schnell, und ich kann ihm kaum folgen, weil die Verbindung zwischendurch mehrmals abbricht.

»Okay, wie wäre es damit: Ich schicke Ihnen etwas zu dem Thema«, sagt Dr. Sears.

Er sendet mir per E-Mail einen Artikel aus der *European Review of Medical and Pharmalogical Sciences*. Ich öffne den Artikel.

»Die Entzündungsreaktion hat sich im Laufe von Millionen von Jahren entwickelt und erlaubte es uns, mit einer Vielzahl von Mikroben zu koexistieren. Eben jene Inflammationsreaktion ermöglichte es, körperlichen Schaden zu reparieren ...«

Okay, denke ich, eine akute Entzündung ist ein nützlicher, Millionen Jahre alter Mechanismus ...

»Aber es gibt ebenso wichtige antiinflammatorische Mechanismen im Entzündungskreislauf, die es der Zelle erlauben, sich zu reparieren und zu erneuern. Nur, wenn beide Phasen sich kontinuierlich abwechseln, kann die Zelle die kleinen Schäden effektiv reparieren, welche die Entzündung verursachen.«

Das ist mir neu. Bedeutet das, es muss eine Balance im System selbst geben – zwischen einem Entzündungs-Yin und einem Entzündungs-Yang?

»Hält die proinflammatorische Phase jedoch auf einem niedrigen, aber chronischen Level unterhalb der Schmerzgrenze an, kann dies zu verschiedenen chronischen Krankheiten führen. Organschäden, der Verlust von Organfunktionen und schwere Krankheiten können die Folge sein. Dies kann der Fall sein, selbst wenn die ursprünglich krankheitsauslösenden Faktoren Jahrzehnte zurückliegen; sie werden von einem zugrundeliegenden und fortlaufenden chronischen Inflammationsprozess ausgelöst.«

Niedriggradige Entzündung entsteht also aus mangelnder Balance heraus: Eine fortdauernde Inflammation löst dann keine akute Entzündungsreaktion der »Feuerwehr« aus, sondern wirkt als Katalysator für »Krankheitssamen«, die über lange Zeit im Körper keimen.

Ist dies die Art Entzündung, die unsere ungesunde Lebensweise hervorbringt? Oder anders gesagt: Könnten schlechte Ernährung, Stress, Umweltgifte und andere Lifestyle-Faktoren Entzündungen bedingen, die uns wiederum krank machen?

Und stimmt es, dass niedriggradige Entzündungen dazu führen, dass wir uns schlapp fühlen, lange bevor wir wirklich krank werden? Als ich mich bei meinem Arzt über meine Rückenschmerzen, Depression und Lustlosigkeit beklagte, suchte ich nach offensichtlichen Erklärungen (die Kinder ziehen zu Hause aus), aber vielleicht war eine Entzündung, ein Ungleichgewicht in meiner Immunabwehr der eigentliche Grund für meine Beschwerden. Und vielleicht hat meine neue Lebensweise mich davon kuriert?

Erkenntnis

Ich recherchiere, ob meine Symptome – etwa Rückenschmerzen, Erschöpfung und Niedergeschlagenheit – Anzeichen einer niedriggradigen Entzündung sein könnten. Ich finde die folgende Symptomauflistung:

- Die Haut wirkt gealtert und trocken, hat mehr Falten
- Weniger Energie
- Weniger Ausdauer beim Sport
- Schwellungen im Gesicht
- Schwellungen am Bauch
- Erhöhtes Risiko für Verstopfung oder sehr lockeren Stuhlgang
- Verminderte Konzentrationsfähigkeit
- Schwankender Appetit
- Schwankender Blutzuckerspiegel
- Geschwächte Immunabwehr
- Gelenkschmerzen
- Depressive Verstimmung

Ich kann mein Kreuz hinter zahlreichen Punkten machen, aber nicht hinter allen. Bislang sind es Dinge, die ein Arzt »alltägliche Wehwehchen« nennen würde. Aber in welchem Verhältnis steht eine Entzündung zu einer schwerwiegenden Krankheit?

Mir wird klar: Ich muss zur Detektivin werden, um dem Rätsel auf den Grund zu gehen. Kein Wissenschaftler scheint alle Antworten zu haben. Ich muss das Puzzle selbst zusammensetzen.

Ein paar Jahre zuvor hatte mir ein Verlagslektor ein Buch mit dem Titel *Das Antikrebs-Buch* gegeben. Ich habe es damals nicht gelesen, aber eines Tages fällt es aus dem Bücherregal, als ob ein freundlicher Geist mir helfen wollte. Das Buch erweist sich als gute Fährte.

Der Autor David Servan-Schreiber war ein französischer Neurologe und Ärzte-ohne-Grenzen-Aktivist. Als er mit 30 an einem Gehirntumor erkrankt, stürzt er sich in die Forschung, um sein eigenes Leben zu retten. In seinem Buch, das in vielen Ländern zum Bestseller wurde, berichtet er über aktuelle Forschungsansätze zu den Grundlagen von Krebs sowie über Strategien, wie man gegen ihn ankämpft. Servan-Schreiber erläutert wortgewandt, wie Krebs und Inflammation miteinander verknüpft sind und sich gegenseitig antreiben in einer Art teuflischem Hexentanz.

Ein Tumor besteht aus Zellen, die sich wild und ungebremst vermehren. Anfangs findet der Tumor in seiner direkten Umgebung genug Nahrung für sein Wachstum, aber nach einer Weile wächst er darüber hinaus. Der Tumor beginnt mit teuflischer Intelligenz, um sich selbst herum eine Entzündung zu verursachen. Warum tut er das? Fasziniert lese ich weiter. Der Tumor nutzt die Entzündung, um die Immunabwehr zu manipulieren, sodass sie den Tumor von innen heraus »attackiert«.

Mir wird klar: Ich muss zur Detektivin werden, um dem Rätsel auf den Grund zu gehen. Kein Wissenschaftler scheint alle Antworten zu haben. Ich muss das Puzzle selbst zusammensetzen.

Ist die Immunabwehr einmal in den Tumor eingedrungen, beginnt sie zuverlässig mit ihrer Arbeit nach der bewährten Entzündungsmethode. Dazu gehört unter anderem die Bildung bestimmter Substanzen, um das Gewebe zu reparieren. Nur handelt es sich bei dem beschädigten Gewebe um den Feind – den Tumor. Die Immunabwehr wird von ihm regelrecht getäuscht. Statt den Körper vor ihm zu schützen, unterstützt sie sein Wachstum. Neue Blutgefäße werden gebaut, um ihm mehr Nahrung zu bringen, und der Tumor verankert sich immer fester im Körper.

Zusammengefasst heißt das: Der Tumor erzeugt eine Entzündung, die den Tumor ernährt, was wiederum mehr Entzündungsherde in der Umgebung erschafft, wodurch die Krankheit sich weiter ausbreitet. Der Effekt der Entzündung ist vergleichbar mit Benzin, das man ins Feuer gießt. Deshalb ist Krebs so eine teuflische, schwer zu bekämpfende Krankheit.

Professorin Björck hatte erklärt, dass Inflammation mit koronaren Arterienkrankheiten, Fettleibigkeit, Diabetes Typ 2 und Gelenkproblemen in Verbindung steht. Stimmt es denn dann, dass Entzündungen die primäre Ursache für Volkskrankheiten sind – jene Krankheiten, die so viel Leid verursachen – sowie für das Altern und den körperlichen Verfall? Oder fördern sie all dies zumindest?

Und wie läuft eine Entzündung überhaupt ab? Ist sie wie ein Flächenbrand, der die gesunden Regionen des menschlichen Körpers niederbrennt? Oder eher wie eine Flutwelle, die immer wieder gegen die Barrikade schlägt, bis diese zerbricht? Oder ähnelt sie einem schwelenden Konflikt zwischen zwei Personen, der diese so lange ablenkt und schwächt, bis sie sich nicht mehr gegen eine äußere Bedrohung verteidigen können?

Welches Bild passt am besten? Ich muss weitersuchen.

Aber eines lässt sich schon jetzt festhalten: Niedriggradige systemische Entzündungen sind offenbar schädlich und lösen Krankheiten entweder aus oder beschleunigen sie. Und es gibt Nahrungsmittel, die den negativen Effekten von Entzündungen entgegenwirken. Diese Nahrungsmittel decken sich teilweise mit den Ernährungsempfehlungen von Rita, die wiederum denen von Inger Björck ähnelt – und auch der Ernährung von David Servan-Schreiber, die ihn nach seiner Gehirntumor-Diagnose noch fast 20 Jahre am Leben hielt, obwohl ihm nur wenige Monate diagnostiziert wurden.

Ich habe viele interessante Dinge herausgefunden und fühle mich in meinem neuen Lifestyle bestätigt. Mittlerweile mag ich das »Rita-Programm«, wie ich es immer noch nenne. Und ich spüre Veränderungen. Die Resultate sind moderat, aber wahrnehmbar. Ich fühle mich stärker, mein Bauch ist flacher und ich bin robuster, sowohl was meine Schultern angeht als auch psychisch.

»Du wirkst stabiler, Mama«, sagt meine Tochter unerwartet zu mir.

Das ist gut. Ich will mich stark fühlen, und meine neue Lebensweise erdet mich, gibt mir ein neues Gefühl der Sicherheit. Nach und nach gewinne ich mehr Erkenntnisse über diese Lebensweise, darüber, wie man sie anwendet und nicht nur darüber redet. Sie ist sowohl überraschend simpel wie auch komplex, denn sie verlangt nach einer neuen Form von Achtsamkeit.

Antiinflammatorisch zu leben war für mich nie ein Selbstzweck. Vor jenem Frühlingsabend in Lund hatte ich auch nie davon gehört und trotzdem schon ein paar Monate danach gelebt. Ich dachte damals noch, ich absolviere einfach ein Trainingsprogramm via Internet.

Tatsache ist: Ich habe keine Zeit, mich mit Ernährung und Sport auseinanderzusetzen, will kein Gewicht verlieren und kann nicht meine ganze Energie in diese Dinge stecken, denn ich habe auch noch ein Leben zu führen. »Du musst dein Leben im Dorf der Menschen leben«, heißt es im *Dschungelbuch*. Man kann nicht völlig anders als die anderen leben. Man kann sich nicht allein auf einem kleinen Fleckchen außerhalb des Dorfes niederlassen, umringt von Pillen, Eiweißpulver und merkwürdigem Essen. Als vierfache Mutter kann und will ich so nicht leben. Letzten Endes lebe ich – im übertragenen Sinne – in einem sehr lauten und wuseligen Menschendorf mit meiner Familie, dem Job und Freunden – Zusammenhänge, die viel größer sind als ich.

Aber dieses neue Wohlgefühl treibt mich immer noch an. Die größte Veränderung ist es, mit der Planung anzufangen, um gut zu essen. Statt einfach das zu essen, was mir über den Weg läuft oder gut schmeckt, muss ich strategisch planen, was ich für meine Gesundheit zu mir nehme.

Ein Sprichwort besagt »Wer versagt zu planen, plant zu versagen«. Jeder, der Kinder hat, lernt, bis zu einem gewissen Grad die Mahlzeiten zu planen. Man kann nicht einfach von der Arbeit müde nach Hause zu kommen und die hungrigen Kinder wühlen sich durch die Tiefkühltruhe. (Solche Abende enden unweigerlich mit Pommes, Fischstäbchen und Eiscreme ...) Man muss eben lernen, ein paar Schritte vorauszudenken. Das fällt mir leicht, wenn es um die Kinder geht, aber meine eigenen Ernährungsbedürfnisse habe ich nie so betrachtet.

Zuallererst muss ich lernen, bewusster und planvoller zu essen. Dazu gehört auch, über meine eigenen spezifischen Bedürfnisse nachzudenken. Das klingt anspruchsvoll und zeitraubend. Lassen Sie es mich erklären.

Wir Menschen verfügen nur über ein kleines Zeitfenster zwischen dem Moment, in dem ein Bedürfnis aufkommt, und dem Wunsch, dementsprechend zu handeln. Je stärker wir uns dieses Fensters bewusst sind, desto höher ist unsere Impulskontrolle und desto schlauer werden wir. Doch wenn es um Nahrung, Hunger und Essen geht, wird diese Kontrolle von den wunderbaren Innovationen der modernen Nahrungsindustrie ausgehebelt.

Heutzutage können wir hungrig werden und finden theoretisch innerhalb von einer Stunde immer etwas zu essen. Zumindest solange wir uns nicht gerade in einem Kajak auf einer Expedition entlang der Nordostküste Grönlands befinden oder auf Schatzsuche im Amazonas sind. Im Vorratsschrank sind Kekse, und Feigenmarmelade steht im Kühlschrank. Auf der Arbeit liegen wieder Kekse von gestern neben der Kaffeemaschine. Im Laden an der Ecke gibt es abgepackte Sandwiches. Unsere Fähigkeit, vorauszuplanen und das Thema Essen strategisch anzugehen, wird nicht mehr trainiert. Sie wird schlicht nicht mehr benötigt.

Ich frage mich, wie ich – und der Mensch im Allgemeinen – so enden konnte.

Stellen Sie sich vor, wir wären so spontan, wenn es um die Arbeit geht. Wir würden morgens aufstehen, uns fertig machen und erst in dem Moment, wenn wir das Haus verlassen, darüber nachdenken, wie wir zu unserem Arbeitsplatz kommen. Natürlich tun wir das nicht.

Die meisten Menschen checken noch mal die Uhrzeit eines anstehenden Meetings, googeln die Adresse, überprüfen, ob das Auto betankt ist, oder studieren den Bahnfahrplan und schauen, wie weit die Station vom Treffpunkt entfernt ist. Kaum jemand wäre pünktlich, wenn wir all dies nicht täten. Wir brauchen eine innere Karte. Einen Plan.

Für Nahrung brauchen wir den auch.

Das muss ich lernen: In dem Moment zwischen Gefühl und Handlung gibt es einen Regenbogen, der zu einem Topf voll Gold führt. Und ich finde das Gold leichter, wenn ich gut vorbereitet bin.

Mein Vorsatz sieht so aus: Ich überlege direkt nach dem Aufwachen, was ich essen werde. Ich plane voraus für einen guten Tag. Viele Menschen tun das bereits, wenn es um die Arbeit, die Familie und Freizeitaktivitäten geht. Warum also nicht auch für die eigene Gesundheit?

Bei Rita gibt es keine Kalorienangaben, Mengen oder verbotene Lebensmittel. Stattdessen gibt es eine Reihe von Grundsätzen. Der wichtigste Punkt ist, möglichst unverarbeitete Nahrung zu sich zu nehmen – Essen, das man sammeln, fischen oder jagen könnte. »Von der Natur gemacht, nicht vom Menschen«, wie mir jemand gesagt hat.

Rita will nicht nur, dass ich meinen Zuckerkonsum reduziere

– das ist etwas, das ich schon lange weiß –, sondern ich soll auch Brot und Pasta vermeiden, die in Glukose aufgespalten werden. Stattdessen soll ich Süßkartoffeln, Quinoa und Vollkornreis essen. Ich soll proteinreiche Lebensmittel zu mir nehmen, und zwar oft und viel. Vier- oder fünfmal am Tag soll ich Eier, Truthahn, Muscheln, Shrimps, Fisch, Fleisch oder vegetarisches Eiweiß essen. Kann ich überhaupt so viel Eiweiß konsumieren? Außerdem soll ich viel grünes Blattgemüse und anderes Gemüse essen, am besten viermal am Tag. Und gutes Fett aus Olivenöl, Kokosöl und Nüssen. All diese Ratschläge münden in die Planung von vier oder fünf Mahlzeiten am Tag.

Nun muss ich diese Empfehlungen in Gewohnheiten umwandeln, die ich in meinen Alltag integrieren kann. Nebenbei muss ich Zeit für die Arbeit und vier Sporteinheiten in der Woche haben. Das ist stressig. Wie soll das alles gehen?

Ich kann undiszipliniert und faul sein mit einer Tendenz, zu viel zu essen. Darüber hinaus neige ich dazu, aus emotionalen Gründen zu essen, was noch schlimmer ist: wenn ich ängstlich bin, gelangweilt oder erschöpft. Oder einfach, wenn ich das Bedürfnis habe, mir etwas Gutes zu tun und ich den üblichen Fehler mache, das mit Nahrung zu stillen, die mich nur für den Moment befriedigt.

Wie soll ich es schaffen, so diszipliniert zu sein?

Ich sehe mich gleich nach dem Erwachen mehreren großen Herausforderungen gegenüber. Zunächst suche ich weiter nach einem neuen Standardfrühstück. Ich will nicht groß nachdenken müssen, wenn ich noch schläfrig bin und keinen klaren Gedanken fassen kann. Was kann ich also tun?

Das meiste, was zu einem typischen schwedischen oder britischen Frühstück gehört, ist gemäß der neuen Denkweise falsch. Saft, Brot, Joghurt, Käse, Brötchen, Cerealien – nichts davon geht mehr. Also suche ich etwas, das *mein neues Frühstück* werden kann.

ENTZÜNDUNGSHEMMENDES GEMÜSE UND PILZE

Denken Sie an den Regenbogen: violett, blau, grün, gelb, orange und rot. Je mehr Farben Sie täglich essen, desto hübscher sieht Ihr Teller aus und desto schöner werden Sie, innen wie außen. Denn jede Farbe repräsentiert ein bestimmtes Polyphenol.

- Aubergine
- Brokkoli
- Brunnenkresse
- Endivie
- Fenchel
- Gurke
- Kapuziner-
  kresse
- Knoblauch
- Kohl (Rosen-
  kohl, Weiß-
  kohl, Rotkohl,
  Blumenkohl,
  Grünkohl)
- Kohlrabi
- Löwenzahn-
  blätter
- Nesseln

- Pak Choi
- Paprika
  (alle Farben)
- Pastinake
- Pilze (Champig-
  nons, Steinpilze,
  Austernpilze,
  Pfifferlinge)
- Porree
- Radieschen
- Rote Bete
- Salat (Rucola,
  Eisberg, Feldsalat –
  toben Sie sich
  aus!)
- Sellerie: Knolle
  und Stange
- Spargel

- Spinat
- Sprossen (Alfalfa
  und alle anderen)
- Tomaten
- Zucchini
- Zwiebeln (rote,
  braune, Früh-
  lingszwiebeln)

Bestimmte Gemüsesorten, wie Rote Bete, Pastinake und Sellerie, haben einen höheren glykämischen Index (Glyx) als andere. Kombinieren Sie sie mit Gemüse, das einen niedrigeren Wert hat, zum Beispiel Rote Bete auf einem Rucolabett mit einer Nuss-Vinaigrette. Perfekt!

Ich probiere Verschiedenes aus und stoße auf Smoothies: Mandelmilch, Beeren, Nüsse und Eiweißpulver. Das stört unser gemeinsames Familienfrühstück, weil meine neuen Gewohnheiten so anders sind.

Snacks für zwischendurch gestalten sich einfacher: ein paar hartgekochte Eier und eine Tomate, Nüsse und Obst. Aber für das Abendessen muss ich mir mehr Gedanken machen.

Bevor ich Mutter wurde, habe ich nie gekocht, aber seit ich Kinder habe, interessiere ich mich dafür, die Familie gut zu ernähren und schöne Mahlzeiten zu kreieren.

In meinem alten Leben war es leicht, leckeres Essen zu kochen, es mit extra Butter, Käse und Panade aufzupeppen, es zu frittieren, Knoblauchbrot dazu zu reichen und so weiter. Donnerstags gab es Suppe und Pfannkuchen. Mein Mann kochte genauso, üblicherweise mit allen Extras.

Ich will immer noch gute Sachen essen, mich gesättigt fühlen und das Essen mit meiner Familie, allein oder mit Freunden und Kollegen genießen. Also muss ich kreativer werden. Aber ich habe auch nicht unendlich viel Zeit.

Ich entschließe mich zu einem Kompromiss. Ich entwerfe Mahlzeiten mit natürlichen Zutaten, aber einem kleinen Kniff. Ein bisschen mehr Geschmack, ein Tick mehr Gewürz, gute Soßen und Dips aus Tomate, Avocado, gegrilltem Gemüse, Gewürzen, Ölen und Knoblauch.

Der Trick ist, auf ein gutes Verhältnis zu kommen. Man teilt den Teller in vier gleich große Bereiche: 25 Prozent Proteine, 25 Prozent Salat, 25 Prozent anderes Gemüse und 25 Prozent Reis oder Quinoa – Pi mal Daumen.

Aber die Herausforderungen sind zahlreich.

»Wo ist der Nachtisch?«, fragt mein Sohn und schaut mich

mit seinen großen braunen Augen an. »Früher hast du immer diesen tollen Schokokuchen gemacht.«

Das stimmt. Seit ich nach der neuen Methode koche, habe ich zunehmend das Interesse daran verloren, große, fluffige Kuchen zu backen. Es geht nicht um Körpergewicht, ich habe nur das Gefühl, meiner Familie etwas anderes servieren zu wollen als die zwei Tassen Zucker, die in meinen Kuchen stecken.

Also experimentiere ich herum – mit gemischten Ergebnissen.

»Sorry, Mama, aber das ist ein Reinfall«, lacht mein blauäugiger Sohn, als ich seinem besten Freund Zucchinikuchen vorsetze.

Der Junge ist zu höflich, um irgendwas zu sagen, aber starrt lustlos auf sein Stück Kuchen. Ein paar Zucchinistreifen schwimmen wie Fäden im trockenen Mandelmehl.

Mein braunäugiger Sohn bringt seine neue Freundin mit nach Hause, und ich serviere ihnen Eiweiß-Muffins. Ich hatte ein Rezept mit Eiweißpulver, Süßkartoffel und Mandelmehl gefunden. Die neue Freundin lächelt, aber nimmt sich keinen Nachschlag.

Mein Sohn grunzt.

»Was *ist* das?«

Das klingt, als hätte ich meine Kinder verwöhnt, aber das habe ich nicht. Sie sind einfach anderes Essen gewöhnt. Man sagt, chinesische Kinder mögen keine Zimtschnecken. Warum? Weil sie sie nie essen. Man mag das, was man kennt. Diese Art zu essen ist das Gegenteil von dem, was wir früher gegessen haben. Veränderung braucht Zeit. Aber es kümmert mich nicht groß – ich habe Geduld.

Irgendwie bin ich glücklich. Es ist nicht nur der Frühling. Es ist mehr als das – schwer, es in Worte zu fassen.

Dann finde ich die Erklärung. Und wieder mal per Zufall.

Erkenntnis

Ich schreibe an einem Buch, über das ich schon lange nachdenke. Ich hatte einen Bruder, der gestorben ist. Mein schöner, verschmitzter, umschwärmter Bruder bekam in seinen Zwanzigern die Diagnose Schizophrenie, ein düsterer psychiatrischer Befund. 1986 wurde er mir durch ein Feuer in einem Stockholmer Apartment genommen. Durch ein Projekt für das Karolinska-Institut habe ich verstärkt über die Stigmatisierung geistiger Krankheiten nachgedacht.

Nun habe ich beschlossen, ein Buch zu schreiben, das psychische Probleme und ihre Tabuisierung beleuchtet. Das bedeutet auch, mich mit meinem eigenen Tabu auseinanderzusetzen, der Scham, die ich fühlte – denn psychische Probleme werden anders gesehen als physische Krankheiten. Neben der Trauer liegt dieses verdammte Gefühl der Scham sowohl über den Betroffenen als auch ihren Angehörigen. Und das beschämt uns auf doppelte Weise. Wir schämen uns, weil ein Mensch, den wir lieben, eine beschämende Krankheit hat, und wir schämen uns, weil wir beschämt sind.

Ich durchforste eifrig alles, das mit dem Thema zusammenhängt. Ich spreche mit Wissenschaftlern, lese viel und interviewe Menschen mit unterschiedlichen Krankheiten, Ärzte und Krankenschwestern.

Während ich die neuesten Aufsätze sichte, taucht ein neuer Forschungszweig auf. Er hat einen sehr langen Namen: Psychoneuroimmunologie. Es geht um die Erforschung der Frage, wie geistige Krankheiten im Gehirn entstehen und wie sie mit – da ist sie wieder – Inflammation verknüpft sind. Hmmm ...

Anders gesagt: Auf der einen Seite ist Inflammation also mit der Immunabwehr verbunden und auf der anderen Seite mit der geistigen Gesundheit? Fasziniert nehme ich diese Verbindungen genauer unter die Lupe.

Ich habe all die Fußsoldaten erwähnt, die vom Immunsystem losgeschickt werden. Darunter sind Zytokine, die infolge einer

Entzündung in großer Zahl auftauchen – das nennt man Zytokin-sturm. Dieser Sturm, dieser Bienenschwarm lässt die Vertei-digungsmaschinerie des Körpers in Gestalt von sogenannten B- und T-Lymphozyten hochfahren. Aber die Zytokine sprechen auch direkt mit dem Gehirn.

Ich wiederhole noch mal: Das Immunsystem und das Gehirn *sprechen miteinander*.

Das ist ein neuer Wissensschnipsel, ein neues Puzzlestück. Ich recherchiere weiter.

Der amerikanische Forscher Robert Dantzer leistete die Pionier-arbeit. Er zeigte, dass die von der Entzündung ausgelösten Zyto-kine auch auf die Signalsubstanzen des Gehirns wirken: Dopa-min, Serotonin und Noradrenalin. Da diese Substanzen direkt beeinflussen, wie wir uns fühlen – körperlich wie mental –, kön-nen Zytokine unseren Gefühlshaushalt verändern.

Ist das Entzündungslevel hoch, senken die Zytokine den Do-pamin-, Noradrenalin- und Serotoninspiegel. Man fühlt sich krank, als würde sich etwas anbahnen. Man ist schlapp, müde, verschlossen. Und wenn die Entzündung abklingt, nimmt auch die Zahl der Zytokine ab, sodass die Signalsubstanzen (oder Neurotransmitter) wieder im Normalbereich durch die Synapsen im Gehirn strömen können.

Wenn ich alles zusammennehme, was ich über Neurotrans-mitter weiß, und es stark vereinfache, lässt sich sagen: Ein ausge-wogener Dopaminspiegel sorgt für mehr Energie und Selbstver-trauen. Serotonin bringt mehr Ruhe und mindert die Angst. Ein ausgewogener Noradrenalinspiegel sorgt für erhöhte Aufmerk-samkeit.

Das sind exakt die Veränderungen, die ich an mir selbst festge-stellt habe. Das ist interessant …

So kann man nicht nur besser verstehen, wie geistige Krankheiten entstehen, es könnte vielleicht auch mein neues, fröhlicheres Gemüt erklären. Ein Signal an mein Gehirn, ausgelöst durch meine abklingende Entzündung, könnte tatsächlich meine Stimmung beeinflussen.

Hat die neue Ernährungsweise die Chemie meines Gehirns umgestaltet?

Ich muss noch tiefer graben.

Die Forschung zeigt Verbindungen zwischen Entzündungsgrad und Depression wie auch zwischen Entzündungsgrad und Suizidgefährdung.

Selbstmord ist heutzutage die Haupttodesursache von jungen Männern. Eine Erklärung dafür ist der Mangel an Ressourcen, denn die Betreuungsplätze in der akuten Psychiatrie sind skandalös zusammengestrichen worden. Die Ärzte sehen sich gezwungen, unter all den Hilfesuchenden eine grausame Auswahl zu treffen, müssen sich schreckliche Fragen stellen wie:»Wer von ihnen wird höchstwahrscheinlich Selbstmord begehen? Von wem glauben wir, dass er trotz Depression zu Hause zurechtkommt?« Sie müssen die Patienten mit dem höchsten Risiko finden und die übrigen nach Hause schicken, selbst wenn es ihnen schlechtgeht.

Da die Konsequenzen eines falschen Urteils so unglaublich hoch sind, hat man begonnen, nach objektiveren Kriterien zu suchen, nach messbaren Faktoren, anstatt die Patienten einfach zu befragen. Wie die meisten Angehörigen eines Suizidgefährdeten wissen: Jemand, der es wirklich tun will, versucht es zu verbergen.

Lena Brundin an der Universität in Lund fand heraus, dass bei depressiven Menschen der Selbstmordwunsch direkt mit den

Entzündungsmarkern im Blut verlinkt ist. Aber nicht nur das: Auch das Maß an Gewalt, das beim Suizid angewendet wird, korreliert mit dem Entzündungsgrad.

Im Herbst 2017 wurden in London neue Forschungsergebnisse vorgestellt. Wissenschaftler aus Cambridge stellten fest, dass eine »sehr stabile Verbindung zwischen Inflammation und Depressionssymptomen« besteht. Professor Ed Bullmore, Leiter der Psychiatrie, wies auf die Tatsache hin, dass Menschen, die gerade geimpft wurden, und solche, die inflammatorische Medikamente einnahmen, häufiger an Depressionen erkranken. Die Forscher betrachten Depression mittlerweile als körperliche Erkrankung, die mit entzündungshemmenden Maßnahmen behandelt werden könnte.

Es ist erwiesen, dass 30 Prozent der Menschen, die unter Entzündungskrankheiten leiden (zum Beispiel Rheuma), auch depressiv sind. Damit ist die Wahrscheinlichkeit, dass Vertreter dieser Gruppe eine Depression entwickeln, um ein Vierfaches höher als bei der restlichen Bevölkerung.

Auch Schizophrenie weist eine Verbindung zu Entzündungen auf, wie die Forschung der Psychoneuroimmunologin Sophie Erhardt am Karolinska Universitätskrankenhaus zeigt. Dasselbe gilt für Bipolarität. Ich hatte das Privileg, die Pionierin Erhardt im Rahmen meiner Arbeit für die schwedische Psychiatrie-Stiftung kennenzulernen.

Es ist eindeutig, dass Zytokine mit geschwächter geistiger Gesundheit in Verbindung stehen – und Zytokine entstehen dort, wo Entzündungen auftreten.

Ich höre Wissenschaftler immer öfter darüber sprechen, dass es eine tatsächliche Verbindung zwischen der Immunabwehr und der Psyche gibt. Könnten diese psychischen Störungen in Wirklichkeit Immunkrankheiten sein? Wer ist die Henne und wer das Ei?

Immer mehr Ärzte kommen zu radikalen Schlussfolgerungen.

»Unser altes Modell der Pflege, in dem wir zwischen Körper und Geist unterscheiden, in dem der Psyche von Psychologen und Psychiatern und dem Körper von anderen Ärzten und Krankenpflegern geholfen wird, ist völlig überholt. Wir müssen im Gesundheitssystem damit anfangen, Menschen auszubilden, die diese Kluft überbrücken können – zwischen Immunabwehr und Nervensystem«, donnert Professor Robert Lechler in einem Interview mit dem britischen *Daily Telegraph*. Lechler ist Vorsitzender der British Academy of Medical Sciences.

Alles hängt miteinander zusammen, und das verbindende Element ist Inflammation.

Das ist die allerneueste Forschung. Ich stehe an dieser Front, während ich mein Buch schreibe, und sehe die Entzündungsfährte wieder rot aufleuchten. Ich muss noch mehr herausfinden, auch wenn es manchmal anstrengend ist – sehr anstrengend.

In mir schwelt die 25 Jahre alte Trauer einer großen Schwester. Sie wurde in ein Kämmerchen gesperrt, es wurde ihr ein Riegel vorgeschoben und ein Schild drangehängt, auf dem steht »Öffnen auf eigenes Risiko!«. In dieser Kammer lebt die Trauer, die ich fühle, weil ich nicht in der Lage war, meinen Bruder zu retten. Während der Arbeit an dem Buch fühlt es sich manchmal so an, als würde ich geradewegs in ein schwarzes Loch gezogen. Ich komme in Berührung mit dem Leid und den Ängsten meiner Interviewpartner, Menschen, die von schweren Krankheiten heimgesucht wurden und in der Welt da draußen oft auf wenig Verständnis stoßen. Die sich allein und verletzlich fühlen, obwohl sie so mutig kämpfen. Es berührt mein Innerstes, weil ich sie nur allzu gut verstehe.

Doch dann fällt mir etwas auf. Die Betroffenen und deren Familien sagen fast exakt das Gleiche: Wenn sie Fastfood oder schlechtes Essen zu sich nehmen, werden ihre Symptome schlimmer. Wenn sie sich für gesünderes Essen entscheiden, nehmen die Symptome ab.

Meine neue Lebensweise leuchtet so hell inmitten dieser Dunkelheit, und zwar in jede Richtung. Es wird zu einer Art Aufzug, der mich der Freude entgegenträgt, hinaus aus meinem grauen Minenschacht.

Zurück an der Oberfläche muss ich vollkommen banale Dinge neu erlernen – triviale Dinge, die aber funktionieren müssen, Dinge, die in meinem alten Leben selbstverständlich waren.

Zum Beispiel einkaufen gehen.

Früher bin ich ziemlich willkürlich durch den Supermarkt gestreift und habe Dinge ausgewählt, die interessant aussahen, wenn ich nicht gerade nach Rezept gekocht oder Sonderangebote geshoppt habe. Ich habe hauptsächlich gekauft, was meine Familie gern aß: Pommes, Brot, Marmelade, Frühstücksflocken, Milch, Hühnchen, Nudeln, Muffins und Gemüse. Nichts Außergewöhnliches. So sah unsere Einkaufsliste üblicherweise aus.

Nun sehe ich den Supermarkt mit ganz neuen Augen. Er hat seine Agenda, ich habe meine. Deshalb ist es wichtig, den Aufbau des Ladens zu analysieren. Oft wird man mit frischen Lebensmitteln begrüßt, und dann muss man durch den ganzen Laden laufen, um die Milch zu finden – ein Produkt, das fast jeder kauft und weit hinten versteckt wird.

Ich beschließe, die Verkaufstaktik des Supermarkts und meine eigenen althergebrachten Reflexe zu überlisten. Ich kaufe ökonomisch ein, packe so viele gute und nahrhafte Lebensmitteln wie möglich ein und minimiere die Menge an Gluten, Laktose und Zucker.

Zuerst erstelle ich jeden Morgen einen Speiseplan für den Tag. Frühstück, Mittagessen, Abendbrot und Snacks. Und dann kaufe ich dementsprechend ein. Wie eine Architektin muss man erst mal eine Zeichnung anfertigen, um ein anständiges Haus zu bauen.

Mein Plan sieht so aus:

- **Frühstück:** Smoothie mit Eiweißpulver, grünem Spirulina-Pulver, Chiasamen, Rosinen, Blaubeeren und Spinat.
- **Snack:** Gekochtes Ei, Tomate.
- **Mittagessen:** Hühnchen, Süßkartoffel, rohe geraspelte Möhre und gedünsteter Brokkoli.
- **Snack:** Obst und Nüsse.
- **Abendbrot:** Linsen-Patties, Spinat und Tomatensalat.

Wenn die Kinder mit uns essen, füge ich Dinge hinzu, die sie mögen – aber auch nur dann.

Ich fange an, viel mehr Zeit in der Gemüseabteilung zu verbringen. Ich packe Zwiebeln ein, Tomaten, Möhren, Zitronen, Knoblauch, Brokkoli, grüne Bohnen, Blumenkohl, Rosenkohl, Kürbis, Aubergine und so weiter, je nach Saison und Preis. Ich nehme das Gemüse in die Hand, rieche daran. Ich entdecke Grünkohl und sogar Weißkohl – eine unscheinbare, aber wundervolle und günstige Delikatesse, besonders im Frühling. Hier finde ich auch meine klobige, hässliche neue beste Freundin: die Süßkartoffel.

Ich kaufe Blaubeeren, besonders wenn sie im Angebot sind, weil man sie einfrieren kann. Erdbeeren und Himbeeren, wenn Saison ist. Haufenweise tiefgekühlte Beeren. Rita will nicht, dass ich zu viele Bananen esse, weil sie einen hohen GI-Wert haben. Okay, ich werde es versuchen.

Ich beginne, den Supermarkt völlig pragmatisch zu sehen. Zum Beispiel sehe ich »Proteinzonen«. Dort gibt es Hühnerfilets, Hackbraten, Schweinekotelett. Das Eier-Regal und die Regale mit Sardinen, Muscheln und Thunfisch sind auch Proteinzonen. Was hat eine hohe Qualität und einen vernünftigen Preis?

Oft bringe ich verschiedene Sorten Fisch mit nach Hause, vorzugsweise aus nachhaltigem Fang. Hühnerkeule hat mehr Geschmack als Brustfilet, außerdem gibt es sie in größeren Packungen mit sechs oder zwölf Keulen, die man einfrieren kann. Ich kaufe nach Saison, Preis und Qualität. Muschelkonserven, Lachs und Sardinen sowie schnelle Eiweißlieferanten mit vielen Omega-3-Fettsäuren. Und außerdem viele Eier. Sie müssen aus Freilandhaltung und von glücklichen Hühnern stammen. Außerdem kaufe ich Bohnen und Linsen in allen Sorten und Formen, denn mein Magen verträgt nicht alles, was ich kaufe.

Ich hole laktosefreie Milch, Joghurt und manchmal Sojajoghurt. Ich probiere verschiedene Sorten Nussmilch aus, wie Mandel-, Kokosnuss- und Haselnussmilch, sowie Sojamilch. Ab und zu benutze ich Butter, vorzugsweise in Bio-Qualität.

Mein Gewürzregal expandiert. Neue Geschmäcker tauchen auf, und ich experimentiere mehr. Die Grundlage bilden natürlich verschiedene Sorten Salz und Pfeffer, und nun auch Kurkuma, die, wie ich erfahre, extrem entzündungshemmend ist. Aber auch andere Gewürze haben diese Wirkung: Zimt, Oregano, Kreuzkümmel, Koriander, Thymian, Rosmarin, Basilikum, verschiedene Sorten Chili, Knoblauch, Ingwer, Kapern ...

Ich kaufe unterschiedliche Öle und fange an, sie anzureichern. Ein Zweig Rosmarin, etwas Knoblauch und ein paar Zitronenschalen fügen innerhalb von ein paar Tagen eine neue Geschmacksnote hinzu. Ich probiere verschiedene Sorten Essig aus – es gibt so viele zur Auswahl. Ich lerne mehr über meine Triggerpunkte – Schlagsahne und Toastbrot.

ENTZÜNDUNGSHEMMENDE GEWÜRZE

• Basilikum	• Koriander	• Oregano
• Chili	• Kreuzkümmel	• Rosmarin
• Ingwer	• Kurkuma	• Thymian
• Kapern	• Liebstöckel	• Zimt
• Knoblauch	• Nelken	• und viele mehr!

Erkenntnis

Ich werde zur Nuss- und Samen-Esserin und kaufe außerdem haufenweise getrocknete Früchte. Meine Favoriten sind Gojibeeren, Aprikosen, Pflaumen, Feigen und Preiselbeeren. Kleine Delikatessen.

All diesen kleinen Happen reihe ich in Plastikboxen zu Hause auf.

Mein für gewöhnlich gutmütiger Ehemann ärgert sich über all die neuen Behältnisse, die seinen Kaviar, seine Feigenmarmelade und seinen Käse verdrängen, wenn er mal wieder in seiner Hauswirtschaftslehrer-Stimmung ist. Wir streiten über ganz neue Dinge. Über Essen im Schrank. Was gehört wohin? Es ist unangemessen, aber so läuft es jetzt zu Hause.

Ich lerne auch, mehr zu kochen, als ich brauche.

In der Bodybuilder-Sprache nennt man das offenbar »Meal Prep«. Man brät zum Beispiel etliche Hühnerkeulen an und lagert sie im Tiefkühler. Oder kocht 16 Eier auf einmal. Oder macht eine richtig große Ladung Gemüseeintopf.

Rita meint, ich solle zweimal in der Woche große Mengen kochen, damit immer etwas im Haus ist, das schnell zubereitet werden kann. Ich frage mich, ob ich die Zeit dafür habe, aber stelle schon bald fest, das Vorkochen nicht mehr Zeit kostet. Es dauert *exakt genauso lang*, manchmal geht es sogar schneller. Der Unterschied ist: Man isst besser, wenn man vorausgeplant hat.

Aber was ist, wenn man nicht zu Hause isst? Das wird für mich zu einer großen Herausforderung. Durch meine Arbeit, für die ich zwischen verschiedenen Ländern pendle, und meine Kinder, die studieren oder selbst im Ausland arbeiten, bin ich viele Tage im Jahr unterwegs. An solchen Tagen muss ich zeitig los, um in vollen Frühmaschinen zu sitzen, wo abgepackte Sandwiches und Kaffee serviert werden, und fliege spätabends zurück, wenn es noch mehr Plastik-Sandwiches und Kaffee gibt. Ich esse unterwegs, in Kantinen, mit Kunden – immer auf dem Sprung.

Wie soll ich das hinbekommen?

Bald wird es besonders schwierig werden: Ich trete demnächst eine lange Reise in eine andere Region unserer Welt an. Dort werde ich vielleicht mehr Hinweise darauf bekommen, wie all die bemerkenswerten Erfahrungen, die ich gemacht habe, sich zu einem großen Ganzen zusammenfügen lassen.

4.

Heilung

*Ayurveda ist die heilige Wissenschaft des
Lebens und dient dem Menschen als Ganzes.
In diesem Leben und im nächsten.*

CHARAKA,
der Vater der indischen Medizin, ca. 300 v. Chr.

n der Dunkelheit fliege ich über den Indischen Ozean.

In dieser Nacht herrschen so starke Turbulenzen, dass das rote
Sicherheitsgurt-Zeichen nie erlischt. Weder Essen noch Getränke
können serviert werden, und auch die Toiletten sind stundenlang
gesperrt. Glücklicherweise habe ich gelernt, mein eigenes Essen
mitzubringen. Cherry-Tomaten, Mandeln und Proteinriegel sind
meine Rettung, als das Essenswägelchen während des gesamten
wackligen Trips angekettet bleibt.

Früh morgens landen wir in Mumbai. Ich sehe eine ältere Frau
im Sari, die sich auf den Arm ihres Sohnes stützt. Sie sieht blass
und mitgenommen vom Flug aus. Wir alle müssen dringend auf
die Toilette. Doch ich nehme direkt den Bus zum Inland-Termi-
nal. Es ist ein paar Jahre her, dass ich das letzte Mal hier war. Das
Land hat sich rasant entwickelt.

Wo damals ein Meer von Menschen zu Fuß unterwegs gewesen ist, sieht man heute deutlich mehr Roller, auf denen zwei
oder drei Menschen sitzen. Junge Frauen in Saris hinter Männern
in weißen Shirts und schwarzen Gabardine-Hosen. Die Frauen

sitzen seitwärts und umfassen fest die Hüfte des Vordermanns. Mit hoher Geschwindigkeit fahren sie auf der Verbindungsstraße zwischen den Terminals. Durch das Busfenster sehe ich das Gewusel draußen vorbeiziehen.

Indien hat alles und von allem etwas mehr.

Mehr Farben und mehr Freude, aber auch mehr Leid und ein vages Gefühl der Bedrohung. Die Armut trifft einen wie ein Schlag in die Magengrube. Wir passieren Slums, in denen kleine Kinder zwischen Müllbergen und Pfützen mit braunem Wasser spielen. Aber Indien hat auch viele andere Facetten, jenseits der Armut.

Das Land hat eines der weltweit größten und fortgeschrittensten Systeme der integrativen Medizin. Es heißt *Ayur-Veda* in Sanskrit, der alten indischen Sprache, die etwa 2000 v. Chr. von den Eroberern Indiens gesprochen wurde. Im entfernten Sinne ist Sanskrit mit allen europäischen Sprachen verwandt. *Veda* meint Weisheit, und *Ayur* bedeutet Leben, Jugend und Gesundheit. Als ich in Indien arbeitete, erklärten mir die Leute, Ayurveda sei das ewige und wahre Wissen.

Nun wurde ich zu einem Kurs eingeladen, der sich speziell an Frauen richtet. Es geht um Führungsqualitäten, aber eine Ayurveda-Behandlung ist ebenfalls enthalten. Könnte ich hier mein Wissen erweitern?

Ich mache mich auf den Weg in eines der modernsten Ayurveda-Spas in Indien. Es befindet sich am Rand von Thiruvananthapuram, der Hauptstadt des Bundesstaats Kerala. Der Name der Stadt ist für mich kaum auszusprechen. Ich kreuze die Finger und hoffe, dass ich den richtigen Flug gebucht habe.

Bei meiner Ankunft werde ich von einer Ärztin empfangen.

Ein ayurvedischer Arzt ist nicht wie die akademischen Ärzte, die wir aus Europa gewohnt sind. Die Dame nimmt mir weder

Blut ab noch misst sie meinen Puls. Sie wirkt seriös in ihrem weißen Kittel über dem vorzüglichen Sari in Blutrot und Gold. Sie fragt mich nach akuten Krankheiten und Medikamenten, nachdem sie sich über meine Krankengeschichte und vergangene Operationen informiert hat.

Aber damit hören die Parallelen auf.

Ich bekomme einen Fragebogen mit 40 Fragen. Welches Essen mag ich am liebsten? Welchen Sport treibe ich? Auf welche Gerüche und Geräusche reagiere ich? Essensgewohnheiten werden ausführlich behandelt, ebenso wie Sexualtrieb, Schlafrhythmus und die Farbe und Intensität meiner Träume. Die Ärztin schaut meine Antworten durch und macht gegenüber ihrer Assistentin einige Bemerkungen.

»Süß, sauer, salzig und bitter.« Sie nickt bedeutungsvoll.

Die Ärztin rollt zu mir heran und späht plötzlich von ganz nah in meine Nase. Dann hört sie auf meine Stimme und die Art, wie ich rede. Sie fühlt für eine lange Zeit meinen Puls und rollt sanft meine Hand im Gelenk.

Dann kommt die letzte Frage.

»Sie mögen Bitteres?«, wiederholt sie.

»Ja«, antworte ich und denke an meine Favoriten: Tee, Campari und Rucola.

»Vata-Pitta«, sagt sie zu ihrer Assistentin.

Beide nicken feierlich. Dann folgt die Erklärung.

Der Mensch besteht laut Ayurveda aus drei Grundelementen oder *Doshas*. *Vata* ist der kreative und innovative Aspekt einer Person. *Pitta* ist der organisierte, strukturierte Teil. *Kapha* ist das warme, integrierende Element in uns allen. Wir alle haben diese drei Aspekte in uns, aber in unterschiedlichem Maße – teils ist das angeboren, aber auch abhängig von Jahreszeit, Klima und Lebensphase.

Wenn Vata-Pitta stark ausgeprägt ist, wie bei mir, impliziert das, dass man eher unter Krankheiten leidet, die mit diesen

Doshas verknüpft sind, wenn man unausgeglichen und gestresst ist.

Bei Vata ist es der Magen, der gern mal streikt, oder die Nerven. Bei Pitta sind oft die Haut, das Herz und die Lungen empfindlich, und zu viel Pitta führt zu erhöhter Aggression und Perfektionismus. Bei Kapha können es Gewichtszunahme, Lethargie und Depression sein.

Hier ist ein schneller und einfacher Test, um herauszufinden, welches Dosha bei Ihnen dominant ist. Stellen Sie sich vor, Sie sind auf dem Weg zu einem Meeting und stehen im Stau. Sie sind schon zu spät, und der Verkehr bewegt sich im Schneckentempo.

Wenn Sie Angst haben, der Kunde wird Ihren Vertrag aufkündigen, ist das Vata-Element dominant.

Werden Sie wütend und denken, alle Leute sind Idioten, können nicht Auto fahren, und Sie zeigen ihnen den Finger, sind Sie ganz Pitta.

Sitzen Sie still da, hören Radio und meinen, sich stressen zu lassen ist sinnlos? Sie sind der Kapha-Typ.

Eine weitere Kategorisierung erfolgt über den Körpertyp. Vatas sind von Natur aus schlank und haben Schwierigkeiten, Muskeln aufzubauen. Pittas sind geborene Athleten und Kapha legt am leichtesten Gewicht zu und baut Muskelmasse auf.

Ayurveda ist eine Lebenskunst, erklärt mir die Ärztin, und beschreibt sowohl Gesundheit als auch Krankheit. Sie ist aus Beobachtungen entstanden, die Zehntausende Ärzte über Tausende von Jahren im ganzen Land gemacht haben. Früher setzte sich Indien aus einer Vielzahl unabhängiger Königreiche zusammen, die von Maharadschas und Nawabs regiert wurden. All diese Hunderttausende Beobachtungen über die Funktionsweise des menschlichen Körpers und der Seele wurden zu einem übergeordneten System zusammengefügt.

Interessant ist, dass im Ayurveda Krankheit als etwas beschrieben wird, das gleichzeitig in mehreren Systemen stattfindet, wenn sich zu viel Stress anhäuft. (Und auch hier gibt es die Vorstellung, dass Stress Entzündungen auslöst.) Ich frage mich, ob dies eventuell das erste System war, das beschreibt, wie niedriggradige systemische Entzündungen die Gesundheit beeinflussen. Vielleicht hat jemand, der die Gesundheit des Menschen tiefgründig studiert, intuitiv ein Gefühl für Inflammation und Antiinflammation?

Deswegen bin ich neugierig auf Ayurveda. Mein Plan ist, während dieser Woche im sonnigen Kerala nicht nur den Kurs zu besuchen, sondern auch privat zu recherchieren und tiefer einzutauchen in diese alte Heilkunst.

Wenn wir in der westlichen Welt beginnen, eine Krankheit zu behandeln, ist es nach ayurvedischem Verständnis schon zu spät. Der Krankheit muss frühzeitig entgegengewirkt werden, bevor sie Zeit hat, sich vollends zu entwickeln. Dafür muss man den Stressfaktoren aktiv entgegentreten, die die Krankheit begünstigen. Aber es gibt viele weitere Unterschiede zwischen diesen beiden Perspektiven auf die Gesundheit.

»Der größte Unterschied ist, dass wir die Menschen als unterschiedlich betrachten. Ihr im Westen denkt, dass alle Leute dieselbe Art Behandlung bekommen sollten«, sagt meine ayurvedische Ärztin zu mir.

Statt Standardbehandlungen, die auf gleichen Kriterien basieren, und Standarddosen glauben sie an eine individuelle Behandlung, basierend auf den Bedürfnissen, die sich durch Vata, Pitta und Kapha manifestieren.

Könnte Ayurveda möglicherweise genau das beschreiben, was die moderne Medizin gerade zu untersuchen beginnt: die Vorstellung, dass eine heimliche Entzündung im Körper schwelen und zum Ausbruch einer Reihe von verschiedenen Krankheiten beitrag kann? Und dass die spezifische Krankheit von der angeborenen Anfälligkeit des Individuums bestimmt wird? In der medizinischen Forschung wird zunehmend über die Notwendigkeit individuell zugeschnittener Behandlungen gesprochen, und alle Ärzte wissen, dass Menschen unterschiedlich auf Medikamente reagieren. Aber Ayurveda hat diese Standpunkte schon immer vertreten.

»Wir glauben auch, dass Nahrung Medizin ist«, sagt die Ärztin.

»Woher wissen Sie das?«

»Beobachtung«, sagt sie. »Wenn man sich genügend Menschen anschaut und immer wieder die gleichen Dinge beobachtet, sieht man ein Muster.«

Nahrung wird als das wichtigste Medikament angesehen, wichtiger als alles andere, einfach weil wir so häufig essen und zahlreiche Nährstoffe über unser Essen aufnehmen. Diese Nährstoffe, so meine Ärztin, haben die Fähigkeit, unseren Körper entweder aufzubauen, zu schützen und zu heilen oder Stress zu erzeugen und Krankheiten auszulösen.

Dieser Blick auf den Zusammenhang zwischen Nahrung und Gesundheit ähnelt in vielerlei Hinsicht den Schlussfolgerungen, die unsere Schulmedizin mittlerweile zieht. Der Unterschied ist, dass die meisten Ärzte, die in Europa und den USA ausgebildet werden und praktizieren, mit ihren Patienten kaum darüber sprechen.

Am Ende meiner ersten ayurvedischen Visite erhalte ich meinen persönlichen Behandlungsplan.

06:00	Spaziergang
07:15	Meditation
09:00–12:00	Behandlung
16:00	Meditation

Zusätzlich besuchen wir täglich einen mehrstündigen Kurs und bekommen eine Reihe von Aufgaben, die wir in Gruppen oder allein während der Woche erledigen sollen. Außerdem brauchen wir Zeit, um tiefere Schichten unseres Selbsts zu erforschen – unsere Lehrer nennen es unsere »Schattenseiten« –, um herauszufinden, wie sie unsere Arbeitsfähigkeit beeinflussen. Das alles in einer Woche.

Das ist eine Menge Arbeit, denke ich, als ich meinen Bungalow beziehe, der neben weiteren, einfachen Bungalows steht. Man könnte ihn als eine Art indische Hütte beschreiben, inmitten einer üppigen, dschungelähnlichen Vegetation mit großen grünen Blättern. Aus irgendeinem Grund beobachten drei unheilvolle Raben meine Terrasse. Es gibt dort einen Plastiktisch und zwei Aluminiumstühle, und auf einer Seite schwingt eine Wäscheleine im Wind. Unmittelbar nach meinem Frühstück am nächsten Morgen kommen die Raben mit ihren kräftigen Schnäbeln angeflattert. Sie fressen alles, selbst das Papieretikett des Teebeutels. Ein Stück entfernt sehe ich ein paar Affen herumklettern.

Egal, wo man hingeht, wachsen wilde Kräuter, denn das Resort baut alle Pflanzen, die für die Behandlungen und das Essen gebraucht werden, selbst an. Ich schaue mir die eleganten handgeschriebenen Schildchen an, die im Boden stecken, um zu sehen, ob mir irgendeine Pflanze bekannt vorkommt. *Abutilon indicum?* Ist das so etwas Ähnliches wie Malve? *Acacia catechu* scheint zu einem mächtigen Baum heranzuwachsen. Dann ist da noch ein dünner Strauch mit kleinen dicken Blättern, der mir völlig unbekannt vorkommt. Ich frage eine Ärztin im weißen Kittel, die gerade vorbeigeht, nach dem Namen der Pflanze.

»Ah, das ist ein *guggulu*. Sehr gut bei Hämorrhoiden.«

Wir sitzen in einer langen Reihe auf der Veranda des Behandlungshauses und warten. Frauen, Männer, Inder, Europäer, Asiaten, Alte und Junge. Ärzte in weißen Kitteln tummeln sich um einen großen Tisch, auf dem ein Haufen Blätter mit handgeschriebenen Notizen ausgebreitet ist. Nun wird die Chefärztin uns Neuankömmlingen Therapeuten zuweisen.

Reihenweise indische Therapeuten sitzen auf der Veranda. Fast alle von ihnen sind Frauen. Sie tragen gelbe Arbeitskleidung, einen Kasack und Hosen – liebliche, weiche Frauen, die sanft lächeln. Die einzige Therapeutin, die steht, ist ein völlig anderer Typ. Sie steht breitbeinig, die Arme vor der Brust verschränkt. Sie hat eine Adlernase, einen Clint-Eastwood-Blick – nur mit braunen Augen – und sieht aus, als würde sie keinen Spaß verstehen. Hoffentlich bekomm ich nicht die, denke ich missmutig wie eine Schülerin, die nicht den strengen Lehrer abbekommen will.

Die Ärztin beginnt mit der Zuteilung und das dauert. Ich schalte ab – ein klassisches Vata-Verhalten, wie ich heute weiß –, gebannt von all den wunderbaren Dingen, die sorgsam arrangiert in einem Schaukasten am Eingang liegen. Zimtrinde, irgendwelche getrockneten Beeren, Green Powder, Ingwerpulver und Kurkuma ... hm, alle entzündungshemmend ... Sternanis, Nelken, schwarzer Pfeffer.

Am Ende sind nur noch ich und der braunäugige Clint Eastwood übrig. Klar.

Die Ärztin zeigt auf mich.

»Du nimmst sie«, sagt sie.

Also heißt es: Shaila und ich. Wir werden jeden Tag drei Stunden miteinander verbringen, und zwar für eine ganze Woche.

Es wird kuschlig werden.

Dem ayurvedischen Patienten ist es nicht erlaubt, Kleidung zu tragen, abgesehen von einem Höschen aus Papier, das mir zu klein ist. Ich bekomme es kaum über meine Hüften. Shaila kann ein paar Brocken Englisch. Sie erteilt mir kurze Kommandos.

Ausziehen! Sitzen! Still!

Dann fängt sie an.

Shaila massiert die komplette Oberfläche meines Kopfes, meiner Schultern, meiner Brüste, meines Bauches, meines Pos, jeden Fitzel Cellulite, den ich habe oder jemals hatte, jeden Millimeter meiner Knie, Hüften, Waden, die Innen- und Außenseiten meiner Zehen und Finger – kurz gesagt, jedes einzelne Hautmolekül.

Am ersten Tag bekomme ich eine Ganzkörpermassage. Am nächsten Tag bade ich in warmem Öl. Am dritten Tag gießt Shaila Öl in einem dünnen, stetigen Strom auf meine Stirn. Das sanfte, nach Kräutern duftende Öl wurde offenbar eigens für mich angerührt. Während ich auf einer rituell geschnitzten Bank liege, wird mein Körper geknetet, massiert, gestreichelt, gewalkt und geklopft. Die Bank besteht aus einem ausgehöhlten Stamm, damit ich mit ihr eins werden kann, wie man mir erklärt. Anfangs ist mir diese Intimität und der enge Kontakt mit Shaila unglaublich peinlich, dazu noch in diesem hell erleuchteten Raum. Aber dann entspanne ich mich. Und genieße es. Immer wieder schlafe ich ein. Es fühlt sich köstlich an, in dem Öl zu baden. Shaila ist ein Profi und stellt sich als sehr nett heraus.

Nachdem ich etwas mehr über Ayurveda erfahren habe, wage ich es, meine Therapeutin einzusortieren. Ich öffne meine Augen unter einem Strom von Öl und frage sie:

»Bist du eine Pitta?«

»Ja, ich Pitta-Frau«, sagt sie und lächelt zum ersten Mal.

Seitdem nennt sie sich selbst Pitta-Frau. »Shaila Pitta-Frau«, sagt sie, während sie mich massiert, mit einem Blick, der ein wenig weicher geworden ist. Shaila und ich werden eins. Und wie bei allen Menschen steckt mehr in ihr, als man denken würde.

Sie hat einen tollen Sinn für Humor, den man als Ayurveda-Therapeutin auch braucht, wenn man bedenkt, was sie zu sehen bekommt und durchmachen muss – intimes Hantieren mit Öl, Verletzungen und körperlicher Hinfälligkeit. Shaila ist außerdem stark, hartnäckig und sehr schlau. Und sie mag Trinkgelder. Wenn es Zeit ist für ein Trinkgeld, bekommt sie wieder diesen »Clint«-Ausdruck und sieht sich das Geld ganz genau an. Was vollkommen verständlich ist, denn bestimmt ernährt sie mit ihrem Lohn eine Menge Menschen.

Im Speisesaal können wir von einem großen Büfett wählen, das überwiegend vegetarisch ist, es gibt aber auch ein paar kleine Schalen mit Hühnchen. Bei jedem Gericht steht ein Schild: Vata, Pitta oder Kapha.

Es gibt wunderbare vegetarische Suppen und Eintöpfe aus Linsen und Wurzelgemüse. »Sättigende Proteine«, wie ich sie nenne, sind weniger vertreten – also tierisches Eiweiß. Ich muss mit ein paar Proteinriegeln aufstocken, die ich mitgebracht habe, und bestelle noch ein paar zusätzliche Spiegeleier. Oder ich kaufe Fisch beim Händler, der auf das Gelände kommt. Ansonsten heißt es: vegetarische Currys, Daal und frittiertes Gemüse. Und Reis in allen Variationen.

Schnell stelle ich fest, dass es schwierig ist, ein Kapha-Typ zu sein, denn das Essen hat wenig Kalorien und sehr wenig Kohlenhydrate. Es scheint, als würde man hauptsächlich gedünstetes Gemüse und ein bisschen Reis bekommen. Das Vata- und Pitta-Essen ist reichhaltiger, es gibt mehr schwere Soßen und Gemüse in Öl und Knoblauch. Es ist gut, aber ein bisschen einseitig. Aber wir sind immer hungrig und essen eine Menge.

Wir Frauen gehen immer direkt von den Behandlungen zum Lunch. Noch nie habe ich eine so schrecklich aussehende Gruppe gesehen – mich selbst eingerechnet. Basierend auf den jeweiligen Schmerzen und Wehwehchen, die uns plagen, und unserer Dosha-Zugehörigkeit hatte uns die Ärztin verschiedene Therapien verordnet. Dementsprechend tauchen meine Kurskameradinnen und ich bis zur Unkenntlichkeit verwandelt beim Mittagessen auf.

Wir haben gelbe Kräutermasken im Gesicht, mit schwarzen ringförmigen Aussparungen für die Augen. Oder Öl und kleine Ascheflocken im Haar und tragen einen dicken Papierturban auf dem Kopf. Oder Plastikkegel. Oder Hüte aus Papier. Manchmal mehrere Dinge gleichzeitig. Das Öl tropft an uns herunter und hinterlässt große Flecken auf unseren schlechtsitzenden grünen Behandlungsjacken. Ehrlich gesagt sehen wir furchtbar aus.

Als wären wir einem Monty-Python-Film über einen indischen Kurort entstiegen.

Ayurveda betont die Wichtigkeit eines präzisen Tagesrhythmus, um Stress zu reduzieren. Ein guter 24-Stunden-Rhythmus beinhaltet nach ayurvedischer Vorstellung, um 22 Uhr das Licht zu löschen und mit der Sonne aufzustehen.

Gegen 6 Uhr früh versammeln wir uns in der warmen Dunkelheit am Ausgang des Spas. Zügig spazieren wir durch die schmalen, intensiv duftenden Straßen des kleinen Ortes, der gerade erwacht. Als die Sonne langsam zum Vorschein kommt, ertönt indische Discomusik aus einem unsichtbaren Lautsprecher.

Als wir hinab Richtung Meer gehen, steigt die Sonne allmählich am Himmel. Wir laufen weiter durch ein Dorf. Ein schläfriger älterer Mann kommt aus seinem Haus und streckt seine Arme gen Himmel. Frauen waschen sich draußen mit Gummischläuchen. Keralas Fischer schlingen ihre weißen *Dhotis* um die Hüften – wie Gandhi – und machen sich bereit, auf die aufgewühlte See hinauszufahren. Verängstigte, hungrige Streuner rennen uns bellend hinterher.

Als wir zurück im Spa sind, trinken wir warmes Wasser mit Zitrone, Ingwer und Honig. Es schmeckt wunderbar. Dann steht Meditation an für alle, die möchten.

Und dann Yoga – das ich erst jetzt richtig für mich entdecke. Unser Lehrer führt uns mit einer konstanten, ruhigen Energie durch die Übungen. Die Veranda ist schläfrig. Ein Ventilator surrt. Wuusch ... wuusch ...

Anders als bei den Yogastunden in Stockholm, London oder Los Angeles, wo ich unterschwellig immer den Großstadtstress und Wettstreit gefühlt habe, haben wir hier alle Zeit der Welt für die Übungen. In einer Ecke steht eine komplett bekleidete Dame, die ein bisschen von dem tut, wonach ihr gerade ist, und ein bisschen mit den Zehen wackelt. Da drüben ist ein Mann, der kaum in die Hocke gehen kann. Ein paar Europäer rackern ihr Programm durch, treiben jeden Herabschauenden Hund und jede Kobra bis zum Äußersten.

Ich experimentiere damit herum, nichts Konkretes erreichen zu wollen. Können Sie so Yoga machen – einfach ruhig atmen, sich in jede Position hineinfühlen, als würde man hineingleiten? Ja, es funktioniert. Der Lehrer geht herum und beobachtet uns. Er sieht aus wie ein leicht übergewichtiger schwedischer Beamter, aber seine Hände sind ganz weich, als er meine Hüften ein wenig dreht.

Ich mache alles mit, was die Ärztin und Shaila für mich vorgesehen haben. Ich verbrauche eine Tonne von den braunen Tüchern, die sie uns geben, um all das Öl aufzuwischen. Ich nehme Pillen für dies und das, streue getrocknete Kräuter über mein Essen und trinke Tee in mehr Braun- und Grüntönen, als ich mir hätte vorstellen können. Ich öffne mich selbst völlig.

Abgesehen von einer Sache, über die ich die Leute habe flüstern hören.

Panchakarma.

✳

Das Wort wird zuerst ehrfurchtsvoll, fast unheilvoll geflüstert. Es handelt sich offensichtlich um etwas besonders Bemerkenswertes. Als meine Klassenkameraden nach ihrem Panchakarma zum Frühstück kommen, sind sie blass und zittrig. Ich begreife, dass sie die Nacht auf der Toilette verbracht hatten, denn ihnen waren die teuflischsten Abführmittel verschrieben worden, die dieses nette kleine Spa aufzubieten hatte.

»Jede Stunde«, bemerkt eine Schwedin lakonisch. »Die ganze Nacht.«

Als ich an der Reihe bin, spreche ich ein Machtwort und verlange nach Fakten über diesen vermeintlichen Unsinn.

»Panchakarma ist nicht mein Ding.«

»Aber es ist wichtig, um den Körper zu reinigen«, erklärt die Ärztin.

»Was genau reinigen?«

»Die Gifte vernichten.«

»Welche Gifte?«

»Jeder hat Gifte.«

»Beweisen Sie mir, dass ich Gifte im Körper habe.«

»Aber es ist ein wichtiger Teil der Kur.«

»Ich weigere mich.«

»Sie werden sonst nicht den vollen Effekt erzielen.«

»Tut mir leid, aber ich mach das nur, wenn Sie mir zeigen können, dass ich wirklich vergiftet bin. Ansonsten nein, danke.«

Wir stecken fest. Und dabei belassen wir es. Die Ärztin ist ein empathischer Mensch und zieht sich zurück, als sie erkennt, dass die Schlacht um Panchakarma verloren ist, was diese besondere Patientin anbelangt.

Diese kleine Episode dämpft aber keineswegs den Gesamteindruck.

Ich erlebe ein Gefühl absoluter Balance und eine Art Super-woman-Energie. Dieser Trip entwickelt sich zu einer transforma-tiven Reise mit tieferen Einsichten – die Entspannung meines Körpers verbindet sich mit einem offenen Geist und einer tief-gehenden Reflexion über uns alle, mich eingeschlossen, und wie wir so viel Zeit damit verbringen, durch unsere Sicht auf die Rea-lität über andere zu urteilen.

Offen, ruhig, glücklich. Ich kenne das Gefühl.

Habe ich mich *ent-entzündet?*

Intuitiv spüre ich, dass der Gesamteffekt von Massage, Nah-rung, ruhiger Bewegung, Meditation und den Kräutern entzün-dungshemmend ist. Könnten dies genau die Dinge sein, die ganz oben auf der entzündungshemmenden Liste stehen?

An meinem letzten Abend spreche ich mit einem der jüngeren Ärzte. Ich frage ihn, ob es möglich ist, dass Ayurveda Entzündun-gen entgegenwirkt – ob die Behandlungen faktisch entzündungs-hemmend sind.

»Das ist möglich. Viele der Pflanzen, die wir benutzen, sind tatsächlich antiinflammatorisch.«

»Aber worauf zielen all diese Behandlungen ab?«

»Wir wissen, dass sie zusammen Stress reduzieren, was wie-derum Inflammation reduziert. Aber wir drücken es nicht so aus wie Sie.«

»Wie drücken Sie es aus?«

»Wir sagen, dass das System im Gleichgewicht ist; wir sagen, dass das Ganze funktioniert«, sagt er.

Ich will wissen, *warum* das System ausgeglichen ist, aber er bleibt für meine Begriffe zu vage.

Wie ich bereits erwähnte, ist Ayurveda eine Wissenstradition, die auf 3 000 Jahren Erfahrung aufbaut. Es handelt sich um eine empirische Tradition, die auch erforscht wird, aber in einem eher traditionellen, auf Ganzheitlichkeit fokussierten Rahmen anstatt der wissenschaftlichen Studien der europäischen und amerikanischen Forschung innerhalb der Schulmedizin.

Ayurveda passt einfach nicht in die Schubladen der modernen westlichen Medizin. Deshalb kann der sympathische junge Arzt mir nicht die Antworten geben, nach denen ich suche. Seine Antworten beruhen auf den Denkstrukturen seiner eigenen Tradition.

Da ich mit der westlichen Tradition aufgewachsen bin und gelernt habe, wissenschaftlich zu denken, suche ich nach einer direkten Erklärung, nach einer, die sagt: »Hier passiert es, genau *hier* stimmt etwas nicht, hier tritt Besserung ein, hier verändert sich etwas.« Welcher Weg ist der beste? Die Vorstellung von Ganzheitlichkeit, die oft mit Ansätzen wie Ayurveda und traditioneller chinesischer Medizin in Verbindung gebracht wird? Oder westliche Medizin?

Gut, die westliche Medizin wird oft für ihre Spießigkeit verhöhnt. Aber das ist auch ein Segen, denn sie hilft uns, Quacksalber, Halbwahrheiten und Humbug zu entlarven. Das tut die westliche Medizin, indem sie harte Fakten verlangt, um in der Lage zu sein, eine neue Erkenntnis als Wahrheit zu etablieren. Diese Fakten werden mithilfe eines ganzen Arsenals von Kontrollsystemen ermittelt, das wir unter einigen Schwierigkeiten seit Anbeginn der modernen Wissenschaft im antiken Griechenland entwickelt haben.

Diese Kontrollsysteme beinhalten klinische Studien mit Probanden, die sich neuen Behandlungsmethoden unterziehen, die wiederum unter kontrollierten Bedingungen getestet werden. Die Studien umfassen auch Kontrollgruppen, das heißt, es nehmen weitere ähnliche Probanden an der Studie teil, die aber nicht die Behandlung bekommen, sodass die Resultate verglichen werden können. Dabei sollte vorzugsweise sichergestellt werden, dass die Probanden nicht wissen, ob sie das Medikament oder nur Zuckerpillen bekommen haben. Die Kontrollen beinhalten ebenso Peer Reviews, in denen andere Wissenschaftler Resultate und Methodik der Studie beurteilen, bevor die Ergebnisse publiziert und zur neuen Wahrheit werden können. Das Kontrollsystem verlangt außerdem Reproduzierbarkeit. Das bedeutet, andere Wissenschaftler sollten in der Lage sein, dieselben Resultate zu erzielen, wenn sie das gleiche Experiment auf dieselbe Weise durchführen. Darum sind wissenschaftliche Artikel äußerst präzise verfasst, damit andere die Studie wiederholen und die Ergebnisse überprüfen können.

Es gibt also eine Menge Wachposten entlang des Weges – von der Entstehung einer Idee bis zum Glauben, dass diese Idee tatsächlich belastbar und wahr ist. Das ist die Art Wahrheit, die grundlegend ist, wenn wir unser Gesundheitssystem und unsere Behandlungsmethoden auf Fakten und, in größerem Rahmen betrachtet, eine vernünftige Gesellschaft aufbauen.

Ich habe großen Respekt für das 3 000 Jahre alte indische System, seine intelligenten Beobachtungen und offenbar zutreffenden Schlussfolgerungen und auch für all die weisen Menschen in diesem System, die kneten, massieren und sich Gedanken machen. Aber das ist nicht genug. Ich verstehe nicht, warum niemand versucht hat, die ayurvedischen Vorstellungen über Pflanzen und Tränke wissenschaftlich – oder wie ich es sehe »wirklich« – zu erforschen. Dann könnte man zum Beispiel verifizieren, ob Panchakarma wirklich hält, was hier versprochen wird.

Aber solange dem nicht so ist, muss ich weitersuchen.

Mein anspruchsvoller Verstand, der darauf trainiert wurde, neuen Behauptungen kritisch zu begegnen, will klinische Studien, Kontrollgruppen, Peer Reviews – all das.

Mit diesem Verstand will ich verstehen, ob Nahrung wirklich Medizin sein kann.

5

Lachs und Preiselbeeren

Auf preiselbeerroten Büscheln
und verwehendem Sand
Wo die Kiefern rauschen,
susilull, susilo

aus: Flickorna i Småland, ein schwedisches Lied
von Karl Williams und Fridolf Lundberg

Mit »There's No Place Like Home« im Kopf kehre ich nach Schweden zurück. Hier werde ich bald die Geschichte eines verblüfften Arztes in Dalby und 44 ganz normalen Menschen hören, die radikal gesünder wurden, nachdem sie sich vier Wochen lang entzündungslindernd ernährten.

Aber fangen wir von vorne an.

Es ist ein grauer Tag, und dichter Nebel bedeckt den Boden. Wie immer spüre ich diesen Anflug von Freude, wenn ich mich Lund mit dem Auto nähere und den großen Dom sehe, der sich in der Ferne über die Ebene erhebt. Dort ist die kleine Straße, in der mein Vater aufgewachsen ist, und ich erinnere mich an eine Nacht im Juni, als mein jüngeres Ich in einem goldenen Rock, der viel zu kurz war, eine ganz besondere Person zum ersten Mal küsste vor der Freimaurerloge hinter der Apsis der Kirche. Das Lund der Gassen, das Lund der Studenten, das Lund der Kopfsteinpflasterstraßen. Aber auch das wachsende Lund, die Wissenschaftsstadt, die sich über die Autobahn hinaus in Richtung Zukunft ausdehnt.

Das Zentrum für Präventions- und Ernährungsforschung liegt am Rande des Universitätsgeländes, gleich neben dem Hauptgebäude einer der größten Forschungseinrichtungen Europas, dem Neutronenforschungsprogramm ESS, das Schweden mit 15 anderen Ländern betreibt.

Ich betrete das Zentrum durch einen unscheinbaren Seiteneingang. Mein unverhoffter Guru, Professorin Inger Björck, deren Vortrag ich damals gehört hatte, ist zurzeit krank, hat mich aber an einen engen Mitarbeiter verwiesen.

Juscelino Tovar ist ein Biologe aus Venezuela. Er kam nach Schweden, weil es in seiner Heimat nicht möglich war, in Ernährungswissenschaften zu promovieren. Nachdem er in Schweden seine Doktorarbeit abgeschlossen hatte, ging er zunächst zurück in seine Heimat. Doch als ihm angeboten wurde, dauerhaft in Schweden zu bleiben, entschied er, diese einmalige Gelegenheit zu ergreifen. »In meinem Land ist es politisch unruhig geworden. Das war auch ein Grund«, erklärt er.

So vieles ist für uns selbstverständlich. Zum Beispiel, dass Forscher in Frieden arbeiten können, ohne dass Regierungen ihr Material konfiszieren oder Meinungen zensieren oder dass Leute auf der Straße Molotow-Cocktails werfen.

Juscelino Tovar ist ein nachdenklicher Mann, dem man seinen Humor ansieht, wenn man in seine braunen Augen blickt. An der Arbeit von Inger Björck und ihrem Team hat ihn der ganz neue Ansatz gereizt. Anders als die meisten Ernährungswissenschaftler, die Menschen oft erst dann untersuchen, wenn diese bereits krank sind, denkt dieses kleine Team in eine ganz andere Richtung. Es gibt Ähnlichkeiten zu den Ayurveda-Ärzten auf der schläfrigen Veranda in Kerala. Deshalb bin ich hier.

»Wir wollen herausfinden, wie man gesunde Menschen möglichst lange gesund hält«, sagt Juscelino Tovar.

Nachdem Inger Björck viele Jahre erforscht hat, wie einer schlechten Gesundheit vorgebeugt werden kann, entschied sich die Gruppe, all die Puzzlestücke zusammenzusetzen. Das Resultat war eine revolutionäre Studie, die zeigte, dass entzündungshemmende Lebensmittel, richtig kombiniert, in vielen Aspekten zu einer besseren Gesundheit beitragen.

Die Studie hatte 44 Teilnehmer. Darunter waren Krankenschwestern, Lehrer, Agrarwissenschaftler von der Universität in Alnarp, ein paar Rentner sowie ein paar Leute, die sich einfach langweilten und nach einer Beschäftigung suchten.

»Aber hatten sie denn irgendetwas gemeinsam?«, frage ich.

»Ja, sie alle wiesen ein erhöhtes Risiko für eine bestimmte Krankheit auf«, erklärt mir Juscelino Tovar. »Daher hatten sie ein Bewusstsein dafür, den Wunsch, etwas Neues auszuprobieren.«

Ich habe das Gefühl, meine Karten auf den Tisch legen zu müssen. Ich erzähle ihm, dass ich mich schon seit einer Weile »hiermit« beschäftige.

Er sieht mich nachdenklich an.

»Sie meinen, Sie leben tatsächlich bereits so?«

»Ich glaube nicht, dass ich mich exakt so ernährt habe wie Ihre Teilnehmer – wir werden es sehen. Aber schon nach den gleichen Prinzipien. Ja, ich würde sagen, ich habe danach gelebt«, sage ich.

Er sieht mich an, als wäre ich ein Tier im Zoo. Sehr freundlich, aber trotzdem, als wäre ich ein Studienobjekt.

Ich kann sehen, was er denkt. *Tut sie das wirklich?*

Und wie läuft es überhaupt mit der neuen Lebensweise?

Es geht voran. Ich beginne zu verstehen, dass diese Art zu leben nicht die Endstation ist, sondern eine fortwährende Reise, auf der mein Wissen mit jedem Kilometer vertieft wird und ich gezwungen bin, mich immer wieder neu zu motivieren.

Ich habe erkannt, dass ich mich an den Tagen, an denen ich mich ausschließlich entzündungslindernd ernähre, unglaublich gut fühle: leichter, stärker, klarer im Kopf. Ich bin glücklich und geistig flexibler. Mein Rücken ist völlig schmerzfrei.

Zugleich hadere ich manchmal mit mir. In mancher Hinsicht ist es leicht, denn ich bin nicht auf einer strikten Diät und auch nicht hungrig, sondern voll und satt. Meine neue Art zu essen ist gut und macht Spaß. Doch unser normaler Alltag ist voller Gluten, Laktose und Zucker. Das traditionelle Essen der bäuerlichen Gesellschaft ist, in seiner modernen, industrialisierten Form, in meinem Leben omnipräsent.

Es ist hart, Toastbrot sausen zu lassen. Es ist hart, keinen Wein zu trinken. Es ist hart, dauernd darüber nachzudenken, was ich esse. Es ist anstrengend, Mahlzeiten zu planen, wenn ich mir über so viele andere Dinge Gedanken machen muss. Dafür braucht es Achtsamkeit, immer einen Schritt voraus zu sein. All das habe ich verstanden. Aber dann kommt mir eine neue Erkenntnis.

Es ist herausfordernder, gut zu essen, wenn ich mit Menschen zusammen bin, die ich mag. Ich erkenne, wie emotional Essen für mich ist. Dass es eng mit Gefühlen verknüpft ist – Freude, Angst und manchmal einfach Langeweile. Essen spielt bei so vielen Gefühlslagen eine Rolle. Ich muss zugeben, dass ich eine emotionale Esserin bin. Wenn ich mit Freunden zusammen bin, esse ich gern mal von allem zu viel. Es ist dieses Gefühl, Teil des Menschendorfes zu sein, das zu tun, was jeder tut, ohne darüber nachzudenken.

Manchmal muss ich also loslassen, meine neue Lebensweise vergessen und, na ja, einfach normal leben.

Aber Rita coacht mich. Statt meine Glücksexzesse als Rückschritte zu sehen und sauer auf mich selbst zu werden, wenn mein Rücken schon nach ein paar Tagen mit meinen alten Essgewohnheiten wieder schmerzt, bringt sie mir bei, einfach dankbar für die Freuden zu sein. Nach dem Motto: »Danke, Mädels, für den tollen Abend, es war schön, euch zu sehen«. Ich blicke einfach nach vorn, ohne mir Sorgen zu machen. Schulterzuckend kehre ich zu meiner Lebensmittelliste zurück, als wäre nichts geschehen. Sie bestärkt mich darin, es eher als 80-20-Methode zu sehen: Iss 80 Prozent der Woche richtig gut, und dann erfreue dich freitags an Wein und einem Dessert in guter Gesellschaft, wenn dir danach ist.

Einen Essensplan zu erstellen ist zu einer festen Gewohnheit geworden, sei es in meinem Notizbuch oder in einer der neuen Apps, die ich gefunden habe. Auf diese Weise entdecke ich, dass es unglaublich leicht ist, Fett und Kohlenhydrate zu konsumieren, es aber Mühe erfordert, ausreichend Eiweiß zu mir zu nehmen – etwa das Eineinhalbfache meines Körpergewichts in Gramm. Ich kämpfe damit, genug Protein zu bekommen.

Ich habe sogar angefangen vorauszuplanen, damit morgens alles klappt. Abends lege ich die Pillen raus, die ich nehmen werde, und die Zitronen, die ich ausquetschen werde, außerdem mixe ich die trockenen Zutaten für meinen Smoothie. Früher habe ich solche Dinge für meine Kinder gemacht, aber nie für mich selbst.

Mein Mann schenkt mir den gleichen Blick wie Juscelino Tovar.

»Du musst echt motiviert sein, um so weiterzumachen«, sagt er zu mir.

Und ich bin nicht immer motiviert. Manchmal bin ich müde, faul, lustlos oder schlecht gelaunt und habe keine Energie. Dann fällt es mir schwerer, an langfristige Ziele zu denken. Ich bleibe bei dem, was sich in dem Moment gut anfühlt, und entschuldige mich damit, dass ich es leid bin, so verdammt ichbezogen zu sein. (Notiz an mich selbst: Das ist eine schlechte Entschuldigung – als ob es selbstsüchtig wäre, sich um die eigene Gesundheit und Schmerzfreiheit zu sorgen.)

All das geht mir durch den Kopf, während ich bei diesem Wissenschaftler sitze. Ich denke daran, dass eine Studie zu radikalem Lebenswandel den Teilnehmern eine Menge abverlangt. Es ist deutlich leichter, über eine solche Transformation zu reden, als sie umzusetzen.

Und was durften die Studienteilnehmer essen?

Die Wissenschaftler aus Lund erstellten einen Ernährungsplan. Sie entwarfen ihre Studie auf dieselbe Weise, in der auch Medikamente getestet werden, indem sie zwei Gruppen bildeten: eine Kontrollgruppe und eine antiinflammatorische Gruppe. Nach der Hälfte der Zeit tauschten sie die Gruppen. Natürlich konnten sie die Studie nicht »blind« durchführen, sodass die Teilnehmer nicht wussten, in welcher Gruppe sie eingeordnet wurden und was sie aßen. Man kann aus Lachs schließlich kein Fleischbällchen machen. Die Kontrollgruppe bekam normales, alltägliches Essen basierend auf den »Nordischen Ernährungsempfehlungen«.

»Das klingt wunderbar«, erkläre ich ironisch.

»Die nationale Gesundheitsbehörde«, sagt Tovar und nickt. »Nichts Ungewöhnliches. Nicht übermäßig viel Zucker. Ein paar Omega-3-Fettsäuren.«

»Und die antiinflammatorische Gruppe?«

»Diese Ernährung zu gestalten war harte Arbeit«, erklärt Tovar.

Das Team nahm seine eigene Datenbank unter die Lupe, die jahrelang gesammelte Daten aus früheren Studien umfasst. Sie wühlten sich auch durch die wissenschaftliche Literatur über den Zusammenhang von Ernährung und Gesundheit, um Hinweise darauf zu finden, welche Nahrungsmittel den größten positiven Effekt auf die Gesundheit haben. Es gab eine Menge Forschung, die an Tieren durchgeführt worden war, und viele Spekulationen.

Doch wenig war am Menschen erforscht worden. Und das war es, wonach sie suchten: Stoffe, die nachweislich einen entzündungshemmenden Effekt auf den Homo sapiens haben.

Bei diesen Recherchen kristallisierten sich fünf grundlegende Prinzipien heraus, die sich jeweils in unterschiedlichen Studien als effektive entzündungshemmende Strategien erwiesen hatten. Nun sollten diese Prinzipien zu einer Art entzündungshemmenden Gesundheitsbombe kombiniert werden. (Ich fühle mich an Ayurveda erinnert. Diese Idee – Stichworte »Ganzheit« und »Synergie« – ist etwas, das ein indischer Arzt sofort erkennen und mit einem enthusiastischen Kopfnicken belohnen würde.)

Doch das Team hatte eine Reihe von Hindernissen zu überwinden.

»Wir hatten fünf Prinzipien. Wie konnten wir all das in einen konkreten Ernährungs- und Lifestyle-Plan ummünzen? Das bereitete uns einige Kopfschmerzen.«

Sie mussten den großen Schritt machen und nicht mehr in chemischen Bestandteilen, sondern in Essen denken. Echtes Essen, gutes Essen, interessantes Essen, Essen, das man an einem regnerischen Dienstagnachmittag im November in einem normalen Supermarkt findet und das von einem Durchschnittsmenschen zubereitet werden konnte.

Während Tovar spricht, frage ich mich, ob diese Wissenschaftler es nicht unnötig kompliziert gemacht haben, denn ich kenne mittlerweile mehrere Leute, die ein solches Essen jeden Tag zu sich nehmen. Doch ich bin zu höflich, um etwas zu sagen – zumindest vorläufig.

Die nächste Herausforderung war, die Menschen dazu zu bringen, das Programm exakt zu befolgen. (In der Wissenschaft nennt man das Compliance.) Es reichte nicht, Menüs zu entwerfen und allgemeine, wohlgemeinte Ratschläge zu geben. Die Forscher mussten ebenso darauf vorbereitet sein, dass Menschen tun, was sie eben tun: Sie weichen vom Plan ab, verlieren die Motivation, werden müde, schummeln ein bisschen oder sind einfach verwirrt von all den Anweisungen. Sie entschieden, eine Telefon-Hotline einzurichten, damit die Teilnehmer anrufen und ihre Probleme mit der neuen Ernährung besprechen konnten.

Der Ernährungsplan war wie gesagt detailliert, mit exakten Mengen- und Volumenangaben. Männer durften etwas mehr Kalorien zu sich nehmen als Frauen. Das Ziel war nicht Gewichtreduktion, sondern eine bessere Gesundheit.

Sie wählten die 44 Personen aus, mit denen sie beginnen wollten. Denen fiel es nicht immer leicht, dem Programm zu folgen.

»Ein paar Teilnehmer riefen freitags unseren Ernährungsberater an und informierten ihn, dass sie zu einer Party gehen würden, und fragten, was sie tun sollten.«

»Waren sie schon kurz davor aufzugeben?«

»Wir sahen es als Beleg für ihr Engagement«, sagt Tovar. »Die Teilnehmer *wollten* das Programm befolgen, sie *wollten* etwas lernen.«

Dieses Freitagsproblem kann ich nur allzu gut nachvollziehen. Als ich mit meiner neuen Lebensweise begann, fiel es mir auch schwer auszugehen. Ich kam mir stets verloren vor – was konnte ich essen, was nicht – und verbrachte mehr Zeit mit Gedanken übers Essen als mit den netten Menschen um mich herum. Es machte mich traurig und schränkte mich ein. Das war nicht ich.

»Was machst du denn da?«, fragte mich eine Freundin. »Du musst doch keine Diät halten.«

»Das ist keine Diät, ich fühle mich damit einfach besser.«

Ich kassierte skeptische Blicke. Ich entschied, dass es bei

meiner neuen Lebensweise nicht um Entzug geht, darum sich schlecht zu fühlen oder wie im Kloster zu leben. Es ging um einen langfristigen Wandel.

Ich rechnete schnell im Kopf: Eine Woche beinhaltet sieben Mal Frühstück, sieben Mittagessen, sieben Abendessen. Zusammen sind das 21 Mahlzeiten, dazu zehn bis 15 Snacks. Über wie viele davon entscheide ich nicht selbst? Höchstens drei oder vier Mahlzeiten. Nur über etwa ein Zehntel der wöchentlichen Mahlzeiten habe ich also nicht die volle Kontrolle. So beschloss ich, alles zu essen und zu genießen und Danke zu sagen, wenn eine mir wohlgesinnte Person sich die Mühe machte, ein gutes Essen für mich und meine Familie zuzubereiten – wie man es von einer höflichen Person eben erwarten kann.

Aber ich war ja auch nicht Teilnehmerin einer komplexen Forschungsstudie, deren Resultate bald einen Arzt in Dalby verblüffen würden. Denn vier Wochen später, als er die Ergebnisse bekommt, ruft der Allgemeinmediziner die Wissenschaftler an. Er traut seinen Augen kaum.

»Er fragte uns, was genau wir getan hätten«, erinnert sich Tovar.
So außergewöhnlich waren die Ergebnisse.
»Er weigerte sich tatsächlich, uns zu glauben.«
Er schweigt, sieht aus dem Fenster und schüttelt den Kopf.
»Es war wirklich ziemlich erstaunlich.«
Es sind nicht nur das schlechte Cholesterin, das um 33 Prozent gesunken ist, die Blutlipide, die um 14 Prozent zurückgegangen sind, oder der Blutdruck, der um acht Prozent gesunken ist. Diese Werte sind ganz zentrale Marker, denn sie können mit dem »großen Killer«, dem metabolischen Syndrom, in Verbindung gebracht werden, das, wie wir wissen, mit Diabetes Typ 2 und Herz-Kreislauf-Erkrankungen im Zusammenhang steht.

Lachs und Preiselbeeren

Auch zu bestimmten Krebsformen und Demenz wird eine Verbindung vermutet. Es stellte sich ebenso heraus, dass das Programm das Entzündungslevel senkte. Zugleich war etwas mit der geistigen Leistungsfähigkeit der Teilnehmer passiert – sie war gestiegen!

Anders gesagt: Die Studie hat gezeigt, dass Entzündungsmarker mit dem gesamten System verknüpft sind, dem Wohlbefinden des Menschen. Cholesterin, Blutfette, Blutdruck, Diabetes, Herz, Venen, geistige Kapazität. Alles. Würde ein Bestseller-Autor ein Buch über die Wissenschaftler aus Lund schreiben, könnte es den Titel tragen *Glücklicher und schlauer – in nur vier Wochen.*

Dieses revolutionäre und doch kleine Team in Lund hat eine der interessantesten Studien darüber durchgeführt, wie normale, gesunde Menschen noch gesünder werden können und damit auch resistenter gegen Krankheiten.

Jetzt bin ich wirklich neugierig und will unbedingt wissen, welche Nahrung die Teilnehmer zu sich genommen haben. Ich will wissen, ob es »meine« Nahrung ist. Oder wird sich darin etwas Neues finden?

Ich frage ihn nach den grundlegenden Prinzipien des Programms. Und zum ersten Mal höre ich eine Beschreibung der »Rita-Diät« in wissenschaftlicher Sprache, quasi im weißen Laborkittel.

Prinzip 1 war, den Anteil an Omega-3-Fettsäuren zu steigern. Omega-3 findet sich in fettem Fisch, zum Beispiel Lachs, der geradezu eine Omega-3-Bombe ist, aber auch in weniger angesagten Fischen wie Makrele, Sardine und Hering. Außerdem findet sich Omega-3 in Nüssen und Samen, wie Mandeln, Leinsamen, Walnüssen und Chiasamen. Das überrascht mich nicht wirklich. Die Auswirkungen von Omega-3 auf die Gesundheit sind seit Langem bekannt.

»Das aufzunehmen war für uns naheliegend«, sagt Tovar. »So viele Studien haben den antiinflammatorischen Effekt von Omega-3 gezeigt.«

Prinzip 2 war, den Zucker im Zaum zu halten. Die Nahrung sollte einen niedrigen GI-Wert haben, also eine niedrige Bewertung auf dem glykämischen Index, der misst, wie schnell die Kohlenhydrate im Essen in Zucker aufgespalten werden. Die Teilnehmer sollten auch komplett auf raffinierten Zucker verzichten. Nicht weil Zucker viele Kalorien hat – was man früher dachte –, sondern weil Zucker den Insulinspiegel hochtreibt und Inflammation erzeugt.

Doch die Wissenschaftler gingen noch einen Schritt weiter. Sie empfahlen darüber hinaus, Mahlzeiten mit einem hohen GI-Wert solche Nahrungsmittel hinzuzufügen, die den GI-Effekt aktiv reduzierten, also die Insulinausschüttung des Körpers verringerten. Flapsig ausgedrückt: Essig, ein alter Favorit der französischen Küche, kommt gut gelegen, wenn man zum Beispiel Reis oder Kartoffeln isst.

»Wir haben sogar ein eigenes Salatdressing entworfen«, sagt Tovar lachend. »Essig verringert bei jeder Mahlzeit die Insulinausschüttung«, erklärt er.

Wir sprechen noch eine Weile über diese französischen Gourmets, die so reichlich essen und ihre Mahlzeit gern mit einem Salat mit Vinaigrette beginnen. Sie schaffen es, bis ins Alter schlank und fit zu bleiben, obwohl sie mehrmals am Tag reichhaltig essen.

»Könnte man also sagen, dass Essig eine Mahlzeit gesünder macht?«

»Absolut, denn er senkt den GI-Wert«, sagt Tovar.

»Denken Sie, die Franzosen haben das schon vor langer Zeit erkannt?«

»Vielleicht intuitiv.«

Ich mag Intuition, besonders, wenn sie mit Forschung Hand in Hand geht.

Es gibt noch mehr Prinzipien.

Prinzip 3 war, viele ballaststoffreiche Lebensmittel zu sich zu nehmen, insbesondere lösliche, viskose Ballaststoffe, die sich in Gemüse und Bohnen finden. Man weiß seit langer Zeit, dass sich diese Ballaststoffe gut dazu eignen, den Blutzuckerspiegel zu stabilisieren. Hier kommen auch Beeren und Früchte ins Spiel, wie beispielsweise die Preiselbeeren, von denen Inger Björck bereits gesprochen hatte. Sie alle enthalten viele Polyphenole, große Moleküle, die ein natürlicher Bestandteil von Pflanzen sind und eine starke entzündungshemmende und antioxidative Wirkung haben.

Prinzip 4 war, mehr Probiotika oder gute Bakterien zu konsumieren. Jeden Morgen bekamen die Teilnehmer als Nahrungsergänzung eine probiotische Tablette; man hatte sich für die Bakterienfamilie Lactobacillus entschieden.

»Wir hatten Studien zu Lactobacillus. Hier fanden wir die bestdokumentierten und deutlichsten antiinflammatorischen Vorteile«, erklärt Tovar.

Aber gute Bakterien benötigen Nahrung, und hier kommen die löslichen Ballaststoffe wieder ins Spiel. Ballaststoffreiche Nahrung wird zur Bakteriennahrung, oder Präbiotika. Vereinfacht gesagt: Lactobacillen essen die Zwiebel, sobald sie den Darm erreicht.

Okay, fassen wir zusammen:

- Omega-3 in Fisch, Nüssen und Samen
- Zuckerkontrolle – oder niedrige Insulinausschüttung, wie Tovar es nennt
- Lösliche Ballaststoffe in Gemüse, Beeren, Hülsenfrüchten
- Probiotika

Im Kopf hake ich Punkt für Punkt ab. So weit ist mir alles vertraut.

Aber dann kommt etwas Neues.

Vor der Studie haben sich die Wissenschaftler mit einem neuen Forschungsfeld beschäftigt, das mit »Betaglucan« zu tun hat. Das ist mir bislang nicht über den Weg gelaufen, und ich schaue von meinen Notizen auf.

Betaglucan, so erklärt mir Tovar, ist eine Substanz, die sich direkt unter der äußeren Schale von Hafersamen findet. Das Haferkorn besteht aus drei Teilen: einem kleinen Kern in der Mitte, darum befindet sich Nährgewebe, und die äußere Schale. Das Nährgewebe enthält Kohlenhydrate und Eiweiß, damit der Keim wachsen kann, und an seinem Rand sind diese neu entdeckten Betaglucane, die, wie man herausgefunden hat, geradezu magische Gesundheitseffekte haben.

Tovar erzählt mir, dass man ähnliche Substanzen in Gerste und Roggen gefunden hat, und mittlerweile kann man sie in konzentrierter Form im Laden kaufen und als Flocken über seinen Joghurt streuen.

Das ist eine Menge Input. Ich schreibe »Betaglucane!!!« in mein Notizbuch. (Ich finde sie später im Drogeriemarkt, kleine Kügelchen, die aussehen wie die Reste aus dem Handwerksunterricht, wenn man sein Brett fertiggehobelt hat. Sie sind ein wenig grob, aber unter Joghurt gemischt gar nicht mal unangenehm.)

Aber wie funktioniert all das?

»Was denken Sie, ganz intuitiv?«, frage ich Tovar. »Wirken all diese verschiedenen Teile der Ernährung getrennt voneinander, nach ihrem eigenen Prinzip? Oder verschmelzen die Effekte?«

»Wir glauben definitiv, dass wir es mit multifunktionaler Nahrung zu tun haben. Nehmen Sie die Blaubeere. Es sind nicht allein die Polyphenole in den Beeren, die die Inflammation reduzieren; es könnte weitere Gründe geben, die wir nicht richtig verstehen. Die Polyphenole könnten beispielsweise als Substrate für die Bakterien im Darm fungieren.«

Substrat ist Wissenschaftsjargon für Nahrung. Sind Blaubeeren also Bakterienfutter?

»Ja, und es stellt sich heraus, dass die Bakterien zwölf weitere Substanzen produzieren, wenn sie mit den Blaubeer-Polyphenolen gefüttert werden.«

Der Einfachheit halber nennen wir diese zwölf Substanzen mal Bakterien-Kot. Manche Forscher denken, dass es diese zwölf verschiedenen Arten von Bakterien-Kot sein könnten, denen Blaubeeren ihre entzündungshemmende Wirkung verdanken. Die Polyphenole beeinflussen also die Zusammensetzung der Bakterienflora im Darm. Es ist eine Kettenreaktion. Blaubeeren werden Bakterienfutter, die Bakterien produzieren verschiedene Arten Kot, welcher wiederum einen entzündungslindernden Effekt hat. Eine Kaskade feiner Interaktionen wird in Gang gesetzt, die wir immer noch nicht exakt bestimmen können.

»Wir stehen hier ganz am Anfang«, betont Tovar. »Wir wissen nicht wirklich, was passiert. Vielleicht haben diese zwölf Substanzen einen direkten Einfluss auf die Gene.«

Aber auch wenn die Forscher nicht ganz verstehen, was mit den Studienteilnehmern passiert ist, haben die Probanden selbst den Unterschied bemerkt.

Die meisten von ihnen wollten ihre neue Lebensweise fortsetzen. Sie fühlten sich schlicht besser. Und es war, wie erwähnt, nicht einfach eine körperliche Veränderung, sondern gleichfalls eine geistige, besonders in Sachen kognitiver Funktion – eine etwas umständliche wissenschaftliche Beschreibung von Intelligenz.

Die Menschen wurden durch die Ernährung einfach schlauer.

Eine fröhliche, energiegeladene Frau betritt den Raum.

Anne Nilsson ist Dozentin für Lebensmitteltechnologie und außerdem Bauingenieurin. Sie war diejenige, die die Studien über die kognitiven Fähigkeiten der Teilnehmer geleitet und gemessen hat, wie diese von der Ernährung beeinflusst wurden.

Kognition leitet sich vom lateinischen Wort für »Gedanke« ab. Wie der Philosoph Descartes so feierlich erklärte: »Cogito ergo sum«, »Ich denke, also bin ich«, bevor er sich 1650 im alten, zugigen Schloss Te Kronor in Stockholm den Tod holte. Er war aus Frankreich angereist, um Königin Kristina zu unterrichten. (Ganz anders lautete das Motto des Martial-Arts-Meisters Bruce Lee, der sinngemäß bemerkte: »Wer zu viel denkt, bringt nichts zustande.«)

ENTZÜNDUNGSHEMMENDE FRÜCHTE UND BEEREN

Wählen Sie Früchte und Beeren mit hohem Polyphenolgehalt (kräftige Farben und intensiver Geschmack) und möglichst geringem Zuckeranteil.

- Ananas
- Äpfel
- Aprikosen
- Birnen
- Blaubeeren
- Datteln (viel Zucker, aber sehr entzündungshemmend)
- Erdbeeren
- Grapefruit

- Himbeeren
- Johannesbeeren (schwarz und rot)
- Kirschen
- Limetten
- Mandarinen
- Melonen (besonders Honig- und Cantaloupe-Melonen)
- Orangen

- Papayas
- Pflaumen
- Rhabarber
- Stachelbeeren
- Zitronen

Banane, Mango und Wassermelone haben viel Zucker. Versuchen Sie, dieses Obst nur vor oder nach einem Workout zu essen.

Aber egal, ob man ein Denker oder ein Macher ist, jeder muss seine Woche planen, neue Dinge lernen und sie in einem größeren Zusammenhang einordnen, und manchmal knifflige Probleme lösen. Und dann benutzen wir unsere Kognition: wenn wir Mathe-Gleichungen in der Schule lösen oder eine neue Sprache lernen, wenn wir am Computer tippen oder den Mietvertrag für die neue Wohnung lesen oder wenn wir versuchen, einen Radiobeitrag zu verstehen, in dem es darum geht, wer in Syrien gegen wen kämpft. Anders gesagt: Es geht um wichtige Dinge, die mit der Höherentwicklung des Menschen zu tun haben, man könnte sogar sagen: dem Fundament einer zivilisierten Gesellschaft. Ohne kognitive Fähigkeiten hätten wir keine Einkaufswagen, Penizillin oder Schmink-Tutorials auf YouTube. Wir hätten auch keine Raumfahrt, Demokratie, Fahrradgepäckträger oder pinke iPhones. All dies wurde von Menschen erdacht, geplant und verbessert, indem sie ihre kognitiven Fähigkeiten benutzten.

Meine eigene Kognition läuft gerade auf Hochtouren, denn ich will ergründen, wie diese superwichtige Fähigkeit des Menschen von entzündungshemmenden Nahrungsmitteln beeinflusst wird.

Anne Nilsson nimmt mich mit durch ihre Abteilung und zeigt mir mehrere kleine Kabinen. Hier führen die Wissenschaftler Kognitions-Experimente durch, ähnlich denen, die in der großen Studie gemacht wurden. Wie sehen diese Experimente aus?

»Wir lesen unseren Studienteilnehmern kurze Sätze vor«, erklärt Nilsson mir.

Es läuft so: Stellen Sie sich vor, das Studienobjekt sitzt in der Kabine und hört die Stimme des Wissenschaftlers.

Der Forscher liest Satz 1: »Mama ist lieb.«

Der Forscher liest Satz 2: »Der Chauffeur aß den Stuhl.«

Die Teilnehmer müssen schnell beurteilen, ob die gehörten Sätze Sinn ergeben oder absoluter Unsinn sind. Im obigen Fall ist der erste Satz wahr, aber der zweite ist falsch, denn Chauffeure essen keine Stühle.

Dann müssen die Probanden schnell die Substantive in den Sätzen wiederholen, wie etwa »Mama« und »Chauffeur«. Etwa sechzig solcher Sätze werden schnell hintereinander vorgelesen. Ich verstehe nicht ganz, wie man damit etwas derart Komplexes wie die Denkfähigkeit des Menschen messen soll.

»Ja, das ist ein guter Test für das Arbeitsgedächtnis«, erklärt Nilsson.

Sie führt aus, dass es darum geht, sich fokussieren und konzentrieren zu können. (Den Forschern ist es wichtig zu betonen, dass es nicht um reine Intelligenz geht, aber in anderen Tests wurde ein Zusammenhang zwischen Arbeitsgedächtnis und Intelligenz hergestellt.) Bei diesem Beispiel mussten die Probanden das erste Wort des Satzes im Gedächtnis behalten, um zu sehen, ob der Rest des Satzes logisch war. Wenn sie sich nicht daran erinnerten, dass am Satzanfang ein Chauffeur stand, könnte es auch ein gigantischer Tiger gewesen sein, der tatsächlich einen Stuhl gefressen haben könnte, wenn ihm danach war.

Bemerkenswert ist, dass die Forscher schon nach vier Wochen mit entzündungshemmender Ernährung einen positiven Effekt auf das Arbeitsgedächtnis der Teilnehmer ausmachen konnten. Lassen Sie mich das wiederholen: Der größte Vorteil des Menschen, unser Denkapparat, konnte durch entzündungshemmende Nahrung innerhalb von vier Wochen signifikant geschärft werden.

Heißt das, dass Kindern, die Probleme in der Schule haben, einfach mit Ernährung geholfen werden könnte? Dass wir alle radikal schlauer werden könnten, dass die Gesellschaft als Ganzes Probleme schneller und effektiver lösen könnte, wenn wir auf eine entzündungslindernde Ernährung umschwenken würden?

Kein Wunder, dass die meisten Teilnehmer nach Ablauf der Studie weitermachen wollten.

Aber Nilsson sagt auch Folgendes:

»Die Effekte wurden aufgehoben, sobald die Teilnehmer wieder auf normale Ernährung umstellten.«

Lachs und Preiselbeeren

Diese verbesserte Denkfähigkeit muss also nicht nur wiederhergestellt, sondern auch gepflegt werden?

Außerdem waren die Forscher im Verlauf der Studie verblüfft über ein paar Teilnehmer, die von der neuen Ernährung völlig unbeeinflusst blieben, sowohl geistig wie physisch.

»Wir können es uns nicht erklären«, sagt Tovar. »Es ist merkwürdig. Der Effekt war für die Mehrheit der Teilnehmer so dramatisch.«

Was ist der nächste Schritt?

»Wir müssen die Erkenntnisse in den Alltag übertragen und eine Ernährungsweise gestalten, die funktioniert«, sagt Tovar.

Ich erzähle, dass meine eigene Ernährung sehr ähnlich und tatsächlich alltagstauglich ist. Und jetzt muss ich ihn fragen.

»Was genau passiert mit mir?«

»Wir wissen es wirklich nicht«, sagt Tovar. »Aber ich denke, wir starten das System neu, wenn wir verschiedene antiinflammatorische Mechanismen kombinieren.«

»Sie meinen, das ganze System wird zurückgesetzt?«, frage ich. »Ist es wie eine Verjüngungskur?«

»Ich denke, der Mensch kehrt möglicherweise zu einem ursprünglichen Level zurück«, spekuliert Tovar.

Der Mensch könnte also eine Art Ursprungs-Gesundheits-Level haben, das von heimlichen Entzündungen heruntergezogen wird. Es ist ein bisschen wie bei einem iPhone, dessen Akku von zu vielen Apps strapaziert wird, sodass es nicht mehr genug Energie hat und wiederaufgeladen werden muss.

Es ist klar, welche Frage ich als nächstes in den Raum werfen muss.

»Wenn sich so viele Menschen durch entzündungshemmende Nahrung besser fühlen und es eine logische Erklärung dafür zu geben scheint, warum ist das dann unter Ärzten nicht weiter verbreitet?«

Wir diskutieren über die westliche Medizin. Wir wollen unbedingt an die ultimative Heilung in Form einer Pille oder Substanz glauben, die uns gesund macht, während wir unser Leben wie gewohnt fortsetzen.

»Es ist schwierig, diesen Glauben loszulassen«, sagt Tovar.

»Aber denken Sie an Diabetes«, erwidere ich. »Ist es nicht komisch, dass Ärzte bei Krankheiten, die mit Ernährung zusammenhängen, nicht den Ratschlag geben, sich entzündungslindernd zu ernähren?«

»Die Ärzte wissen nicht, welche Macht Nahrung haben kann«, sagt Tovar. »Sie weisen ihre Patienten an, ihre Medikamente zu nehmen, aber wissen sehr wenig darüber, was in der Nahrung steckt und wie Nährstoffe aufgenommen werden.«

»Aber wie kann das sein?«, frage ich überrascht. »Ein Medizinstudium dauert mindestens fünf Jahre – sollte Ernährung da nicht mehr Raum einnehmen?«

»Ärzte stehen unter Zeitdruck«, erklärt Tovar. »Sie werden darin geschult, konkret zu handeln und schnelle Ergebnisse zu produzieren.«

»Haben sie also zu wenig Zeit für die Patienten?«

»Ja, zu wenig Zeit, um sich um Ernährung zu kümmern.«

Ernährung erfordert eine langfristige Perspektive, Zielorientierung und die Fähigkeit, sich mit dem Patienten auseinanderzusetzen und ihn zu erziehen.

»Sind die Ärzte *unfähig*? Oder sind sie *unwillig*?«

»Wenn man die Menschen darum bittet, ihre Ernährung umzustellen, erntet man viel Widerstand«, sagt Tovar. »Sehr viel Widerstand. Diese Weißbrot-und-Pasta-Gewohnheit ist tief verwurzelt.«

»Sie müssen dieses Wissen in die Welt hinaustragen«, sage ich.

»Wir tun unser Bestes. Wir halten Vorträge an Universitäten, und die Ärzte zeigen Interesse, aber wir bleiben, weil wir an Prävention arbeiten, eine Nische.«

Nun könnten wir am Kern des Problems angelangt sein.

In unserem Gesundheitssystem gibt es begrenzte Ressourcen für die Prävention, also die Senkung des Krankheitsrisikos.

Ich denke weiter darüber nach. Viele Krankheiten stehen mit Entzündungen in Verbindung, wie Krebs, Herz-Kreislauf-Erkrankungen und psychische Leiden, und diese Dinge machen einen Großteil der Kosten im Gesundheitswesen aus. Zugleich wird für präventive Ernährungsberatung zum Beispiel nur Kleingeld in die Hand genommen.

Mit anderen Worten: Wenn es darum geht, einem 55-jährigen Pizzafreund geduldig zu erklären, dass er sich besser ernähren könnte, hat das Gesundheitssystem dafür keine Mittel, und die Ärzte verfügen weder über das Wissen noch über die Zeit. Aber zehn Jahre später, wenn der Pizzafreund einen Herzinfarkt hat, stehen plötzlich Mittel zur Verfügung. Zehn Jahre zuvor hätte man ihm bei seiner »Pizza-Abhängigkeit« mit guter Beratung helfen können. Stattdessen hat er nun Todesangst und leidet Schmerzen, ganz zu schweigen vom Leid und den Ängsten, die seine Angehörigen durchstehen müssen. Die ganze Logik ist fehlerhaft.

Es ist, als wären wir weltweit die Besten darin, Feuer zu löschen, würden aber mit entflammbaren, gefährlichen Materialien bauen, sorglos mit Feuer umgehen, auf dem Boden über offener Flamme kochen und keine Rauchmelder haben. Ist das logisch? Wohl kaum.

Es ist ein System, das den Menschen großes Leid verursacht und dabei primitiv und unglaublich teuer ist. Wenn jemand ernsthaft krank ist, eilen wir mit vollem Einsatz herbei; die Krankenwagensirenen heulen, und die Notärzte arbeiten unter Hochdruck. Dann sind die Politiker da, machen große Gesten und investieren viel Geld. Die Ärzte werden zu Helden, wenn sie mit eiskaltem Blick ihre fleckigen Röntgenaufnahmen betrachten. Das bedeutet, die Innovationen der Pharma-Unternehmen zielen darauf ab, Krankheiten zu behandeln, statt präventiv zu handeln. Denn diese Konzerne verkaufen ihre Medikamente an eine Gesellschaft, die sich in erster Linie auf die konzentriert, die bereits krank sind. Außerdem, das muss man so deutlich sagen, ist es nicht möglich, eine Blaubeere zu patentieren. Es ist schwierig, aus entzündungshemmender Ernährung Kapital zu schlagen, denn es geht dabei um natürliche Nahrungsmittel. Und genau an dem Punkt verlieren die Pharma-Konzerne das Interesse, denn ihr Geschäft ist es, Geschäfte zu machen.

Wenn die Maschinerie des öffentlichen Gesundheitswesens den Gedanken nicht in Erwägung zieht, dass Lachs und Blaubeeren Medizin sind, und die Pharma-Konzerne nichts für Lachs und Blaubeeren übrig haben, weil sie nicht patentiert und verkauft werden können, werden andere Akteure auf den Plan treten und die Führung übernehmen.

Deshalb muss ich mein Augenmerk in eine ganz andere Richtung lenken.

6.

Bauchgefühl

»Jenseits der oberflächlichen Unterschiede sind wir alle wandelnde Gemeinschaften von Bakterien. Die Welt flirrt, eine pointilistische Landschaft aus winzigen Lebewesen.«

Aus: *Microcosmos* von
Lynn Margulis und Dorion Sagan

Die Namen der Ortschaften, die ich passiere, klingen wie aus einem Agatha-Christie-Roman: Haslemere, Hindhead und Devil's Punch Bowl. Ich bin auf dem Weg ins Herz von Surrey, einer Grafschaft südwestlich von London. Hellgelb blüht der Ginster am Straßenrand, und in den Wäldern abseits der Autobahn sehe ich Reiter auf süßen kleinen Ponys.

Die Straße führt mich an Guildford vorbei bis zum Grayshott Spa, das früher eher altmodisch und heruntergekommen war, kürzlich aber wegen seines revolutionären Ansatzes unerwartet Aufwind erfahren hat – hier geht die Gesundheit durch den Darm, wie sie in Grayshott sagen.

Darmgesundheit sozusagen.

Ich weiß nicht, wie vertraut Sie mit Ihrem eigenen Darm sind. Meine Verbindung ist eher vage. Ich habe nur Grundwissen über die bis zu acht Meter lange, verschlungene Passage, die sich um die Absorption von Nährstoffen durch die Darmwand kümmert und die Ausscheidung steuert. Manchmal funktioniert sie gut, manchmal nicht so gut. Ich bin mir sicher, viele von uns haben sich darüber nie viele Gedanken gemacht.

Und dennoch: Jeden Mittwoch versammelt sich hier eine bunt gemischte Gruppe und erhofft sich Heilung von nahezu allem – von Fettleibigkeit über Depressionen bis hin zu Bauchschmerzen –, nur indem sie sich auf das Wohlbefinden ihres Darms konzentriert. Diese Menschen sind der Meinung, der Weg in den Körper führt über den Darm.

Die Kur dauert mindestens eine Woche, und seit einem kontroversen Artikel in der *Financial Times* bin ich neugierig, worum es hier geht. Ich habe das Spa vorab kontaktiert, um anzufragen, ob ich nur für kurze Zeit teilnehmen kann. Grayshott sieht es lieber, wenn man zwei oder drei Wochen bleibt, aber das lässt mein Terminkalender nicht zu.

Außerdem reise ich mit einer Freundin, die mit einer schweren Krankheit zu kämpfen hat, und ich will mit ihr zusammen essen können. Das wäre nicht immer möglich, denn die Darmleute nehmen bestimmte Mahlzeiten in Isolation zu sich. Eine »Light«-Variante gibt es nicht. Vielleicht muss man manche Regeln aufstellen, wenn man etwas umsetzen will, das die *Financial Times* als »völlig neue Kur« beschrieb, »die den Darm heilt, Entzündungen reduziert und die Stimmung hebt«.

Grayshott ist in einem großen, alten, viktorianischen Gebäude aus hellem Sand- und Ziegelstein mit Zinnen und kleinen Türmchen untergebracht. Über den Eingang spannt sich ein Bogengewölbe. Der britische Dichter Alfred Tennyson wohnte hier einst für ein paar Jahre mit seiner Familie. Sein Gedicht »Läutet, wilde Glocken« wird jedes Jahr an Silvester im schwedischen Fernsehen vorgetragen:

> *Läutet fort das Alte, läutet ein das Neue*
> *Läutet, fröhliche Glocken, über den Schnee*
> *Das Jahr vergeht, lasst es gehen*
> *Läutet fort das Falsche, läutet ein das Wahre.*

Die Gesundheitsrevolution

Das Gedicht könnte für die Frauen geschrieben worden sein, die im Wohnzimmer in ihren Bademänteln sitzen und Magazine lesen. Ich warte nebenan in der Lobby, um mich anzumelden. Der Rasen vor dem offenen Bleiglasfenster leuchtet intensiv grün, obwohl es erst Anfang Februar ist. Im Garten sehe ich üppige, geschwungene Hecken. Der Geruch von Erde weht herein.

Nach dem Einchecken und einem kurzen Abstecher in die Sauna (mit Bikini – in Großbritannien trägt man in der Sauna immer Bikini) entdecke ich die »Darmgruppe«.

Sie sitzen erwartungsvoll vor ihren Teetassen und haben sich bereits einander anvertraut.

Eine Frau versucht, sich von einer schweren Krankheit zu erholen. Ein übergewichtiger Mittsechziger musste kürzlich traurigerweise seinen Sohn begraben, der viel zu früh bei einem schrecklichen Unfall verstorben war. Der Mann blickt resigniert. Eine andere Frau will einfach abnehmen.

Sie alle scheinen mittleren Alters zu sein. Das Gefühl, dass der Körper auf dem absteigenden Ast ist, scheint sie niederzudrücken, und ihre Stimmung ist gedämpft. Trotzdem weht eine Art schwarzer Humor wie eine frische Brise über den Teetisch.

Nun haben sie 1500 Britische Pfund in ihren Darm investiert. Oder genauer: in eine Woche mit darmheilender Ernährung, Bauchmassagen und Vorträgen. Was wird sie genau erwarten? Wird es funktionieren? Ich frage behutsam in die Runde und bekomme unterschiedliche Antworten.

»Ich denke, es wird viel um Samen gehen«, sagt die Dame, die schwer krank gewesen war.

»Wir werden Gewicht verlieren«, sagt der Mann.

Die Ernährungsexperten in Grayshott glauben, dass unser moderner Darm aus dem Gleichgewicht geraten ist – durch Antibiotika und andere Medikamente, erbarmungslos viel Stress und die Tatsache, dass die Tiere, deren Fleisch wir essen, mit Hormonen und Antibiotika aufgezogen werden. Deshalb leiden wir unter Entzündungen und hormonellem Ungleichgewicht, was langfristig negative Auswirkungen auf den gesamten Körper hat. Wir schlafen schlecht, nehmen zu, und unsere Energie nimmt ab.

Das sind die schlechten Nachrichten.

Die guten lauten: Sie glauben auch, dass der Körper große Selbstheilungskräfte hat. Und dass die Heilung des gesamten Körpers im Darm beginnt. Kann das stimmen? Ist das logisch?

Es klingt nachvollziehbar, dass der Körper schleichend seine Vitalität einbüßt, wenn er Nährstoffe nicht richtig aufnehmen kann. Man kann das Problem auch so betrachten: Unser Leben beginnt – und ich meine die ersten Tage nach der Befruchtung – mit drei Lagen Gewebe. Drei kleine Sprossen liegen aufeinander und legen sich langsam umeinander – so wie eine Biskuitrolle. Die innerste Schicht ist das endodermale Gewebe. Aus diesem Kern wird der gesamte Verdauungsapparat geformt, zusammen mit der Leber und der Lunge. Mit anderen Worten: die zentralen Funktionen, die den Körper mit Nährstoffen und Sauerstoff versorgen und ihn reinigen.

Dort beginnt das Leben, das ist das Zentrum der Biskuitrolle. Wenn diese zentrale Schaltstelle gestört ist, ist alles andere auch gestört, und die Dominosteine fallen nacheinander um.

Das klingt logisch.

In Grayshott glauben sie Folgendes: »Wenn man die Verdauung wiederherstellt, geht der Entzündungsgrad im Körper kontinuierlich zurück, was die Zellfunktionen und -heilung verbessert und dazu beiträgt, dass die Fähigkeit des Körpers, Giftstoffe zu eliminieren, erhöht wird.«

Ein Grundpfeiler ihrer Kur ist eine gut vorbereitete, gemüsereiche Ernährung, die viel Fett enthält – auch Sahne und Butter – sowie Bio-Fleisch, Eier, Hühnchen und Fisch. Das Motto ist: kein Zucker, kein Weizen, kein Koffein und kein Alkohol. Die Kur ist bekannt dafür, dass die Teilnehmer gebeten werden, keinen Sport zu treiben, abgesehen von gelegentlichen Spaziergängen an der frischen Luft oder Yoga-Sessions im Spa, die als »Entspannung« betrachtet werden.

Schlaf wird viel Bedeutung beigemessen, ebenso wie den vielen Behandlungen, die sich alle um den Bauch und Massage drehen.

Das Programm läuft seit vier Jahren, und Grayshott kann phänomenale Durchbrüche vermelden: Gelenkprobleme sind verschwunden, Cholesterinwerte sind dramatisch gefallen, und Teilnehmer haben ihre Diabetes- und Blutdruckmedikamente herunterfahren können. Grayshott verkündet, dass die Teilnehmer Gewicht verloren und ein besseres Hautbild haben, schönere Haare, stabileren Blutzucker, gemäßigteren Appetit und mehr Energie.

Viele dieser Effekte kenne ich aus eigener Erfahrung. Aber vielen Dingen, die sich hier abspielen, begegne ich zum ersten Mal.

Ich muss es besser verstehen.

Was tun sie hier genau? Und wie stellen sie es an?

Es ist zwölf Uhr mittags, und die Darmgruppe versammelt sich zum täglichen Vortrag. Das heutige Thema sind Kohlenhydrate. Ein athletischer Brite im Poloshirt begrüßt uns in einem Saal, der sich überraschenderweise bis auf den letzten Platz gefüllt hat. Eine Nachzüglerin muss sogar stehen.

Und das bei einem Vortrag über Kohlenhydrate? Das hätte ich nicht erwartet.

Die Leute nehmen ihre Notizblöcke heraus. Meine Sitznachbarin schreibt oben auf die Seite: *Kohlenhydrate – schlecht?* Das ist vermutlich die Frage, die uns alle beschäftigt. Wie schlimm sind Kohlenhydrate wirklich?

Das Licht geht aus. Der Mann rattert im Höchsttempo durch eine PowerPoint-Präsentation.

Nächste Folie.

Ein Auszug aus der angesehenen britischen medizinischen Fachzeitschrift *The Lancet*: Die weltweiten Gesundheitskosten durch schlechte Ernährung sind signifikant höher als durch Rauchen, Alkohol und mangelnde Bewegung.

Nächste Folie.

Ein Bild von Hippokrates, dazu das Zitat, dass Menschen Nahrung als ihre Medizin und Medizin als ihre Nahrung betrachten sollen.

Nächste Folie.

Ein großer Haufen Chips, Kekse, gezuckerte Cornflakes, Softdrinks. Schlechte Kohlenhydrate.

Nächste Folie.

Ein Tisch mit Gemüse und Obst in allen Farben des Regenbogens. Gute Kohlenhydrate.

Ich überlege schon zu gehen und meinen Platz der stehenden Dame zu überlassen. Das klingt wie Schnee von gestern. Aber dann werde ich überrascht.

Nächste Folie.

Das Bild einer Glühbirne. Nun beginnt der Redner über Epigenetik zu sprechen, einem völlig neuen Zweig der Genetik, von dem die Darmgruppe vermutlich noch nie gehört hat. Das ist mutig.

Es sei, wie das Licht ein- und auszuschalten, erklärt der Mann. Er veranschaulicht es, indem er den Lichtschalter an der Wand betätigt.

»Gute Nahrung aktiviert die guten Gene«, sagt er und schaltet das Licht ein.

»Schlechte Nahrung aktiviert die falschen Gene« – das Licht geht aus –, »denn Nahrung steuert die Gene.«

Epigenetik ist ein Thema, das mich derzeit fasziniert – aber dazu später mehr.

Dann kommen mehrere Folien zu Kohlenhydraten und Fetten; Folien zu Proteinen, Hormonen, Insulin, Glucagon. Die Dame, die schwer krank gewesen ist, dämmert im Halbschlaf, aber der Rest der Gruppe wirkt interessiert. Viele lehnen sich in ihren Sitzen nach vorn und stellen Fragen. Mir fällt auf, dass der Redner einen unglaublich flachen Bauch hat.

Dann redet er über Brunnenkresse, eine Pflanze mit sehr geringer Kohlenhydratdichte, aber hoher entzündungshemmender Wirkung.

Unwillkürlich muss ich an Iris, die Tante meiner Mutter denken, die kürzlich mit 102 Jahren gestorben ist. Meine britische Großmutter lernte meinen schwedischen Großvater zwischen den Weltkriegen in London kennen. Meine Großmama zog nach Schweden, während ihre übrige Familie in Großbritannien blieb.

Großtante Iris war eine charmante britische Lady, die zwei Weltkriege miterlebt und zwei Kinder mit einem Sekretärinnenlohn durchgebracht hat; die sich mit großer Klugheit, Humor, extremer Bescheidenheit und vorbildlich guter Gesundheit durchs Leben gekämpft hat. Als die Familie an ihrem 100. Geburtstag im Haus ihrer Tochter in Oxford zusammenkam, fragte ich Iris nach dem Geheimnis eines langen Lebens.

»Mit dem Leben im Reinen sein. Mit den meisten Menschen zurechtkommen.«

Und das tat sie – mit einer Ausnahme: den Deutschen.

»Sie haben versucht, mich mit Bomben zu töten – zweimal«, sagte sie. »Während des Ersten Weltkriegs und dann während des Zweiten.«

Beim Abendessen erzählt sie uns, dass sie in den vergangenen zehn Jahren nur ein paar Mal krank gewesen sei.

»Essen Sie mehr Brunnenkresse«, hatte der Arzt ihr gesagt.

Und das tat sie, jeden Tag, bis sie mit 102 Jahren in einem Pflegeheim in Oxford starb, immer noch klar im Kopf und erfüllt mit Licht und Herzlichkeit.

Ich bin nicht überrascht, Tante Iris' Brunnenkresse ganz oben auf der Antiinflammations-Liste zu finden und ihr hier in Grayshott als Sinnbild für Gesundheit zu begegnen.

Liebe Iris, das ist für dich, denke ich.

Dann lässt sich der Redner über die offiziellen Gesundheits- und Ernährungsempfehlungen in Großbritannien und den Vereinigten Staaten aus.

In Großbritannien empfiehlt der National Health Service Kartoffeln, Brot, Reis und Nudeln zur Grundlage der Mahlzeiten zu machen. Außerdem soll man weniger Fett zu sich nehmen. In den USA hat das Landwirtschaftsministerium eine ganz ähnliche Ernährungspyramide erstellt mit Brot, Reis, Nudeln und Getreide als Basis und der Empfehlung, täglich sechs bis sieben Portionen komplexer Kohlehydrate zu essen.

»Die offiziellen Gesundheitsratschläge machen uns krank«, sagt der Redner und blickt aufmerksam ins Publikum.

Ich kritzle in mein Notizbuch: *Check die Ernährungspyramiden und die Empfehlungen der Behörden. Was stimmt? Wem sollen wir glauben?*

Dann ist Schweden dran.

Beziehungsweise ein schwedisches Zimtbrötchen, um genau zu sein. Es dient als Symbol dafür, wie schnell Zucker ins Blut geht und ein Insulinhoch bewirkt, was wiederum zur Speicherung von Fett führt.

»Irgendwann wird der Körper unempfindlich gegenüber dem ständigen Insulinfluss und es kommt zur Insulinresistenz«, sagt er und schüttelt den Kopf. »Die Fälle von Diabetes 2 nehmen dramatisch zu.«

Finger weg von schwedischen Zimtbrötchen.

Die Fragen der Zuhörer drehen sich um Kartoffeln (gut zusammen mit Fett und Eiweiß), das Süßungsmittel Stevia (ja), Nudeln (nein) und Blähbäuche (verschwinden, wenn man entzündungshemmende Lebensmittel isst).

Jemand sollte diesem Mann eine Aufklärungsmedaille verleihen. Er gibt der Darmgruppe einen Kurs in Ernährung und füllt einen Saal bis zum Anschlag, indem er Menschen Ratschläge gibt, die wahrscheinlich nie groß über die Bedeutung des Wortes »Protein« nachgedacht haben.

Ich teile meine neuen Erkenntnisse mit meiner Freundin. Mit ihr spreche ich über Ärzte und die Vorstellung, Nahrung als Medizin zu betrachten – an der es Ärzten oft mangelt.

Sie ist unter anderem in Grayshott, weil ihr freundlicher Arzt immer bestens informiert ist, was medizinische Behandlungsmöglichkeiten betrifft, aber auch weil die sonstigen Gesundheitsprofis, mit denen sie zu tun hatte, nicht so aufgeschlossen waren hinsichtlich der Überlegung, Nahrung als Mittel im Kampf gegen schwere Krankheiten zu benutzen.

»Warum ist das so?«, frage ich.

»Mein Arzt hat keine Zeit. Er ist so überlastet, dass er nur meine neuesten Laborergebnisse kommentiert, die er schnell auf seinem Computer öffnet, wenn ich eintrete. Er steht unter großem Stress und kümmert sich in erster Linie um die reinen Fakten. Ernährung kommt später, sie spielt eine nachgeordnete Rolle.«

Wir sprechen über die großen Themen. Das Leben und den Tod, Entzündungen und Kummer, Entzündungshemmer und Lebensfreude. Meine Freundin experimentiert mit einer Vielzahl von Waffen aus dem Arsenal: Omega-3, Probiotika, eine gemüsereiche Ernährung und regelmäßige Bewegung.

»Am Ende habe ich erkannt, dass nur ich selbst mich gesund machen kann. Der Arzt ist im besten Fall eine Hilfe, aber das Einzige, was er für meine Gesundung tun kann, ist, mir Medikamente zu geben, die ich selbst einnehmen muss.«

Wir klagen über die Härten des Lebens und lachen aber auch über all die verrückten und wunderbaren Dinge, die es einem beschert. Besonders lachen wir über uns selbst und all die schrägen Dinge, die wir zusammen erlebt haben.

Wir erinnern uns an einen Abend in einem Restaurant an der Riviera, wo wir zufällig direkt neben der amerikanischen Schauspielerin Pamela Anderson aus *Baywatch* saßen. Die französischen Kellner ließen nichts unversucht, um ihren Kurven näher zu kommen. Die Vorwände, um bei ihr zu stehen, wurden immer absurder – man kann schließlich nur begrenzt viel Essen und Wein und Mineralwasser servieren –, was schließlich dazu führte, dass sie ein Maßband und eine Wasserwaage holten und eine Stunde lang die Winkel zwischen Tür und Wand vermaßen, ganz im Sinne der französischen Bürokratie. Alles nur, um Pamela nah sein zu können.

Das Leben kann verrückt sein, aber für meine Freundin ist es auch eine ernste Angelegenheit. Wir sprechen viel darüber, wie Krankheiten Ängste und depressive Verstimmungen auslösen können und wie man bis zu einem gewissen Grad Ängste mit dem richtigen Essen eindämmen kann.

Die Seele und Ernährung sind eng miteinander verbunden.

Das ist exakt das, was die Ernährungswissenschaftlerin Stephanie Moore erkannte, die bei der Realisierung des Darmprogramms geholfen hat. Sie ist eine große, energiegeladene Frau, die als Therapeutin für Anorektiker gearbeitet und den Zusammenhang zwischen Psyche, Therapie und Ernährung untersucht hat.

»Ich sah, dass ich mit Therapie allein nicht genug ausrichten konnte«, erklärt sie. »Also beschloss ich, mehr über Ernährung zu lernen. Mein Idee war, die Psyche mithilfe von Nahrung zu heilen.«

Sie machte ihren Master in Psychotherapie, wurde Ernährungswissenschaftlerin und leitet mittlerweile das Darmprogramm in Grayshott. Neben der Balance zwischen Eiweiß, guten Fetten und der richtigen Sorte Kohlenhydrate hat ihr Programm drei weitere geheime Schlüsselfaktoren.

»Wir beobachten hier im Westen, dass sich der Darm im Alter über die Jahre hinweg schwerwiegend entzündet. Hier heilen wir diese Entzündung.«

»Und wie bewerkstelligen Sie das?«

»Wir bringen unseren Besuchern bei, darmschlau zu werden«, sagt sie.

»Was weiß ein darmschlauer Mensch, was andere nicht wissen?«

»Dass Fett nicht der Feind ist, sondern ein Freund. Wir brauchen viel Protein für den Zellaufbau. Daneben gibt es den Wert täglicher Probiotika.«

Dieses Forschungsfeld wächst rasant. Moore lehnt sich aufgeregt vor.

Probiotika sind, wie wir wissen, synonym mit guten Bakterien oder Bakterien, die mit der Mikroflora des Darms interagieren und sich gesundheitsfördernd auswirken. Gemeinsam mit Viren und Parasiten formen diese fremden Partikel ein sogenanntes Mikrobiom. Ein solches existiert nicht allein im Darm, sondern beispielsweise auch im Mund, auf der Haut, in der Vagina und in den Lungen.

In einer Reihe von Studien wurde untersucht, wie viele fremde Zellen im Verhältnis zu körpereigenen Zellen im menschlichen Körper stecken. Frühe Studien aus den 1970ern kamen zu dem Schluss, dass der Körper zehnmal so viele fremde wie eigene

Zellen besitzt. Das Human Microbiome Project stellte vor ein paar Jahren fest, dass es eher ein Verhältnis von drei zu eins ist. Die letzte Untersuchung, 2016 durchgeführt von der angesehenen *Nature*, zeigt auf, dass in einem 75 Kilo schweren Menschen auf etwa 30 Milliarden Körperzellen 39 Milliarden fremde Zellen kommen.

Wie auch immer das exakte Verhältnis ist, wir haben enorm viele Fremdpartikel in uns. Die häufigsten sind Lactobacillen und anderen Bifidobakterien. Aber der Mensch braucht nicht nur gute Bakterien. Es ist sinnvoll, eine gewisse Anzahl an feindlichen Bakterien zu haben, damit das Immunsystem in Form bleibt.

Sind die dicken Bäuche, die wir mit den Jahren bekommen, eine Folge von schlechter Darmgesundheit? Ist der Bauch eigentlich entzündet?

All diese Bakterien mühen sich in unserem Körper ab. Ein Professor verglich sie mit einem Ameisenhügel, da sie rund um die Uhr arbeiten und arbeiten, um den Menschen am Laufen zu halten – indem sie Nahrung verdauen, Vitamine produzieren und Giftstoffe loswerden.

Doch wir modernen Menschen sind bakterienarm.

»Unsere Vorfahren – und zwar meine ich die Jäger und Sammler – hatten viel mehr verschiedene Arten Bakterien, bis zu 2.000 verschiedene Spezies«, sagt Moore.

»Und wie viele haben wir?«

»Etwa 500.«

»Aber wie konnte das geschehen?«

»Ich denke, es gibt mehrere Gründe. Schlechtes, verarbeitetes Essen, zu wenig Fett, zu viele Kohlenhydrate, und dann natürlich all die Antibiotika.«

PRÄBIOTIKA UND PROBIOTIKA

- Präbiotika sind Ballaststoffe, die im Dickdarm als Futter für die guten Bakterien dienen. Knoblauch, Spargel, Nüsse und Bananen stehen ganz oben auf der Liste.
- Probiotika sind Nahrungsmittel und Ergänzungsmittel, die lebende gute Bakterien und Hefepilze enthalten. Joghurt ist eine natürliche Probiotika-Quelle sowie durch Milchsäure fermentiertes Gemüse, aber es gibt auch viele verschiedene Sorten in Pillenform.
- Besonders effektiv ist es, Prä- und Probiotika in einer Mahlzeit zu kombinieren. Joghurt mit Nüssen und Samen ist eine perfekte Kombination.

Ich bemerke, dass auch Moore einen ungewöhnlich flachen Bauch hat. Sind die dicken Bäuche, die wir mit den Jahren bekommen, eine Folge von schlechter Darmgesundheit? Ist der Bauch eigentlich entzündet?

Die jüngste Forschung zeigt, dass eine der Hauptfunktionen von Bakterien die Bekämpfung von Entzündung sein könnte. (Warum bin ich nicht überrascht?)

Studien in verschiedenen Fachzeitschriften heben das sehr aktive kleine *Bifidobacterium infantis* für seine sogenannte immunmodulierende Wirkung heraus.

»Was können wir für unsere verarmte Bakterienflora tun?«

»Wir können sie anreichern – mit Probiotika und Milchsäure. Das ist es, was wir unseren Teilnehmern verabreichen. Wir erzielen fantastische Resultate«, erwidert Moore.

Passenderweise habe ich zum Zeitpunkt des Interviews Magenprobleme entwickelt, weshalb sie mir eine Probiotika- und Milchsäurekur empfiehlt. Sie gibt mir einen Karton voller großer Flaschen mit, gefüllt mit einer schleimigen Bakterienlösung, die kühl gelagert werden muss, am besten im Kühlschrank. Jeden Morgen soll ich das trinken.

Es sieht heftig aus. Ich muss wirklich überlegen, wie ich meiner Familie erklären soll, dass der halbe Kühlschrank mit etwas belegt ist, das aussieht wie Spermaproben und schmeckt wie vergorene Buttermilch.

Aber es könnte genau das sein, was ich brauche. Der Effekt scheint wissenschaftlich belegbar zu sein.

Das *American Journal of Clinical Nutrition* beschreibt, wie Probiotika Entzündungen im Darm lindern können. Es wurde gezeigt, dass unterschiedliche Bakterien natürlicherweise unterschiedliche Effekte auf das Immunsystem haben. Je mehr Bakterientypen es gibt, desto vielschichtiger ist die Arbeit, die unser Bauch – oder der »Ameisenhaufen« in unserem Bauch – leisten kann.

Jetzt frage ich mich, was sich in diesen mysteriösen kleinen Schalen befindet, die der Darmgruppe zu jeder Mahlzeit serviert werden.

»Fermentiertes Gemüse. Wir stellen es in Grayshott selbst her. Wir fermentieren alle möglichen Sorten Gemüse, wie Kohl, Rote Bete, Möhren, Lauch, Sellerie.«

»Sollen wir also losziehen und Sauerkraut in Dosen kaufen?«

»Nein, bloß nicht«, sagt sie eindringlich. »Was Sie im normalen Supermarkt finden, wird nicht funktionieren; es ist pasteurisiert, das heißt, all die guten Bakterien sind eingegangen.«

Okay. Nun kommen wir der nächsten Erkenntnisstufe ein Stück näher: dem Unterschied zwischen guter und schlechter Fermentierung.

Worum geht es dabei?

Fermentierung ist eine uralte Technik, um Nahrung länger

haltbar zu machen. Es ist etwas, das der Mensch über die Zeiten hinweg in allen Kulturen der Welt für sich entdeckt hat. Der Hauptgrund ist, dass Fermentation die schädlichen Fäulnisbakterien in der Nahrung vernichtet, wodurch sie länger haltbar wird.

PROBIOTIKA-HITS

1. **Kefir.** Eine Art fermentierte Milch mit dreimal so vielen Probiotika wie normaler Joghurt. Der Name leitet sich von dem türkischen Wort »keif« ab, was so viel wie »Wohlbefinden« bedeutet.

2. **Naturjoghurt.** Vermeiden Sie Joghurt mit geringem Fettanteil oder zugesetztem Zucker. Vorzugsweise Bio-Qualität.

3. **Kombucha.** Das Hipster-Getränk findet immer mehr Verbreitung. Der fermentierte Tee, der ursprünglich aus Korea stammt, schmeckt säuerlich und hat ein wenig Kohlensäure. Er enthält mehrere förderliche Enzyme, Proteine, Polyphenole und Vitamine. Wählen Sie möglichst den mit dem wenigsten Zucker.

4. **Miso.** Diese japanische Suppe findet allmählich Einzug in die Alltagsküche. Sie wird aus einer Paste aus fermentierten Sojabohnen, Gerste und Vollkornreis hergestellt. Miso-Paste gibt es im gutsortierten Super- oder Asiamarkt. Einfach in warmem Wasser auflösen.

5. **Milchsauer fermentiertes Gemüse.** Schauen Sie in Ihrem Biomarkt oder versuchen Sie, es selbst zu machen! Im Internet gibt es viele tolle Rezepte.

6. **Nahrungsergänzungsmittel als Tablette oder Kapsel.** Wechseln Sie häufiger das Produkt, damit Sie viele verschiedene Arten Bakterien bekommen.

Wein und Brot können in gewisser Weise als unsere archetypischen Nahrungsmittel gelten – auf jeden Fall in Agrargesellschaften. Um Wein zu machen, gibt man Hefe zu Traubensaft. Die Spuren dieser Kombination haben Archäologen in Höhlen, Gräbern und Ausgrabungen gefunden – bis zurück ins Jahr 4000 vor Christus. Seit uralten Zeiten lösen wir Hefe auch in lauwarmem Wasser auf, um unser täglich Brot zu backen, was den Teig verlockend aufquellen lässt. Meine Wikingervorfahren mischten Honig mit Hefe und Wasser, bis das Gemisch zu Alkohol vergärte und sie direkt ins Wikingerdelirium beförderte. Dasselbe Prinzip findet sich bei der Herstellung von Bier, nur dass dabei Malz statt Honig benutzt wird, oder manchmal Obst, Kartoffeln, Weizen oder Reis.

Aber es soll jetzt nicht um Wein und Bier gehen, sondern vielmehr um den Fermentierungsprozess durch Milchsäure. Dabei kommen die Bakterien – hauptsächlich Milchsäurebakterien – zum Einsatz, die natürlicherweise in Gemüse vorkommen.

Moore erklärt mir Grayshotts Fermentierungsmethode:

1. Gemüse zerkleinern
2. Grobes Salz hinzugeben
3. In ein kleines Glas pressen
4. Verschließen
5. Bis zu zwei Wochen stehen lassen

Die milchsäurefermentierten Bakterien reproduzieren sich schneller als andere Bakterien und senken den pH-Wert, wodurch sie die schädlichen Bakterien loswerden.

Eine Reihe von gesundheitsförderlichen Effekten tritt zutage. Die Milchsäurebakterien, die sich vervielfacht haben, helfen dem Körper, Vitamine und Mineralien aufzunehmen, und senken den GI-Wert des Gemüses. Darüber hinaus konnte gezeigt werden, dass Lactobacillus – juhu! – Entzündungen entgegenwirkt. In einer sehr interessanten Studie, die von Forschern an der Universität Utrecht durchgeführt wurde, hat sich herausgestellt, dass ein bestimmter Typ von Lactobacillus sogar den schädlichen Effekten des Rauchens entgegenwirken kann, indem er die Entzündung, die Rauchen in den Atemwegen auslöst, hemmt. Probiotika sind, wie die Wissenschaftler es nennen, immunmodulatorisch, oder anders gesagt beruhigend und heilend. Und der Mensch macht sie sich seit langer Zeit zunutze.

Im Laufe der Geschichte hat der Mensch alle möglichen fermentierten Getränke und Lebensmittel erfunden.

In Korea gibt es Kombucha, ein Getränk aus fermentiertem Tee, das es bis in den Westen geschafft hat, und Kimchi, eine Art würziges und schmackhaftes Sauerkraut mit Chili. Europa hat traditionell das Sauerkraut, vor allem das östliche Europa, aber auch Deutschland und Frankreich – hier gibt es das klassische Gericht Choucroute. Wenn man japanisch isst, gibt es oft eingelegtes Gemüse und eingelegten Ingwer zum Fisch. Japanische Miso-Suppe ist ebenso fermentiert. Veganer auf der ganzen Welt haben zudem Tempeh für sich entdeckt, fermentierten Sojabohnenkäse. Dann gibt es noch den althergebrachten Kefir, fermentierte Milch mit Milchsäurekulturen. Und Joghurt aus Kuh-, Schafs- und Ziegenmilch. Und Sauerteig.

»Ist Sauerteig gut?«

»Ja, wenn Sie Weizenbrot essen wollen, essen Sie Sauerteig. Die Säure zersetzt das Gluten. So ist es weniger inflammatorisch.«

Ich erkenne, dass ich auf Moores Lieblingsthema gestoßen bin. Sind diese Bakterien die Erklärung für die ungewöhnlich flachen Bäuche, die ich überall in Grayshott sehe?

Moore spricht weiter über Entzündungen.

»Ich glaube, dass Darmbakterien die Zytokine zersetzen und so direkt den Zytokinspiegel im Körper beeinflussen.«

Was für Geheimnisse kommen noch?

Als Moore den nächsten Begriff einwirft, erinnere ich mich an etwas, worüber ich vor langer Zeit gelesen habe.

In Südafrika hatte man einen großen Haufen Essensreste gefunden. Das mag trivial klingen – kommt einfach in meine Küche, wenn ihr Reste sehen wollt, könnte man einwenden. Doch hierbei handelte es sich nicht um irgendwelche Reste, sondern um Tiermehl, das unsere Vorfahren vor zwei bis drei Millionen Jahren gegessen haben.

Raymond Dart, Professor an der Witwatersrand-Universität in Johannesburg, fand zur gleichen Zeit ein kleines Fossil. Es handelte sich um einen menschlichen Körper, wahrscheinlich drei Jahre alt, der in einem See aus gemahlenen Knochen und Muscheln lag. Professor Dart nannte die gefundene Spezies *Australopithecus africanus* und schlussfolgerte, dass das Kleinkind zu einer Gruppe Höhlenmenschen gehört hatte, die er als »jagend, Fleisch essend, Muscheln zerkleinernd und Knochen brechend« beschrieb. In der Frühgeschichte hat der Mensch offenbar ziemlich viel Zeit damit verbracht, die Knochen der eigens erlegten Tiere zu zermahlen, oder, noch bequemer, der Tiere, die von Leoparden oder Tigern getötet wurden.

Worauf waren sie aus?

Knochenmark. Das Mark enthält ungewöhnlich hohe Konzentrationen an Vitaminen, zusammen mit etwas, das in der Savanne Mangelware ist: Fett.

Wenn man sich beispielsweise die Werkzeuge anschaut, die in der Olduvai-Schlucht in Tansania gefunden wurden, sind darunter faustgroße, hammerähnliche Objekte und scharfe Steinmesser und Keile, die unsere Vorfahren benutzten, um an diese Delikatesse zu gelangen. (Sie haben wohl auch eine Menge Gehirn gegessen, aber das lassen wir mal beiseite.)

Je besser die Werkzeuge wurden und je einfacher sie auf die Nährstoffe aus dem gesamten Tierkörper zugreifen konnten, desto größer entwickelte sich ihr Gehirn. Sie konnten reichhaltigere Nahrung zu sich nehmen, die ihnen Kraft gab und ihre Entwicklung unterstützte.

Jetzt gerade sind wir aber nicht Afrika, sondern in Grayshott – und wollen die Geheimnisse der entzündungslindernden Darmernährung ergründen.

Es gibt ein weiteres Geheimnis, das auf die Frühgeschichte des Menschen zurückgeht, aber hier in moderner Form gereicht wird.

Der Name dieses Geheimnisses: Knochenbrühe.

Knochenbrühe wird aus Tierknochen gemacht, inklusive dem Mark. Als Erstes röstet man die Knochen im Ofen, um ihnen mehr Geschmack zu verleihen. Dann kocht man die Brühe für mindestens acht Stunden, besser länger. Dabei beginnt die Brühe, eine Reihe guter Stoffe abzugeben, wie Gelatine, Collagen und Prolin. Das Knochenmark enthält auch fettlösliche Vitamine in großer Menge. Knochenbrühe ist dank ihres hohen Proteingehaltes, der guten Fette, Vitamine und Mineralien in letzter Zeit ein großes Thema in der Gesundheitswelt geworden.

An der Universität von Nebraska wurde Brühe aus Hühnerknochen untersucht, und es wurde nachgewiesen, dass sie das Immunsystem stärkt. Im Naturkostladen gibt es teure Produkte, welche die Gelenke stärken sollen. Oft enthalten sie Chondroitinsulfat und Glucosamin, was das Immunsystem zu modulieren scheint. Doch in Knochenbrühe sind diese Dinge natürlicherweise enthalten.

Dann höre ich eine Dame sagen:

»Heute Abend bekommen wir nur Knochenbrühe und morgen früh etwas Tee. Kein richtiges Essen bis morgen Mittag«, erklärt sie wehmütig.

Und damit kommen wir zum dritten Geheimnis: Fasten.
Aber nicht das Fasten, wie es in Schweden vor gut 20 Jahren populär war. (Ein Freund erzählte mir von einem Spa, wo er zwei Wochen lang Kräutertee und verdünnten Aprikosensaft trinken sollte.)

Diese bestimmte Art des Fastens, mit der mich schon Rita bekannt gemacht hat, nennt sich Intervallfasten.

Die Logik dahinter ist folgende: Unsere Ur-Vorfahren hatten keinen permanenten Zugriff auf Nahrung. Manchmal war es sehr schwer, etwas zu essen zu finden, und sie mussten zeitweise ganz ohne auskommen. Hungern schaltet die Regulatorgene ein, eine Art Überlebensmechanismus, der wiederum eine Kaskade entzündungshemmender Prinzipien in Gang setzt: Reparatur, Fettverbrennung und so weiter.

Jeder von uns fastet täglich. Man nennt das Schlaf. Währenddessen konzentriert sich der Körper darauf, Nahrung zu verbrennen und via Leber und Nieren Abfallprodukte loszuwerden. Ich erzähle Moore, dass ich zweimal die Woche ein Mini-Fasten einlege, indem ich das Frühstück für ein paar Stunden nach hinten verlagere, um meinem Bauch zusätzliche Zeit zum Verdauen zu geben.

»Das ist gut, aber Sie könnten mehr tun«, sagt sie.

Sie erzählt mir von verschiedenen Methoden zu fasten. Grayshott hat sehr gute Resultate mit der sogenannten 16:8-Methode erzielt.

Das bedeutet 16 Stunden nichts essen und in den verbleibenden acht Stunden alle Mahlzeiten zu sich zu nehmen. Das kann heißen, gegen 18 Uhr früh Abendbrot zu essen und dann bis 10 Uhr am nächsten Morgen nichts mehr zu sich zu nehmen. Ein weiteres, ähnliches Prinzip ist 5:2, das viele Leute als effektive Möglichkeit sehen, Gewicht zu verlieren; außerdem wurde gezeigt, dass es Entzündungsmarker senkt. Andererseits ist es schwierig, das langfristig durchzuziehen, denn für die Fastentage braucht man eine teuflische Selbstdisziplin (und sie können einen in ein soziales Alien verwandeln, wie ein Freund mich warnte). Ich konnte noch nie einen ganzen Tag fasten, mein Körper funktioniert nicht so. Aber eine Mini-Fastenzeit ist sehr belebend.

FINDEN SIE IHRE FASTENMETHODE

Es gibt viele verschiedene Möglichkeiten, kurz zu fasten, die sich als effektiv bei der Senkung von Entzündungsmarkern erwiesen haben.

- **5:2** umfasst fünf Tage in der Woche normal zu essen und zwei Tage zu fasten, wobei man maximal 600 Kalorien am Tag zu sich nehmen darf.

- **6:1** meint sechs Tage normal zu essen und einen Tag in der Woche zu fasten.

- **16:8** bedeutet, dass man für 16 Stunden fastet (nur Wasser und Kräutertee) und während der übrigen acht Stunden isst. Man könnte also die letzte Mahlzeit um 19 Uhr zu sich nehmen und müsste dann bis 11 Uhr am nächsten Tag nichts mehr essen. Das macht man ein oder zwei Tage in der Woche, um die Inflammation zu reduzieren und der Verdauung eine Pause zu gönnen. Es nicht so radikal, wie einen vollen Tag zu fasten.

- **14:10** ist ähnlich wie 16:8, nur mit einer kürzeren Fastenperiode. Meine Lieblingsmethode.

Und genau das macht man hier in Grayshott.

Während der Fastenperiode ziehen sich die Mitglieder der Darmgruppe zurück.

Bauchgefühl

Nach 24 Stunden sehe ich die Gruppe beim Mittagessen wieder. Das Essen auf ihren Tellern sieht gut aus. Es gibt Fleisch mit Mark, Gemüse und dazu eine dunkle, üppige Soße. Neben jedem Teller steht eine Schale mit fermentiertem Sauerkraut sowie ein Gebräu aus bitteren Kräutern, das bei der Verdauung helfen soll.

Der Mann, der seinen Sohn verloren hat, scheint mittlerweile eine besondere Stellung in der Gruppe einzunehmen und sieht fröhlicher aus. Die Frauen in seiner Nähe beugen sich zu ihm vor und lauschen seinem artikulierten Englisch. Eine erzählt mir, dass der Herr jemanden kennen soll, der die verstorbene Prinzessin Diana, die inzwischen bei manchen geradezu Heiligenstatus genießt, gekannt hat, was in dieser Zielgruppe eine starke Währung ist.

Aber wirklich bemerkenswert ist, dass die gesamte Gruppe immer besser aussieht. Ihre Gesichter sind glatter, die Blicke klarer und die Rücken gerader. Sie scheinen neue Energie und Vitalität zu haben.

Meine Freundin und ich bemerken, dass sie förmlich leuchten – und zwar allesamt.

Was sie in Grayshott tun, scheint zu funktionieren. Irgendetwas passiert, das die Entzündungen vermindert, den Menschen mehr Lebendigkeit gibt und sie gesünder macht.

Haben sie alle Puzzlestücke zusammengetragen, die für ein Leben ohne Entzündungen entscheidend sind?

Nein, ich glaube nicht. Denn ein Element fehlt in dem Kurs, etwas, das mir im Leben starken Halt gibt.

7.

Atme

Just do it.

NIKE

ch habe keinen Sport-Urlaub mehr gemacht, seit ich in den
späten 1980ern mit meinen Freundinnen in den Zug von Stockholm nach Göteborg gestiegen bin.

Meine Gedanken rasen.

Entweder, weil ich langsam ein komischer Kauz oder eine alte
Dame werde – oder weil es die beste Idee seit Langem ist.

Ich sitze im Flieger ins kanadische Toronto. Das Ticket habe
ich mit alten Vielfliegermeilen gekauft, die ich über die Jahre
durch meine Geschäftsreisen gesammelt habe. Es fühlt sich wie
ein unglaublicher Luxus an, irgendwo hinzureisen, nur um Sport
zu machen. Ich frage mich, ob es das Geld und die Ressourcen
wert ist. Alles in allem ist mir bei der Reise etwas bange. Ich
schätze, die anderen Teilnehmer werden jünger sein, besser in
Form und in jeder Hinsicht »geeigneter«. Ich habe Bilder von
Ritas Fitness-Wettbewerben gesehen – was, wenn ich nicht mit-
halten kann?

Wir landen am Nachmittag in Toronto, und von da fahre ich
weiter in eine Stadt, die passenderweise London heißt. Sie liegt
südlich, nahe der amerikanischen Grenze und den Großen Seen.
Ich sitze eingequetscht in einem Minibus zwischen Kanadiern
in ihren warmen, bauschigen Jacken. Als wir aufs Land hinaus-

fahren, das sich als eine Art Prärie herausstellt, wird es allmählich dunkel. Die Fenster der vereinzelten Häuser schimmern in der Dämmerung.

Der Fahrer erzählt der Lady schräg hinter ihm, dass er sich scheiden lässt. Zwei Geschwister zanken sich um die Fahrkarte. Andere unterhalten sich über Eishockey. Was tue ich eigentlich, frage ich in den dunklen Abend hinaus. Ich steige vor einem leicht heruntergekommenen, aber heimeligen Hotel am Rand von London aus. Vor dem Eingang steht eine unglaublich athletische Frau Ende 20 in Jeans und Daunenjacke. Muss man hier in der Gegend so aussehen?

Es dauert eine Weile, bis jemand an den kleinen Tisch tritt, der als Empfang dient, aber schließlich bekomme ich ein Zimmer im Souterrain mit Teppichboden und feuerfesten Vorhängen.

Jemand klopft an die Tür, und als ich öffne, steht eine junge Frau mit dichtem schwarzem Haar vor mir. Ich schätze, dass sie die Teilnehmerin ist, mit der zusammen ich eine Präsentation vorbereiten soll.

»Hi, bist du die …«

»Ja, wir sollen gemeinsam vortragen.«

Wir unterhalten uns, aber irgendetwas stimmt nicht. Sie hört mich nicht, wenn ich sie nicht direkt ansehe. Sie ist fast taub und muss von meinen Lippen ablesen. Unter dem schönen lockigen Haar erspähe ich ein Hörgerät. Sie wird einen Vortrag darüber halten, wie man seine inneren Widerstände überwindet.

Sie erzählt mir, worüber sie sprechen wird, und ihre Worte bekommen durch die Einschränkung, mit der sie lebt, besondere Eindringlichkeit. Es ist die Geschichte einer Außenseiterin, die den Willen hat, weiterzumachen und stärker zu werden.

»Du musst dich trauen, an dich selbst zu glauben, auch wenn du nicht in jedem Punkt die Norm erfüllst«, sagt sie.

Sie hat Tränen in den Augen. Für sie ist es eine große Sache, über ihre Geschichte zu sprechen. Ich finde sie sehr mutig. Wir werden ein Team, und sie macht auch mich mutiger. Darüber hinaus stellt sie sich als Genie in Technikfragen heraus und hilft mir mit meinem Computer, den Kabeln und anderem Equipment – solche Menschen sollte man immer in seiner Nähe haben.

Hier werden wir ein intensives Training absolvieren. Wir werden neue, schwierige Dinge ausprobieren – und es wird sich gut anfühlen.

Man muss nur atmen.

In der letzten Zeit habe ich bereits eine Routine entwickelt. Mein Ziel ist es, fast jeden Tag zu trainieren, oft gleich nach dem Aufstehen. Nicht immer finde ich die Zeit. Manchmal komme ich erst mittags dazu, manchmal am Abend.

»Ich sähe es gerne, wenn du früh am Tag trainierst«, sagt mein Guru Rita.

Ein frühes Workout legt den Rhythmus für den Tag fest und tritt eine Woge günstiger chemischer Prozesse los. Ich kann es fühlen. Rita sagt, es sind die Endorphine. Das stimmt, aber es geht auch um andere Dinge: Blutzucker, Sattheit, allgemeines Energielevel und auch die Stimmung.

Mein Workout, das über die Jahre zu einem uninspirierten Lauf hier, ein bisschen Gewichtheben da und dann und wann ein wenig Yoga degeneriert ist, verwandelt sich in ein zielorientiertes Projekt.

Rita schickt mir die Trainingspläne per Mail. Jeden Monat gibt es einen neuen Plan mit vier oder fünf verschiedenen Workouts pro Woche. Ich fange an, mich auf die jeweiligen Einheiten vorzubereiten. Das fühlt sich richtig professionell an.

Eine Woche kann zum Beispiel aus zwei Tagen Unterkörpertraining, zwei Tagen Oberkörperübungen, einem Circuit-Tag und einem Tag mit aerobem und Core-Training bestehen. Es gibt weniger aerobes Training, als ich es gewohnt bin. Aber mein Körper verändert sich. Meine Schultern werden breiter, meine Hüften schmaler. Mein ganzer Körper wird fester, und ich spüre, wie sich das Fett-Muskel-Verhältnis verschiebt.

Ich achte darauf, mich bei den Gewichten langsam zu steigern aus Sorge, mein Rücken könnte mir stärkere Probleme machen. Aber – klopf auf Holz – eines Tages wache ich auf und fühle, dass etwas komplett fehlt: meine Rückenschmerzen! Es ist ein Wunder.

»Wenn man schon einen Personal Trainer hat, will man dann nicht jemanden, der neben einem steht und einen anfeuert?«, fragt mich eine Freundin, die ihren Trainer liebt, der genau das tut.

Ein Personal Trainer an der Seite ist nicht zu unterschätzen. Die physische Anwesenheit einer kompetenten Person, die einen beim Training unterstützen und anleiten kann, ist für viele Menschen sehr wertvoll. Für mich ist es auf meinem momentanen Level wunderbar, mehr Freiheit zu haben – die Möglichkeit, selbst zu bestimmen, wann und wo ich trainiere. Die Tage sind auch so schon voller Dinge, die ich machen *muss*. Und trotzdem trainiere ich nicht willkürlich, sondern mit tieferem Verständnis und systematischer.

Dieses systematische Workout verändert auch meine Fitness-studio-Persona, wenn es diesen Ausdruck überhaupt gibt. Ich lerne, proaktiv zu sein, ich muss die bevorstehende Session verinnerlichen. Ich kann nicht einfach mein Gehirn ausschalten und tun, was mir jemand sagt. Stattdessen muss ich eine genaue Vorstellung davon haben, was passiert, wenn ich am Studio ankomme. Und das erfordert eine gewisse Vorausplanung. Wenn ich ankomme, gehe ich jeder Plauderei aus dem Weg, setze meine großen Kopfhörer auf und höre laut Musik – wie eine Athletin (ha!) voll auf meine Übungen fokussiert.

Ich erkenne außerdem die Struktur hinter einer Workout-Session, den Aufbau und die Wiederholungen, und verstehe, dass verschiedene Workouts zu unterschiedlichen Ergebnissen führen. All diese neuen Übungen eröffnen ganz neue Räume, um lustige Dinge auszuprobieren.

Die Übungen Iron Cross und Skull Crusher klingen nach Stärke. Walking Lunge und Chest Flies klingen fröhlich. Dann gibt es die Übungen mit einem Hauch Osteuropa: Bulgarian Split Squats, Romanian Dead Lifts. Vor meinem inneren Auge sehe ich die Fernsehübertragungen der Olympischen Spiele meiner Kindheit vor mir: haarige Gewichtheber, die fluchen und stöhnen, wenn sie unglaublich schwere Gewichte stemmen. Ich probiere eine Kniebeuge aus, die sich Lumberjack Squat nennt. Ritas Training ist ganz sicher nichts für Weicheier.

Dann gibt es noch die Arnold Press, benannt nach Arnold Schwarzenegger. Wenn ich meine Arme nach oben ausstrecke, in jeder Hand eine Hantel, sie wieder sinken lasse, dann meine Hände drehe, sodass die Hanteln vor meiner Brust mit einem triumphalen Bäng gegeneinander knallen, lächle ich vor mich hin. Denn diese Übung wurde in den 1960ern von einem österreichischen Muskelmann am Muscle Beach in Venice, Kalifornien, erfunden, als ich noch ein kleines Mädchen war. Und hier steht nun eine Frau über 50, 40 Jahre später, und macht genau dieselbe Übung. Warum auch nicht?

Und dann begegne ich meinem Angstgegner, dem Klimmzug. Ich soll von einer Stange herabbaumeln und mein eigenes Körpergewicht hochhieven. Das klappt einfach nicht.

Ich schicke Rita eine E-Mail, dass ich es nicht schaffe. Ich erkläre ihr, dass ich zwar ein breiteres Kreuz bekommen habe und kräftiger geworden sei, ich aber letzten Endes einer alten Familie von Gelehrten und Priestern entstamme, die alle sehr schmale Schultern hatten, und dass niemand in meiner Familie einen Klimmzug machen könne. Und sicher könne das niemand von mir erwarten – mitten in der Menopause. Außerdem habe ich

Atme

einen birnenförmigen Körper mit einem sehr niedrigen Schwerpunkt. Fällt ein Klimmzug da nicht besonders schwer? Und habe ich nicht auch besonders wenig muskelaufbauendes Testosteron?

Ausreden, Ausreden ... Rita scheint von meinen Ausführungen vollkommen ungerührt.

Versuch es weiter, schreibt sie.

Allmählich lerne ich, all die schlechten Ausreden sausen zu lassen, diese Mischung aus weiblichem Schuldgefühl, geringem Selbstvertrauen und dem Unwillen, Verantwortung zu übernehmen. Stattdessen beschließe ich, durch die Welle hindurchzutauchen und die Probleme direkt anzugehen. Mir alle Mühe zu geben, einen Schritt nach dem anderen zu machen, und mich über alles zu freuen, was ich lerne.

Nicht ein einziges Mal während des Trainings mit Rita sprechen wir über Kalorien. Das ist befreiend, besonders wenn man bedenkt, dass ich in jedem Fitnessstudio, das ich betrete, nur Frauen und Männer sehe, die hektisch trainieren, Stunde um Stunde, die laufen, Rad fahren, rudern und auf dem Stepmaster steppen. Ich denke an einen schwedischen Dichter, der über jene schrieb, »die wandeln ohne Freud ...« Wer war das noch mal? Egal. Jedenfalls sieht es tödlich langweilig aus. Rita will nicht, dass ich grimmig trainiere, nur um Kalorien zu verbrennen.

Welches Training ist das beste?, frage ich mich.

Ritas Antwort: »dasjenige, das man durchzieht.« Aber ihr Programm kombiniert anspruchsvolle Muskelaufbau-Übungen mit kleinen, schnellen aeroben Workouts. Durch sie lerne ich das Wort HIIT – Hochintensives Intervalltraining. Und Tabata, 20 Sekunden Übung und dann zehn Sekunden Pause. Diese Methode wurde ursprünglich in den 1970ern für das japanische Olympiateam entwickelt. Vier Minuten Tabata mit Laufen, Rad fahren oder Squat Jumps kurbeln das Herz richtig an. Außerdem will sie, dass ich Yoga mache, im Wald spazieren gehe, das Leben genieße und atme. Sie nennt es »aktive Pausen«, offenbar das Gegenteil

davon, auf der Couch zu liegen und ohne Pause dänische Krimi-
serien zu gucken.

Es ist viel, viel mehr, als ich gewohnt bin. Es ist schwierig, all
das umzusetzen.

Und genau deshalb bin ich nun hergekommen, um mehr zu
lernen und mich davon inspirieren zu lassen, wie andere normale
Sportler ihren Tag regeln.

Beim Frühstück sitzen wir noch als Fremde zusammen, die
sich zurückhaltend gegenseitig einschätzen. Die Frauen in der
Gruppe scheinen nett zu sein. Die meisten sind Amerikanerin-
nen und Kanadierinnen, und alle haben einen unterschiedlichen
Lebenslauf und ihre eigenen Gründe, hier zu sein. Es gibt eine
angehende Krankenschwester, ein paar Plätze weiter eine Finanz-
analystin, daneben eine Hausfrau, eine Administratorin, eine
Grundschullehrerin, eine Frau, die für eine Hilfsorganisation arbeitet, und die Sprecherin des großen Krankenhauses in der Nähe
unseres Hotels.

Kaum ist das Frühstück beendet, haben wir schon alle Förm-
lichkeiten hinter uns gelassen und sprechen begeistert über unser neues, lebensveränderndes Hobby.

»Hast du auch Schwierigkeiten, morgens die Zeit zum Training zu finden?«

»Wie frühstückst du unterwegs?«

Erfahrungen zu teilen verbindet uns.

Es ist der Herbst 2013, und so ein Fitnessstudio wie das, zu
dem wir gebracht werden, habe ich bis dato noch nie gesehen.
Funktionelles Training hatte es damals noch nicht wirklich nach
Europa geschafft. Der Ort sieht aus wie eine große, leere Garage,
mit Geräten aus Eisen und an den Wänden gestapelten großen
Autoreifen.

Es ist aufregend, Rita persönlich zu treffen. Sie ist ein blonder
Wirbelwind und trotz ihrer Magazincover- und Bikinimodel-Er-
scheinung ist sie gar nicht affektiert, sondern warmherzig – ein

echter Mensch. Es ist besonders spannend zu beobachten, wie schnell, energisch und klug sie die Übungen absolviert.

Wir machen Zirkeltraining, was normalerweise auch Klimmzüge beinhaltet. Es ist genauso, wie ich befürchtet hatte: Ich bin die Schlechteste, die Einzige, die keinen einzigen Klimmzug schafft. Als ich an der Reihe bin, kommt Rita zu mir herüber und hilft mir. Dann klappt es ein bisschen besser. Ich erkenne, dass man nicht dem Familiendrehbuch folgen muss – man kann seine eigene Geschichte schreiben. Man kann die Schlechteste bei etwas sein und trotzdem die Beste darin, es zu versuchen.

Wir müssen auch etwas schieben, das im Grunde wie ein Eisenschlitten mit Gewichten aussieht. Es ist unfassbar schwer. Zu zweit kippen wir gigantische Traktorreifen um, was unglaublich viel Spaß macht. Wir machen Workouts, hantieren mit Seilen, Gummischläuchen, Eisenstangen und Boxhandschuhen.

Am Abend kochen wir »Rita-Essen« und speisen gemeinsam an einem großen Tisch. Wie ein großes Herz werden wir eins und teilen die großen Geschichten unseres Lebens. Als wenn das Training mit Reifen und Eisenschlitten die Schleusen zwischen uns geöffnet hätte, kommen wir schnell weg von oberflächlichen, höflichen Unterhaltungen und erreichen eine tiefere Verbindung.

Als ich zu Hause anrufe und meinem Mann erzähle, dass wir stundenlang miteinander geweint haben – über alten Kummer und schwere Traumata, über Autounfälle, Scheidungen, psychische Erkrankungen, Alkoholismus und Verletzlichkeit –, fragt er mich, was zum Henker bei uns los sei.

»Ihr kennt euch erst seit ein paar Stunden«, sagt er überrascht.

Oder aber: Wir kennen uns schon unser ganzes Leben. Irgendwie sind wir alle auf derselben Reise, und das Training ist der Schlüssel zu diesem neuen Zustand. Warum tut es uns so gut?

Einige Zeit später fahre ich über die Öresundbrücke, die Schweden mit Dänemark verbindet. In einem sanften Bogen erhebt sie sich über den nebligen Sund. Vor mir liegt Kopenhagen und wartet auf mich, mit seiner Boheme-Sexiness, seinen alten, eleganten und urbanen Fassaden, seiner luftigen, modernen Architektur. Hier kannst du atmen, denke ich bei mir. Und wer könnte ein besserer Ratgeber sein, wenn es um Atmung und Sport geht, als die Person, die ich gleich treffen werde?

Mein Sohn, der in Kopenhagen studiert, kennt sich ziemlich gut mit Fitness aus. Er erzählte mir von einer spannenden Frau, die er im dänischen Frühstücksfernsehen gesehen hat. Könnte sie diejenige sein, nach der ich suche, diejenige, die mir genauer erklären kann, wie sich Sport auf Entzündungen auswirkt?

Professorin Bente Klarlund Pedersen ist eine führende Expertin, Pionierin und Vordenkerin, was den Schnittbereich von Sport und Immunologie anbelangt. Sie schreibt eine wöchentliche Kolumne für die dänische Tageszeitung *Politikken*, und ihre Forschung konzentriert sich auf die Gesundheit des ganz normalen Durchschnittsmenschen.

Sie ist in ihren Vierzigern und trägt eine lange, stylische Jacke und Jeans, als sie mich im obersten Stockwerk des Rigshospitalet empfängt. Ihre neugierigen braunen Augen funkeln unter dem akkurat geschnittenen Pony hervor. Wir holen uns einen Kaffee in der Cafeteria, wo eine große Gruppe Studenten gerade zu Mittag isst. Professorin Klarlund Pedersen balanciert unsere Kaffeebecher und erklärt mir im Gehen, dass sie lebt, was sie lehrt. Jeden Morgen läuft sie um die drei hübschen Seen im Zentrum von Kopenhagen.

»Es ist wunderbar!«, sagt sie.

Ich erläutere ihr, dass ich ein wenig verwirrt bin. Auf der einen Seite habe ich das Gefühl, dass Sport Entzündungen reduziert – teilweise, weil ich diese Veränderung bei mir selbst beobachtet habe, teilweise, weil ich weiß, dass Sport den Leiden entgegenwirkt, die mit Entzündungen in Verbindung gebracht werden: Krebs, Diabetes Typ 2, Herz-Kreislauf-Erkrankungen und Fettleibigkeit. Aber wenn ich versuche, die größeren Zusammenhänge zu verstehen, stoße ich auf widersprüchliche Informationen. Deshalb bin ich auf der Suche nach mehr Fakten.

»Es passt nicht zusammen, und ich bin ziemlich verwirrt«, sage ich.

»Okay, dann fangen wir ganz von vorne an«, sagt Klarlund Pedersen lächelnd in ihrem perfekten dänischen Schwedisch.

Ihr Interesse für den Zusammenhang von Sport und Immunabwehr wurde geweckt, als sie an ihrer Doktorarbeit saß und beobachtete, dass regelmäßige körperliche Betätigung das Immunsystem beeinflussen kann. Das war überraschenderweise auch bei Menschen der Fall, die vom Hals abwärts gelähmt waren. Wenn man ihre Muskeln elektrisch stimulierte, begannen sie, gewisse Stoffe zu produzieren, obwohl das Gehirn ihre Bewegungen nicht länger kontrollieren konnte. Die Wissenschaftler kamen zu dem Schluss, dass die Muskeln über eine eigene Immunabwehr verfügen mussten, die aktiviert wurde, wenn die Muskeln begannen zu arbeiten.

»Wir sprechen über ein völlig unabhängiges System. Die Proteine, die produziert wurden, nannten wir Myokine«, erläutert sie.

»Das heißt, Muskeln können kommunizieren?«

»Ja, das haben wir erkannt. Muskeln sind nicht tot, sondern stehen in engem Kontakt zum restlichen Körper.«

Diese Kommunikation erfolgt mittels einer Reihe von Mechanismen, aber hauptsächlich über einen Faktor namens Interleukin-6 (IL-6). Dieser wird in großen Mengen ausgeschüttet, sobald man beginnt, sich zu bewegen. Mein Problem damit beziehungsweise das, was mich daran verwirrt, ist: Ich bin darauf gestoßen, dass genau dieser Faktor die Entzündung anderswo fördern soll – also schädlich ist.

Wie passt das zusammen? Wie kann IL-6 die Entzündung in manchen Fällen antreiben, aber ihr entgegenwirken, wenn es während Bewegung ausgeschüttet wird?

»Sie müssen sich das große Ganze anschauen«, sagt die Professorin.

Dann beginnt sie zu zeichnen.

Als Erstes zeichnet sie eine Kurve, die darstellt, wie Bewegung die Ausschüttung von IL-6 anregt, was wiederum die Produktion einer Reihe von entzündungshemmenden Stoffen auslöst.

Dann zeichnet sie eine weitere Kurve dazu, wie eine Verletzung oder Infektion IL-6 zusammen mit weiteren entzündungsauslösenden Stoffen wie eine Rakete ansteigen lässt. Aber in diesem Fall fehlen die antiinflammatorischen Substanzen, die bei Muskelaktivität auftreten.

Derselbe Stoff löst also unterschiedliche Effekte aus?

»Warum verwendet die Natur denselben Stoff?«, frage ich sie verwundert.

»Vielleicht, weil die Natur ökonomisch und originell ist«, sagt sie und lacht.

»Wie bewerten Sie also die Beziehung zwischen Sport und Entzündung?«

»Meine Interpretation – und unsere Forschung belegt das – ist folgende: Bewegung ist unglaublich nützlich, um niedriggradige Entzündungen zu senken, insbesondere jene, die uns krank machen.«

»Und wie funktioniert das?«

»Auf zweierlei Weise. Zum einen aktiviert IL-6 andere entzündungshemmende Stoffe – wie auf der Zeichnung. Zum anderen gibt es noch einen anderen Effekt: Es aktiviert außerdem Viszeralfett.«

Viszeralfett. Ich lächle in mich hinein. Vor ein paar Jahren hat ein Personal Trainer die Fettzusammensetzung von einigen Familienmitgliedern gemessen. Viszeralfett stellte sich als überaus wichtig heraus. Dieses Fett wird in der Bauchhöhle gespeichert und umgibt die Organe. Wenn jemand zu viel davon hat, neigt er dazu, mit einem süßen, kleinen Bauch wie ein Seehund auszusehen. Das entwickelte sich zu einem Running Gag in meiner Familie, wann immer sich jemand figurmäßig Richtung Robbe entwickelte … Ich nenne keine Namen!

Viszeralfett hat viele Namen, vom medizinischen Begriff »intraabdominales Fett« bis zum »Bierbauch« beim Mann oder der »Apfelfigur« bei der Frau. Dieses menschliche Fett ist ebenso aktives Gewebe wie Muskeln, das mit seiner Umgebung »kommuniziert«. Viszeralfett spricht auf Entzündungen mehr an als anderes Fett.

»Dieses nachteilige Fett wird mobilisiert, sobald man sich bewegt«, fährt Professorin Klarlund Pedersen fort. »Und sinkt das Viszeralfett, geht langfristig auch die Entzündung zurück.«

Ich versuche mich an einer Zusammenfassung.

»Wenn ich das also richtig verstanden habe, funktioniert es so: Sport bringt das Muskel-IL-6 in Schwung, welches entzündungshemmende Stoffe aktiviert und auch das Fett ins Blut hinaustreibt?«

»Korrekt«, sagt sie. »Das Viszeralfett wird bei Bewegung als Energie mobilisiert.«

»Passiert das jedes Mal, wenn ich mich bewege?«

»Jedes Mal. Deshalb sollte man sich jeden Tag bewegen, um diesen entzündungshemmenden Effekt zu erzielen.«

Ich erkenne, dass ich eine IL-6-Süchtige geworden bin, die sich jeden Tag ihre Dröhnung abholt.

»Es lassen sich noch weitere Dinge beobachten«, fährt sie fort. »Zum Beispiel haben Menschen, die sich nicht bewegen, mehr ›schädliches‹ IL-6, selbst wenn sie ruhen.«

Moment, das ist interessant.

»Was wollen Sie damit sagen?«

»Dass mangelnde Bewegung niedriggradige Inflammation verursacht.«

Aha. Es ist nicht nur so, dass Sport die Entzündung hemmt, sondern Sitzen treibt sie auch hoch.

Bente Klarlund Pedersen hat in mehreren Fernsehformaten als Fitnessärztin mitgewirkt. Einmal war es ihre Aufgabe, eine dänische Familie aus Fraugde, einem Vorort von Odense, aufzupäppeln und sie zum Sport zu bewegen.

Die Familie nahm lieber das Auto als das Rad, fuhr Aufzug, statt Treppen zu steigen, und schaute gern abends fern. Kurz gesagt, sie waren eine ganz normale Familie, die Eltern gingen arbeiten, und sie lebten ihr Leben nach bestem Wissen und Gewissen. Klarlund Pedersen untersuchte die Fähigkeit ihrer Körper, Zucker zu verarbeiten. Es stellte sich heraus, dass sich diese Fähigkeit signifikant verbesserte, wenn sie körperlich aktiv wurden. Auch die Insulin-Spitzenwerte gingen zurück.

Klarlund Pedersen hat das Experiment in ihrem Buch *Die Wahrheit über Gesundheit* beschrieben. Sie bemerkt darin Folgendes: »Der Hauptfaktor dafür, wie sehr Blutzucker und Insulin nach einer Mahlzeit ansteigen, ist die Empfindlichkeit der Muskeln für Insulin.«

Muskeln haben Insulinrezeptoren, und die Muskelmasse spaltet Zucker aktiv auf. Jetzt wird es wieder richtig spannend, denn ein hoher Blutzuckerspiegel fördert Entzündungen. Ein niedriger Wert hingegen heilt Entzündungen. Und Sport sorgt für einen niedrigen Blutzuckerspiegel.

Die Fähigkeit, Zucker im Blut zu verarbeiten, ist demzufolge die dritte Weise, auf die Sport Entzündungen hemmt.

Umgekehrt verliert ein Mensch, der körperlich wenig aktiv ist, selbst schon nach ein paar Wochen die Fähigkeit, Zucker zu verarbeiten. Professorin Klarlund Pedersen und ihr Team demonstrierten das in einem Experiment mit einer Gruppe körperlich aktiver, junger Männer. Normalerweise legten sie täglich 10.000 Schritte zurück, aber während des Versuchs durften sie 14 Tage lang lediglich 1.500 Schritte tun. Darüber hinaus mussten sie nichts ändern.

In dieser kurzen Zeit verloren die Männer im Schnitt 1,3 Kilogramm, und ihre Fähigkeit, Zucker zu verarbeiten, nahm ab. Darüber hinaus schnitten sie in einem Kognitionstest schlechter ab, der ihre Schnelligkeit und ihr logisches Denkvermögen untersuchte.

Ich denke an die Forscher in Lund.

Sind wir wieder auf der Fährte von »Inflammation und Kognition«?

Und wieder denke ich, dass Rita absolut richtigliegt. Du musst JEDEN TAG Sport treiben … #trainierejedenverdammtentag #fitnessfreak #immerweitermachen.

Es dreht sich alles darum, den gesunden Körper zu stärken und schlechte Gesundheit zu bekämpfen.

Professorin Klarlund Pedersen sucht etwas in ihrem Regal.

»Jetzt muss ich Ihnen etwas zeigen.«

Sie legt Bilder von Maustumoren vor mich auf den Tisch und erläutert, dass diese auf die halbe Größe geschrumpft sind, nachdem man die Mäuse in Laufrädern rennen ließ.

»Bewegung ließ die Tumore schrumpfen«, wiederholt sie.

Außerdem zeigt sie mir neue, bislang unveröffentlichte Forschungsergebnisse, die belegen, dass 50 Prozent der Diabetes-2-Patienten ihre Medikamente absetzen konnten, wenn sie jeden Tag für eine Stunde Sport trieben.

Können Diabetiker durch Bewegung wirklich Medikamente umgehen?

»Diese Erkenntnis muss für die Pharma-Konzerne eine Katastrophe sein«, bemerke ich.

»Genau«, erwidert sie. »Wir haben unseren Artikel an eine sehr bekannte Fachzeitschrift geschickt, aber sie wollten ihn nicht veröffentlichen. Sie halten die Ergebnisse für zu radikal.«

»Zu radikal?«

»Sie behaupten, Diabetes-2-Patienten wären nicht dazu in der Lage, sich eine Stunde am Tag körperlich zu betätigen. Doch wir haben gezeigt, dass sie es können – mit der richtigen Unterstützung. Wir haben den Artikel jetzt an eine andere Zeitschrift geschickt. Wir werden sehen, ob sie sich trauen, ihn zu publizieren.«

»Warum tun sich Ärzte so schwer damit, Sport und sogar Nahrung als Therapie anzuerkennen?«, frage ich frustriert.

»Es ist einfacher, eine Pille zu nehmen«, sagt sie. »Einfacher für den Arzt. Außerdem gibt es starke kommerzielle Interessen, die Pharmaunternehmen errichten eine Art Barriere gegen neue Erkenntnisse.«

Das muss ich erst mal verdauen. Ist es wahr, dass wir dem Wissenschaftsestablishment nicht trauen können? Dass man nicht wollen kann, dieses für kranke Menschen höchst bedeutsame Wissen zu verbreiten?

»Es ist einfach ziemlich gruselig«, sagt Klarlund Pedersen. »Und deshalb bauen wir dieses Zentrum auf: um Krankheiten entgegenzuwirken, bevor sie ausbrechen.«

Das ist eine Tragödie, denn die Forschung liefert immer mehr Erkenntnisse über den schrecklich hohen Preis mangelnder Bewegung. Ich finde mehrere Studien, die bestätigen, worüber Klarlund Pedersen gesprochen hat: dass Inaktivität Entzündungen fördert. Was ich auch herausfinde: Dieser Prozess ist bei Frauen ausgeprägter. Anders gesagt, herumzusitzen hat auf Frauen einen negativeren Effekt als auf Männer.

Forscher spekulieren über eine Erklärung für dieses Phänomen. Im Alltag von Männern könnte es mehr »versteckte Bewegung« geben, während Stillsitzen bei Frauen bedeutet, dass sie sich wirklich nicht bewegen.

Eine andere Diabetesstudie zeigt das Gleiche – Sitzen verursacht Entzündungen. Sie zeigt aber auch, dass mit jeder Stunde, die der Diabetes-Patient sich mehr als der Bevölkerungsdurchschnitt ertüchtigt, die Entzündung um 24 Prozent zurückgeht. Diese Beweise sind unwiderlegbar.

Warum also werden im Gesundheitswesen keine Veränderungen angestoßen?

Vielleicht, weil ein derartiger Lebenswandel kompliziert ist und allen Beteiligten so viel abverlangt. Woher sollen die Ärzte und Physiotherapeuten die Energie nehmen, sich all dieses neue Wissen anzueignen und anschließend jeden einzelnen Diabetes-Patienten auf den mühsamen Pfad zu mehr Bewegung zu führen?

Außerdem müssen die Teilnehmer motiviert sein und permanent an sich arbeiten. All die Rückschläge, Lernkurven und billigen Ausflüchte – auch ich muss da durch. Und dafür braucht es einen Coach und tägliche Ermutigung. Aber nicht jeder hat eine Rita oder eine Bente Klarlund Pedersen. Ärzte haben einfach nicht die Zeit und medizinisches Fachpersonal nicht das ausreichende Wissen. Das Gesundheitssystem ist nicht gemacht für diesen Lifestyle-Ansatz.

Während des Interviews denke ich darüber nach, was ich über Lebensstilveränderungen gelernt habe. Ich denke, dass mein Fitness-Abenteuer genau das ist – ein Abenteuer, bei dem es kein Ziel gibt, kein höchstes Level, auf dem man sich für alle Zeiten bewegt. Es ist ein laufender Prozess, der Erfolge bringt, aber auch Rückschläge.

Zum Beispiel kommen meine Rückenschmerzen auf brutale Weise zurück, als ich mit Kugelhanteln trainiere und versuche, das Gewicht schnell nach oben zu schwingen. Ich muss die richtigen Schlüsse daraus ziehen, ob ich etwas kann oder nicht kann. Diese Übung ist nicht mein Ding, und wird es nie sein. Ich trainiere hart, um immer schwerere Gewichte zu stemmen, und knacke mit den einstmals so gefürchteten Dead Lifts die 65-Kilo-Marke – aber ich übertreibe es und bekomme Schmerzen in der Hüfte. Anschließend muss ich es für einen Monat langsam angehen und kann nur noch Fliegengewichte stemmen.

Es ist an der Zeit, zurück auf Anfang zu gehen.

MEINE BESTEN KRAFTÜBUNGEN

- Kniebeugen mit Schulterdrücken – für Beine, Po, Hüften und Schultern
- Liegestützen auf den Zehen oder Knien – für Brust, Bauch und Trizeps
- Lateral Pulldown – stärkt den Rücken und verbessert die Körperhaltung
- Mountain Climbers – für Rumpf, Arme, Beine und Herz (macht mehr Spaß als Unterarmstützen)
- Bulgarian Split Squats – perfekt für den Po und die Oberschenkelrückseiten

Obwohl ich viel seltener krank werde als früher, fange ich mir auch in meinem neuen Leben manchmal eine fiese Erkältung oder eine Harnwegsinfektion ein. Ich bin erschöpft von Deadlines, Nachtarbeit und den Herausforderungen, die das Familienleben mit sich bringt. Während eines heißen Sommers, als meine Mutter schwer krank wird und stirbt, verliere ich alle Motivation, Sport zu treiben. Zurück auf Los mit dem Versuch, meine Kraft allmählich wiederaufzubauen.

Aber mit jeder Runde wächst meine Selbsterkenntnis. Und ich lerne zu fühlen, was mein Körper am jeweiligen Tag braucht. Frische Luft? Yoga? Schwere Gewichte und ein leichtes Training? Leichte Gewichte und Ganzkörperübungen? Laufen? Tabata im Park?

Ich habe einen Wochenplan, aber lerne, flexibel zu sein und auf meine innere Stimme zu hören.

> *Die Menschen tun nicht, was du sagst, sondern was du tust. Den größten Einfluss habe ich, wenn ich die Dinge mit Freude tue, statt zu meckern.*

Noch eine Sache, die ich lerne – und die mir von meiner Professorin bestätigt wird: *Just do it*, wie das Kult-Motto von Nike lautet. Sorge dafür, dass du jeden Tag ein bisschen was machst. Auch wenn du denkst, keine Zeit oder Energie zu haben, oder lieber etwas anderes machen würdest, kannst du es einfach tun. Versuch etwas für zehn Minuten und vielleicht fühlst du dich dann schon besser. Die einzige Ausnahme ist Halsweh; ich mache nie Sport, wenn ich Halsschmerzen habe.

Eine dritte Sache, die ich lerne, hat mit meinen Kindern zu tun und wie ansteckend Verhalten ist.

Seit sie ganz klein waren, habe ich wie alle Eltern versucht, sie an Sport heranzuführen, sie gut zu ernähren und dafür zu sorgen, dass sie weniger Zeit vor all den Bildschirmen verbrachten, die sie magnetisch an- und in ihren Bann zogen. Ich habe gemeckert und sie gedrängt.

Jetzt, da ich so viele neue Dinge erfahren habe und so viele neue Tricks und Kniffe kenne, tue ich mich schwer damit, zu Hause nicht zu predigen. Manchmal schaffe ich es und manchmal meckere ich zu viel und werde zusammengestaucht – ich würde sie zu sehr drängen und wäre ein Kontrollfreak.

Okay, oft haben sie recht. Einmal habe ich zum Beispiel eine Studie darüber gelesen, dass aerobes Training mit Kraftübungen der effektivste Weg ist, Entzündungen durch Sport zu hemmen. Laufen allein reicht nicht, man muss auch seine Muskeln trainieren – genau das habe ich meinem Mann gesagt, der momentan vom Laufen besessen ist und Fitnessstudios nicht mag.

»Studios sind einfach nicht mein Ding«, sagt er gereizt, als ich predige.

»Aber das Muskelwachstum sendet Signale aus, die Entzündungen senken«, fahre ich mit schriller Stimme fort. »Und schon nach einem Monat mit deutlich gesteigerter Bewegung kannst du die Entzündungsmarker halbieren.«

»Maria, schau mal, nur weil du das entdeckt hast und es dir ein gutes Gefühl gibt, musst du mir nicht das ganze Programm aufdrücken«, sagt er ruhig und geht weg.

Es gilt die alte Wahrheit: Die Menschen tun nicht, was du sagst, sondern was du tust. Den größten Einfluss habe ich, wenn ich die Dinge mit Freude tue, statt zu meckern.

Wenn ich zum Beispiel etwas cooles Neues koche, das gut schmeckt und nebenbei auch noch entzündungshemmend ist. Wenn ich in meinen Sportklamotten losziehe und glücklicher wiederkomme oder wenn ich zu Hause Übungen auf der Matte mache und plötzlich jemand mitmachen will. Das bringt den Stein ins Rollen, und ich werde nach Nahrungsergänzungen und Übungen ausgefragt.

Ich erkläre, was ich vorm Sport esse: Proteine, Fette, Obst, Kaffee und BCAA (das sind essentielle Aminosäuren), um mir einen Energieschub zu verschaffen. Und dass man eine Protein-Kohlenhydrat-Kombi innerhalb von einer Stunde nach dem Training braucht, um sich wieder aufzuladen.

»Was bedeutet ›Protein-Kohlenhydrat-Kombi‹?«, werde ich gefragt.

»Zum Beispiel zwei Eier und dazu Haferflocken in Mandelmilch.«

So reden wir zu Hause miteinander, und das ist etwas völlig Neues. Der Smoothie-Mixer arbeitet auf Hochtouren. Wir probieren neue Sachen aus – verschiedene Sorten Proteinpulver, Blattspinat, Blaubeeren, Bodybuilder-Pancakes, glutenfreie Haferflocken mit vielen Samen und getrockneten Früchten und dazu gekochte Eier. Die Küche wird zu einer Art Labor, wo wir zwischen Töpfen und Tellern diskutieren und probieren.

Meine Kinder, die mittlerweile erwachsen sind, finden ihren eigenen Zugang zu Ernährung und Sport, und irgendwann habe ich erkannt, dass ich selbst auch noch etwas lerne, wenn sie mir von ihren Erkenntnissen berichten und den (für mich) unerwarteten Wegen, die sie beschreiten.

Mein Sohn Jakob etwa hat sein eigenes mentales Training entwickelt, um auch dann zum Fitnessstudio zu gehen, wenn er keine Lust darauf hat.

Meine Tochter Erica steht mittlerweile in ihrer eigenen Miniküche und fabriziert Proteinriegel, und meine andere Tochter Bisse unternimmt lange Wanderungen in den Hügeln von Hollywood, um für ihre Vorsprechen in Los Angeles in Form zu kommen.

Und mein Sohn Gustaf ist auf dem Weg, ein professioneller Sportler zu werden, und hat die fantastische Bente Klarlund Pedersen für mich entdeckt.

Während des Interviews sagt Klarlund Pedersen plötzlich zu mir, dass ich übers Rauchen schreiben muss. »Rauchen ist unglaublich entzündungsfördernd. Und es ist der Muskelmasse abträglich.«

Ich erzähle ihr mehr darüber, dass ich wie eine Detektivin unterwegs bin, um eine entzündungshemmende Lebensweise zu entdecken, und dass Rauchen bei meiner Spurensuche keine Rolle spielt. Aber natürlich hat sie völlig recht. Ich bin nur eben keine gute Sprecherin für dieses Thema, da ich nie geraucht habe und auch nie das Bedürfnis danach hatte. Aber klar, alles hängt zusammen. Also stelle ich hier und jetzt fest, dass Forscher sich einig sind: Rauchen fördert Entzündungen.

Ich frage sie auch nach Yoga.

»Ich denke, Yoga bedient andere Mechanismen.«

»Welche?«

»Entspannung, Stressabbau …«

Yoga nimmt in meinem Leben zunehmend mehr Raum ein. Ich habe mit Ärzten gesprochen, die glauben, dass Patienten, die Yoga praktizieren, auf eine Weise gesunden und auch ein besseres Hautbild haben. Ich denke an das Yoga in Indien und nehme mir vor, mir die Sache genauer anzuschauen.

Aber jetzt ist es an der Zeit, das Interview zum Abschluss zu bringen. Die Professorin muss weiter an ihrem Leitfaden für die dänische Gesundheitsbehörde schreiben. Ich habe eine Menge Stoff zum Nachdenken und noch mehr Motivation, jeden Tag in Bewegung zu bleiben.

Dann kommt mir noch ein Gedanke. Ich muss sie etwas fragen, bevor ich aufbreche.

»Wie alt sind Sie?«

»Jeg er tres«, sagt sie auf Dänisch.

Ich brauche einen Moment, um zu verstehen, denn für eine Schwedin ist die dänische Zählweise kompliziert. Sie ist nicht 45, wie ich zuerst dachte, sondern 15 Jahre älter. Anders gesagt: 60.

Atme

Für ihr Alter sieht sie unfassbar jung aus. Und das trifft exakt, worüber ich nachgedacht habe: Warum lässt eine entzündungshemmende Lebensweise die Menschen jünger aussehen und verleiht ihnen ein bestimmtes Hautbild?

Ist dieser Lifestyle ein versteckter Jungbrunnen, eine heimliche Kur für die Haut?

Ich muss der Sache weiter auf den Grund gehen.

8.

Leuchte

In der Haut spiegelt sich die
Gesundheit des Körpers wider.

E s ist ein kühler Frühlingsmorgen in London. Die Luft ist klar
und gesättigt mit Feuchtigkeit. Ein blassrosa Rosenbusch
wächst an der Ziegelwand neben dem urbanen Boutique-Hotel
in Marylebone, wo ich eine Verabredung habe. Ich habe gehört,
dass Dr. Anna Marie Olsen keine gewöhnliche Dermatologin ist,
sondern im Kampf gegen Hautkrankheiten und das Altern einen
einzigartigen Ansatz verfolgt.

Mit einem dänischen Vater, der im Krieg ein hochdekorierter
Pilot für die Briten war, und einer Mutter mit griechisch-italieni-
schen Wurzeln wuchs sie im Spannungsfeld sich oftmals aneinander reibender Kulturen auf.

Man sagt, dass Menschen, die in mehreren Kulturkreisen aufwachsen, öfter über den Tellerrand hinausschauen, und vielleicht
ist Dr. Olsen deshalb eine besondere Dermatologin. In ihrer Klinik
auf der Wimpole Street, die sie mit dem bekannten französischen
Dermatologen und Promi-Arzt Dr. Jean-Louis Sebagh betreibt,
behandelt sie jedes Jahr über 5.000 Patienten. Und sie verfolgt
eine Strategie, mit der sie völlig neue Resultate bei der Behandlung von Hautkrankheiten und anderen Problemen erzielt. Das
Stichwort ist – na, Sie dürfen raten – »entzündungshemmend«.

Es scheint, als wären Ernährung und Haut eng miteinander verknüpft.

Genau das war mir aufgefallen, und deshalb suche ich Dr. Olsen auf.

Meine Haut hat eine neue Qualität: Sie fühlt sich dicker an – und damit meine ich nicht Elefantenhaut, sondern glattere, festere Haut – und hat mehr Glanz, was ich auf meine neue innere Kraft zurückführe. Ich weiß nicht, wie ich es anders beschreiben soll als mit dem Satz: »Ich fühle mich wohl in meiner Haut.«

Dasselbe beobachte ich bei anderen Frauen, die mit Rita trainieren und mit denen ich auf Facebook befreundet bin: Sie alle haben dieses Leuchten, das von innen zu kommen scheint. Mir schwant, dass Haut sehr wichtig und viel mehr ist als oberflächliche Schönheit. Die Haut ist zusammen mit der Leber und den Nieren, medizinisch gesprochen, eines der reinigenden Organe – aber sie ist sogar noch mehr.

Die Haut ist Selbstbewusstsein, ein Spiegel des Inneren und das Gewebe, das unser Wesen zusammenhält. Sie ist unsere Grenze zur Außenwelt. Vielleicht ist sie sogar mit unserer Integrität verbunden– denn mit unserer Haut gehen wir Beziehungen ein, auf eine fühlbare, sinnliche Weise.

Weil ich verstehen will, wie all meine neuen Erfahrungen zusammenhängen, habe ich mich umgehört und in London nach einer Dermatologin gesucht, die es wagt, völlig neue Wege zu beschreiten.

Und deshalb sitze ich jetzt hier bei Dr. Anna Marie Olsen.

»Ich habe früh angefangen, darüber nachzudenken«, sagt sie. »Schon als Doktorandin, als ich die Verbindung zwischen Tattoos und Suizid untersucht habe.«

»Äh ... Tattoos und Selbstmord?«

Dr. Olsen beugt sich vor und erläutert mir mehrere Theorien, von denen ich noch nie gehört habe. Eine davon ist *Das Haut-Ich*, die in den 1970ern vom französischen Psychoanalytiker Didier Anzieu entwickelt wurde. Aus einer soziologischen Perspektive und als Teil eines größeren theoretischen Überbaus beschreibt die Theorie, wie das Wohl der Haut mit der Psyche verknüpft werden kann. Sie fasst – auf deutlich klügere Weise – einige der Gedanken zusammen, die ich auf rein intuitiver Ebene bereits hatte.

Interessant.

Dr. Olsens Doktorarbeit beschäftigte sich mit der Frage, warum Menschen mit Tattoos häufiger Selbstmord begehen.

»Auf welchen biochemischen Wegen könnte eine Übertragung im Körper stattfinden? Das war die Frage, die ich stellte.«

Damals hielten das viele alteingesessene Ärzte für Unsinn. Doch heute wird es gewissermaßen von der Inflammationsforschung bestätigt.

»Sowohl die Haut als auch die Psyche werden von niedriggradiger Entzündung stark beeinflusst«, sagt Dr. Olsen.

Sie ließ das Tattoo-Thema hinter sich und wurde Dermatologin, doch ihre Gedanken und Vermutungen arbeiteten weiter. Sie fing an, Fakten zusammenzutragen. Anhaltspunkte kamen von Kollegen auf wissenschaftlichen Konferenzen, die sich hinter den Kulissen darüber austauschten, wie heimliche Entzündungen allgemein einen Einfluss auf die Beschaffenheit der Haut und auf Hautkrankheiten im Speziellen haben könnten.

Dr. Olsen recherchierte in der medizinischen Datenbank PubMed nach weiteren Hinweisen und vervollständigte das Puzzle. Sie glaubte, Beweise dafür gefunden zu haben, dass Gluten und Laktose Entzündungen förderten. Eine der größten Herausforderungen war für sie die Krankheit Rosacea, die fünf bis zehn Prozent der erwachsenen Bevölkerung befällt. Die Betroffenen bekommen große rote Flecken, die an Akne erinnern, und dicht unter der Hautoberfläche verlaufende Adern. Das Gesicht brennt und kribbelt. Es kann so schlimm werden, dass die Patienten sich sozial völlig zurückziehen.

»Rosacea verursacht großes Leid. Und es gibt keine Behandlungsmethode, die sich wirklich bewährt hat. Ich tappte auf der Suche nach Antworten im Dunkeln. Darum musste ich neue Möglichkeiten finden – wie zum Beispiel die Ernährung.«

Sie führte eine Studie mit 100 Patienten durch, von denen sich 65 an ihre Ernährungsvorgaben hielten. Diese erlebten eine signifikante Veränderung.

»Für mich als Ärztin war es ein Leichtes, die Resultate zu interpretieren. Die Patienten waren nicht länger hellrot. Ich konnte es schon in ihren Gesichtern sehen.«

Die Studie wurde noch nicht publiziert, aber Dr. Olsen sieht vergleichbare Resultate bei anderen Patienten – auch solchen, die keine akuten Hautprobleme haben, sondern einfach jünger aussehen wollen.

»Frauen kommen zu mir wegen ihrer Falten«, erzählt sie. »Doch worum es in Wirklichkeit geht, ist der Alterungsprozess und der Verlust von Kollagen in der Haut.«

Kollagen ist ein Protein, das den Körper mithilfe einer genialen Konstruktion unterstützt, einer Art Tripelhelix. Stellen Sie sich eine flexible, aber stabile Wendeltreppe mit drei Geländern vor, die sich strecken und auch wieder zusammenziehen kann. Diese Treppe befindet sich in der Haut, wodurch man an der Haut ziehen kann und sie in die ursprüngliche Form zurückkehrt, wenn man loslässt.

Kollagen hilft dabei, wichtige Stützstrukturen im Körper zu stabilisieren – wie Sehnen, Knochen und die Haut. Im Alter nimmt das Kollagen natürlicherweise ab – wie andere Dinge auch –, wenn die Östrogenproduktion zurückgeht. Verminderte Stabilität führt zu dünnerer Haut und mehr Falten. Die Forschung zeigt, dass Kollagen auch von falscher Ernährung negativ beeinflusst wird, besonders von stark zuckerhaltigen Nahrungsmitteln.

Zucker und andere Kohlenhydrate mit einem hohen GI-Wert (Weißbrot, Alkohol, Pasta, Gebäck, Süßspeisen und Softdrinks) werden schnell in Glukose aufgespalten, welches sich an das Kollagen bindet und eine Art dysfunktionales Protein bildet, das man AGE nennt. Dieses schlecht arbeitende Protein verliert leicht an Elastizität und Flexibilität. Wenn das Protein, das eigentlich für Elastizität sorgen soll, seine eigene Federkraft verliert, wird die Haut faltiger, schlaffer und lichtempfindlicher.

»Aus diesem Grund stelle ich viele Fragen zur Ernährung. Was essen die Leute? Das ist ein zentraler Punkt«, erklärt Dr. Olsen.

Dr. Olsen wendet eine ganze Reihe von Behandlungen an – von konventionellen medizinischen Therapien über faltenmindernde Botox-Injektionen und Hyaluronsäure bis hin zu hochfrequenten Ultraschall-Behandlungen. Bei Letzteren werden winzige Verbrennungen erzeugt, die wiederum die Kollagenproduktion stimulieren und so die Hauterneuerung anstoßen.

Sie führt außerdem Haartransplantationen für Menschen mit schwerem Haarausfall durch. Diese Prozedur birgt wiederum ein Entzündungsrisiko.

»Schließlich führe ich einen Fremdkörper in ihre Kopfhaut ein«, sagt sie.

Doch diejenigen Haartransplantat-Patienten, die ihren Ernährungsempfehlungen folgen, zeigen eine andere Reaktion.

»Ich stelle signifikant weniger Kopfhautreizungen fest.«

Wenn man sich diese Resultate ansieht, sollte man meinen, es wäre leicht für sie, ihre Patienten von einer Ernährungsumstellung zu überzeugen.

»Nein, es ist schwierig. Die Menschen sind skeptisch, wenn Nahrung eine medizinische Funktion erfüllen soll. Sie haben sich immer so ernährt, also warum sollten sie es ändern?«

Wir sprechen darüber, dass das medizinische Establishment immer noch nicht erkannt hat, wie wichtig Ernährung ist, und es sich komisch anfühlen kann, wenn Ärzte und Patienten über dieses Thema sprechen.

»Wie gehen Sie damit um?«

»Ich muss auf das Vertrauen bauen, das die Patienten in mich als Ärztin haben. Und wenn sie die Verbesserungen in ihrem Hautbild, ihrer allgemeinen Gesundheit und ihrem Energiehaushalt sehen, dann bleibt es hängen.«

> *Montags bis donnerstags trinke ich beim Abendessen nur selten. Aber es gibt eine Menge Ausnahmen, und da liegt die eigentliche Herausforderung.*

»Anders gesagt, die Resultate sind Ihr bestes Argument?«

»Ja, absolut.«

»Welche Patienten lassen sich am schwierigsten überzeugen?«

»Vielleicht diejenigen mit Schuppenflechten. Sie sind einfach all das Herumexperimentieren so leid. Doch dann sehen sie, dass sie das Jucken in nur zwei Tagen loswerden können ...«

Jeden Tag kommen 25 Patienten in ihre Behandlungsräume, das hat ihren Blick geschult.

»Sobald ein Patient den Raum betritt, kann ich sehen, ob er unter Entzündungen leidet.«

Ich glaube, ich sehe das Gleiche, auch wenn ich bislang nicht die richtigen Worte dafür hatte.

»Was sehen Sie bei diesen Patienten?«, frage ich.

»Große, offene Poren, eine uneinheitliche Hautfarbe, ein fleckiger Teint, Haut, die ihre Elastizität verloren hat.«

Sie denkt einen Moment nach.

»Und dann ist da noch die Sache mit dem Wein«, sagt sie. »Ich kann ziemlich schnell einschätzen, wie viel die Leute trinken«, fügt sie mit einem Nicken hinzu.

Viele ihrer Patienten sind Frauen, die praktisch von Salat leben – mit Wein. Die Salat-und-Wein-Diät.

»Ich habe hier Frauen, die an einem Abend drei Tequila trinken. Und sie verstehen nicht, dass es egal ist, wie dünn man ist. Wenn man so viel trinkt, dann ist das schlecht für das Entzündungslevel.«

Das bringt uns zu Alkohol im Allgemeinen und meinem eigenen Konsum im Speziellen. Durch Ritas Programm verstehe ich besser, was ich esse und trinke. Zwei Punkte sind mir jetzt klar. Leider ist keiner davon besonders schmeichelhaft:

1. Ich bin eine soziale Esserin und Trinkerin. Ich will es den Leuten recht machen, und es quält mich, eigene Entscheidungen zu treffen, wenn ich unter Leuten bin und ihre Gefühle verletzen könnte. Manchmal esse ich etwas und trinke Wein, um andere Leute glücklich zu machen – auch wenn das nicht unbedingt funktioniert oder mich überhaupt jemand darum gebeten hätte. Ich bin einfach schrecklich empfindlich, fürchte, Menschen zu enttäuschen, und stelle mich und meine langfristigen Ziele deshalb hinten an – ohne dass es mir irgendjemand danken würde.

2. Ich bin alkohol-binär. Das bedeutet, entweder trinke ich nichts oder ich schütte mir gleich mehrere Gläser Wein in die Kehle; so viele, dass man sie nicht aufgereiht sehen möchte. Fange ich einmal an, höre ich von selbst erst spät wieder auf. Man könnte sagen, ich überstürze es.

Ich glaube nicht, dass ich ein Alkoholproblem habe. Aber als mich Rita darum bittet, völlig abstinent zu sein, fällt es mir ... schwer. Hm.

Unter der Woche ist es kein Problem. Montags bis donnerstags trinke ich beim Abendessen nur selten. Aber es gibt eine Menge Ausnahmen, und da liegt die eigentliche Herausforderung.

Mein Körper kribbelt, wenn ich vorm Abendessen hungrig in der Küche stehe, jeder hat ein Glas Wein in der Hand, und nur ich trinke Mineralwasser mit Zitrone. Es fühlt sich trist an, freitagabends mit meinem Mann Wasser zu trinken. Es ist enttäuschend, total nüchtern in einer Londoner Theaterbar zu stehen, während alle anderen mit einem Bier oder einem Glas Champagner fröhlich über das Stück plaudern. Oder wenn ich auf einer Party mit Arbeitskollegen, die ich kaum kenne, mit einem Glas Wasser in der Hand herumstehe – es fällt mir dann schwerer, Kontakte zu knüpfen.

Und ich muss gestehen: Mit Make-up und schickem Kleid zu einer Party zu gehen und dann vier Gläser Mineralwasser zu trinken, lässt mich zu einer leicht zugeknöpften, prüden Person werden, die um halb elf nach Hause gehen und einen Krimi lesen will. Die, während sie ihr Party-Kleid auszieht, ein bisschen traurig ist, weil sie einiges verpasst hat.

Ich verstehe mittlerweile, dass ich in sozialen Situationen von Alkohol abhängig bin; dass Alkohol zu meinem sozialen Miteinander natürlicherweise dazugehört. Das ist in vielerlei Hinsicht eine schmerzhafte Erkenntnis. Ich habe genug Fälle von Alkoholismus aus der Nähe gesehen, um in keinster Weise von Alkohol abhängig sein zu wollen. Und nun wird mir klar, dass Alkohol eigentlich nur fermentierter Zucker ist. Und das ist die Sache, die ich in meinem neuen Leben herunterfahren will. Ich erkenne außerdem, dass Alkohol mein Urteilsvermögen vermindert.

Nach drei oder vier Gläsern Wein verschwindet mein mentales Super-Ego – der Teil, der weiß, was langfristig gut für mich ist. Stattdessen lugt der gierige kleine Primat hervor, der Belohnung will, und zwar hier und jetzt. Das hat zur Folge, dass ich im Tiefkühler herumwühle, das Toastbrot hervorziehe und mir Brote mit viel Butter und Himbeermarmelade mache. Oder auf dem Heimweg beim Hot-Dog-Stand anhalte und mir eine gigantische Wurst im Brötchen mit Gurken und viel Senf hole. Oder einen

Döner-Stopp einlege oder beim Libanesen einkaufe. Es ist nicht das Ende der Welt. Aber das ist nicht, wie ich mich um meinen Körper und meine Seele kümmern möchte.

Wie soll ich das in den Griff bekommen? Auf der einen Seite weiß ich, dass Alkohol wirklich nur fermentierter Zucker/Nervengift/Urteilsvermögen-Vernichter ist. Auf der anderen Seite steht die Einsicht, dass Alkohol trotz allem ein Teil meines Lebens, ein angenehmer Teil der Kultur ist, der ich angehöre. Und dass ich gern ein Partygirl bin – warmherzig, zugewandt und fröhlich.

Ich spreche mit Rita darüber.

Je länger ich den Konflikt mit ihr hin und her wälze, desto mehr erkenne ich, was sie so einzigartig macht: ihre Direktheit gepaart mit Empathie und einer Kreativität, die einer Pippi Langstrumpf würdig ist. Sie hat kluge Ideen, wie man Alkohol strategisch genießen kann.

»Wie wäre es, wenn du nur mit Leuten trinkst, die dir wirklich wichtig sind, und sonst Nein sagst?«, schlägt sie vor.

Ich soll die Freude und das festliche Gefühl nutzen, das Alkohol erschaffen kann, wenn ich mit Leuten zusammen bin, mit denen ich das wirklich haben will, und das Übrige vergessen – die paar Drinks bei Arbeitsessen und so weiter. Das ist eine spannende Überlegung.

Mit fallen zwei Lösungen ein. Zum einen fange ich an, mein Wasser mit Früchten, Beeren, Basilikumblättern und Minze aufzupeppen.

Zum anderen verdünne ich meinen Wein mit Mineralwasser, um ihn als Weißweinschorle zu trinken. Ich gebe nur einen Fingerbreit Wein ins Glas und der Rest ist Sprudel. Es ist schön spritzig, und ich kann drei Gläser trinken, die nicht mehr ergeben als ein normales Glas Wein.

Ich muss sagen, dass diese Art zu trinken einen gewissen Widerstand hervorruft. Die Leute schnauben herablassend und stellen Fragen, begegnen mir manchmal sogar mit Aggression.

Leuchte

»So macht Weintrinken keinen Sinn!«

»Du ruinierst guten Wein!«

»Eine merkwürdige Art zu trinken.«

Wir können festhalten, dass Trinken gelinde gesagt mit starken Emotionen verbunden ist und Menschen nicht gern von ihren Gewohnheiten abweichen. Aber dieser neue Ansatz funktioniert für mich. Ich nenne es einen »Rita-Cocktail«. Und gleichzeitig entscheide ich, dass es manchmal auch sein muss, richtig Party zu machen und komplett andere Maßstäbe zu setzen. Aber dann mit Menschen, die mir wirklich nahestehen.

Wenn ich schon meine Standfestigkeit für eine Weile drangebe, dann soll es das auch wert sein.

Dann gibt es da noch Resveratrol, ein Polyphenol, das in Rotwein gefunden und dem in mehreren Tierversuchen eine entzündungshemmende Wirkung nachgewiesen wurde. Das hat zu einer Flut von Magazinartikeln darüber geführt, wie Rotwein das Leben verlängern und Herz-Kreislauf-Erkrankungen entgegenwirken kann.

»Wie bewerten Sie diese Studien?«, frage ich Dr. Olsen.

»Ich schließe daraus, dass ein oder zwei Gläser Rotwein am Tag okay sind«, antwortet sie. »Jedoch nicht eine halbe Flasche. Nein, definitiv nicht. Aber viele Menschen trinken weit mehr als das …«

Dr. Olsen denkt für eine Minute nach.

»Vielleicht liegt es am Stress«, sagt sie dann. »Die Menschen wollen schnelle Lösungen. Alkohol verschafft Entspannung, wenn man gestresst ist, und kurzzeitig Energie, wenn man müde ist.«

Wir sprechen darüber, wie schwer es für Ärzte ist, diese Themen mit ihren Patienten anzugehen.

»Frauen denken, nur weil sie dünn sind, haben sie keine Probleme mit Essen und Trinken.«

»Warum ist das so?«

»Viele Frauen sind stark auf ihr Gewicht fixiert. Dabei vergessen sie, wie wichtig Essen und Trinken für die Gesundheit sind.«

»Was entgeht ihnen?«

»Die Tatsache, dass Inflammation sie alt aussehen lässt«, sagt sie. »Ein ungleichmäßiger Hautton, Schwellungen, Falten, schlaffe Haut, große Poren.«

Sie nickt nachdenklich.

»Meine Patientinnen verstehen nicht, dass ihre Hautveränderungen die Folge einer andauernden niedriggradigen Entzündung sind.«

Andere Ärzte teilen ihre Ansichten. Der amerikanische Dermatologe Nicholas Perricone beschreibt etwa in seinen Bestseller-Büchern, dass Inflammation zu Faltenbildung führt und die Haut altern lässt. Der beste Weg, seine Haut zu verjüngen, sei eine entzündungshemmende Ernährung. Auf einem seiner Bücher ist er selbst abgebildet, mit fester, straffer, strahlender Haut, und hält Lachs und Erdbeeren in den Händen, zwei entzündungshemmende Großkaliber. Er vertreibt auch eine Hautpflegeserie, die entzündungshemmende Wirkstoffe zur äußeren Anwendung enthält. Ich habe seine Hautcreme ein paarmal gekauft, der Effekt war unglaublich.

Dieser Prophet der Antiinflammation zieht noch weitreichendere Schlüsse: Er glaubt, Entzündung entspricht dem Altern. Punkt.

»Glauben Sie das?«, frage ich Dr. Olsen.

»Nun ja, ich würde sagen, 90 Prozent des Alterungsprozesses hängt von Inflammation ab«, antwortet sie nach einem Moment. »Man sollte nicht vergessen, dass es einen natürlichen Alterungsprozess gibt, das genetische Altern der Zellen. Aber die Haut wird von beidem beeinflusst, der Genetik und der Umwelt. Die richtige Ernährung verlangsamt das Altern. Das ist völlig offensichtlich.«

Nun kommen wir zum Kern der Sache. Entzündungshemmung und ein langes Leben, Entzündung und Altern. Um das Ganze zu verstehen, muss ich größer denken.

Ich habe von einem spannenden Phänomen gehört – wo war dieser Ort noch mal?

Ich öffne Google Maps.

Die Blaue Zone

Die Nahrung, die wir zu uns nehmen,
stärkt unseren Körper.

ELLEN WHITE,
Mitbegründerin der Siebenten-Tags-Adventisten

Die schneebedeckten Gipfel der zerklüfteten Berge nahe San Bernardino strecken sich in einen blauen Himmel, den es so nur in Kalifornien gibt.

Auf dem fünfspurigen Highway lasse ich Los Angeles hinter mir. Meine Tochter lebt seit zwei Jahren hier und kämpft wie ein tapferes, kleines Löwenjunges, um in dieser Welt voller Agenten und Filmstudios ihren Schauspieltraum zu verwirklichen. Ich ergreife die Gelegenheit, einen Tag meines Besuchs für diese Exkursion zu nutzen. Gigantische klappernde Trucks rumpeln wie Ozeandampfer über die Straße, und spritzige kleine Peugeots rasen zwischen den Spuren hin und her. Der Highway ist gesäumt von einer Stromtrasse, und die Kräne in den Ölfeldern heben sich dramatisch gegen den Himmel ab. Bald verlasse ich den Highway. Da ist die Ausfahrt 74.

Ich fahre in Richtung Loma Linda, einem einzigartigen Ort, wo ich weitere Puzzleteile finden werde.

Kurz zum Hintergrund des Trips: Im Jahr 1905 erreichten eine ältere Frau und zwei junge Männer diesen Ort, nachdem sie mit einem Pferdewagen die Rocky Mountains überquert hatten. Einer der Männer nahm die Frau bei der Hand und half ihr die wackligen Stufen des Wagens hinunter auf den staubigen Boden.

Die Frau schaute sich um, nahm die Palmen in sich auf, die grüne Landschaft und die Berge, fühlte die warme Luft.

»Ich bin schon einmal hier gewesen«, sagte sie.

»Nein, bist du nicht«, antwortete einer der Männer.

»Dann bin ich in meinen Träumen hier gewesen. Und hier werden wir bleiben.«

Die amerikanische Geschichte ist voll von solchen Erzählungen, in denen der Mythos der Prärie mit einem Gefühl der Unvermeidlichkeit verknüpft wird. Aber wie in den Geschichten der meisten anderen Länder gibt es nicht besonders viele wirklich starke, visionäre weibliche Führungspersönlichkeiten.

Ellen White war so eine Anführerin. Sie gründete die Kirche der Siebenten-Tags-Adventisten, die heute eine weltweit vertretene Freikirche ist und deren Mitglieder in vielerlei Hinsicht anders sind. Sie sind größtenteils Veganer, Pazifisten und gehören zu den Menschen mit der höchsten Lebenserwartung. Diese langlebigen Adventisten sind zum Gegenstand weltweiter Aufmerksamkeit geworden.

Sie bilden eine bemerkenswerte »Zone der Langlebigkeit«, die Forscher eine »Blaue Zone« nennen. Blaue Zonen sind Gebiete auf der Erde, wo die Menschen besonders alt werden. Die meisten befinden sich am Rande der Zivilisation, auf friedlichen kleinen Inseln, wo Schafhirten und singende Bauern in aller Stille inmitten von Heilpflanzen herumwirtschaften – mit einer Ausnahme.

Eines dieser Gebiete mit einer geschlossenen Bevölkerungsgruppe liegt nämlich direkt inmitten einer großen, lauten und stressigen Metropole. Hier gibt es verarmte Immigranten und Drogenabhängige, die in fremden Zungen reden; Oscarverleihungen, niemals endenden Verkehr, riesige Milliardärsvillen in Beverly Hills; unglaublich ehrgeizige und talentierte Menschen, deren größte Freuden Shopping, Erfolg und Geld sind (was zu

Neurosen führt), oder künstlerischer Ausdruck und das Bedürfnis, auf experimentelle Weise schöpferisch zu sein (was auch zu Neurosen führt). Hier lebt meine Tochter, zusammen mit 13 bis 18 Millionen anderen Menschen – genau weiß man es nicht, weil so viele Leute nicht gemeldet sind.

In Los Angeles machen Leute Yoga zu donnernder Rockmusik, um das Tempo zu erhöhen – der Gedanke dahinter ist »Warum Slow Yoga, wenn du auch Fast Yoga machen kannst?«. Es gibt vermutlich mehr Therapeuten als Lehrer, um all die Neurosen zu behandeln; und wenn die nicht helfen können, springen die omnipräsenten Anwälte gern ein.

Hier, inmitten von kriechendem, schwelendem Stress, liegt eine Oase. Sie nennt sich Loma Linda.

Da die meisten modernen Menschen eben nicht auf isolierten Halbinseln oder in abgelegenen Bergregionen leben, könnte dieser Ort weitere Hinweise für die Zutaten einer gesunden entzündungshemmenden Lebensweise liefern. Entzündungen sind erwiesenermaßen stark mit dem Altern verknüpft. Die Forscher können immer noch nicht sagen, was Henne und was Ei ist – sind Entzündungen eine Folge des Alterns oder sind sie es, die das Altern verursachen? Oder ist es eine symbiotische Struktur, in der eines das andere verstärkt?

So oder so, wenn die Menschen hier bedeutend länger leben als der Durchschnitt, müssen sie den Schlüssel zu einer entzündungshemmenden Lebensweise gefunden haben. Und nach genau diesem Schlüssel suche ich.

Wie gestalten die Siebenten-Tags-Adventisten eigentlich ihren Alltag? Und wo weichen sie auffallend von dem ab, was Sie und ich so tun?

Ich suche die Antwort in einer Geschichte, die genau hier begann, in Loma Linda, als Ellen White mit ihrem klapprigen Pferdewagen ankam und außerhalb von Los Angeles am Fuße der zerklüfteten Berge eine Kolonie gründete.

Deshalb stehe ich nun vor einer Bronzestatue von Ellen White und ihren beiden Söhnen, die genau den Moment festhält, als sie aus dem Wagen steigen. Die Söhne stützen ihre Mutter. Die Inschrift der Bronzeplakette beschreibt ihre göttliche Vision, die sie wie eine unsichtbare Hand an diesen Ort geführt hat.

In der Nähe steht die Hütte, in der sie zunächst lebte und von der aus sie die Kolonie gründete.

Und gleich neben der Hütte befindet sich eine der weltweit führenden Universitäten mit dem Schwerpunkt Medizin: die Loma Linda University, die in die Vorstadt eingebettet ist. Lange, von Palmen gesäumte Boulevards führen durch den Ort, und zu beiden Seiten stehen gemütliche und einfache Holzhäuser. An der Universität ist gerade »Brain Awareness Week«.

Das klingt vielversprechend.

Die Universität ist im mexikanischen Hacienda-Stil erbaut. In dem lichten, offen gestalteten Gebäude treffe ich Dr. Gary Fraser, der zurzeit die weltweit größte Studie zum Thema Ernährung, Lifestyle und Gesundheit leitet.

»Hallo«, begrüßt er mich.

Fraser ist ein sanftmütiger Mann in der Blüte seines Lebens. Sein Akzent ist nicht zu überhören.

»Sind Sie ein Kiwi?«, frage ich.

»Man kann es nicht verstecken«, antwortet er.

Natürlich ist er keine fusselige Frucht mit grünem Fruchtfleisch und schwarzen Samen – »Kiwi« ist der Kosename der Briten für ihre Freunde aus Neuseeland.

Vor allem ist Dr. Fraser einer der Leiter der sogenannten »Adventist Health Studies«, der weltgrößten Studie über die Lebensweise der Adventisten. Für die Studie wurden 96.000 Kirchenmitglieder, vorwiegend aus den USA und Kanada, rekrutiert.

»Es läuft ein gigantisches, natürliches Gesundheitsexperiment mit unseren Mitgliedern«, erklärt Dr. Fraser.

Die Studie an der Loma Linda University untersucht mit modernsten Methoden den Zusammenhang von Ernährung, Lebensweise und den großen Volkskrankheiten: Krebs, Herz-Kreislauf-Erkrankungen und Diabetes Typ 2.

Besonders bemerkenswert an diesen Adventisten ist, dass sie so lange leben. Die Männer liegen sieben bis zehn Jahre über dem nordamerikanischen Durchschnitt, die Frauen vier bis fünf. Diese hohe Lebenserwartung kann bei Adventisten rund um den Globus beobachtet werden. Sie leben länger und entwickeln altersbedingte Probleme und Krankheiten später als die Menschen um sie herum.

»Meine Adventisten sterben an denselben Krankheiten wie andere auch«, sagt Dr. Fraser. »Und diese Krankheiten sind altersbedingt. Nur werden sie im Schnitt sieben Jahre später krank als andere.«

»Wie ist das zu verstehen?«

»Meine Intuition sagt mir, diese Adventisten haben einen Weg gefunden, das Altern hinauszuzögern. Wir erzeugen sozusagen ›Jugend‹ in unseren Zellen.«

»›Wir‹? Sind Sie etwa auch Adventist?«

Ja, Dr. Fraser ist nicht nur ein Wissenschaftler, der seine Forschungsobjekte wie Labortiere beobachtet. Er ist als aktives Kirchenmitglied und Vegetarier auch ein Teilnehmer. All dies hat für seine Entscheidung, in die USA zu ziehen, eine Rolle gespielt.

»In Neuseeland waren die Kirche und die anderen 25 Mitglieder meiner Gemeinde eine Stunde Fahrt entfernt. Hier ist die Kirche nebenan, und wir sind 6000 Leute. Das hat mich hergezogen.«

Jeden Morgen, bevor Dr. Fraser zur Universität geht, um die Adventisten-Gesundheit zu studieren, isst er das typische Adventisten-Frühstück: Vollkornmüsli, Nüsse, Beeren und Sojamilch.

Die Blaue Zone

Daran erfreuten sich die Adventisten schon lange, bevor irgendjemand auch nur an eine Fitnessbewegung mit Kugelhanteln und Rohkost gedacht hat.

Dr. Fraser lebt seine Forschung. Er untersucht in seinem luftigen Büro mit Blick auf hübsche Kiefern und die blauen Berge in der Ferne den Lebensstil, den er selbst verfolgt. Was lässt ihn und all die anderen Adventisten an ihrem Vegetarismus festhalten? Wie hängen sein Glaube und seine Ernährung zusammen?

In den 1830ern schwappte eine starke Erweckungsbewegung wie eine Welle durch die Vereinigten Staaten. Die Menschen erwarteten Jesus, sie waren sich völlig sicher, dass er wiederkommen würde – in Fleisch und Blut. Sie hatten sogar ein Datum festgelegt: Am 5. April 1843 würde er sein Comeback feiern. Ellen White und ihre Eltern waren Teil dieser hoffnungsvollen Gruppe, die diesem Datum mit zunehmender Verzückung entgegensah. Die Menschen kamen zu Tausenden zusammen, überdachten ihre Gebräuche, beteten und läuterten sich vor der Wiederkunft. Als der Tag kam, aber Jesus nicht, war die Enttäuschung natürlich groß. Was sollte man nun tun? Nach Gold schürfen, einen Whiskey-Saloon eröffnen oder noch mehr beten?

Doch Ellen White war nicht nur tiefreligiös, sie war auch eine – sehr produktive – Macherin. Sie löste das Problem der ausbleibenden Wiederkunft von Jesus Christus, indem sie die Rückkehr des Erlösers in eine unbestimmte Zukunft verlegte und um diese weniger spezifische Hoffnung eine neue religiöse Bewegung aufbaute. Während sie auf Jesus warteten, würden diejenigen, die starben, nicht länger völlig tot sein, sondern in einem unbewussten Limbus zwischen Leben und Tod verharren.

Aber das war nicht alles.

Ellen White hatte die Idee, dass ihre Bewegung, anders als andere protestantische Bewegungen, zu den Regeln der biblischen Lebensführung zurückkehren sollte. Also studierte sie die eher vergessenen Kapitel und fand heraus, dass der Ruhetag tatsächlich am Samstag und nicht am Sonntag begangen werden sollte. Dann erkrankte ihr Ehemann, aber genas auf wundersame Weise mithilfe von gesundem Essen und Ruhe. Das brachte Ellen White auf eine weitere Idee.

Ihre Anhänger sollten gesünder leben als alle anderen. Sie würden ihren Körper wie einen Tempel behandeln, wie das letzte Geschenk, das Gott ihnen gegeben hatte, und auch dafür fand sie Unterstützung in der Bibel. Sie stieß auf Gottes Ermahnungen im Dritten und Fünften Buch Mose, wo Gott erklärt, welche Nahrung rein und welche unrein ist. In diesen 2.800 Jahre alten Texten fand sie sogar einen Hinweis darauf, wie viel Wasser ein Adventist trinken sollte: genau sechs bis acht Gläser am Tag, aber nicht mehr!

Sie wies die Adventisten an, Tag für Tag das reinste, gesündeste Essen zu sich zu nehmen, das die Natur zu bieten hatte, um ihre Körper zu kräftigen und so Gott zu ehren. Mit jeder Faser sollten sie der Natur huldigen, mit der Natur leben und ihrer Familie Gemeinschaft, Gesundheit und Liebe bieten.

So wurde die Freikirche der Siebenten-Tags-Adventisten ins Leben gerufen, die heute eine der größten christlichen Bewegungen ist und meines Wissens die einzige, die einen weiblichen Chefideologen gehabt hat. Sie ist auch die einzige mir bekannte Kirche, die Ernährung, Sport und Lebensstil – zusammen mit Glauben und Gemeinschaft – als Teil des Pfads zur Erlösung betrachtet.

In gewisser Hinsicht ähnelt sie sogar Ayurveda, denke ich, das mit dem Hinduismus verknüpft ist.

Aber wie leben die Adventisten genau?

»Wir essen vegetarisch oder sogar vegan, und das bedeutet eine Menge verschiedene Gemüsesorten jeden Mittag und jeden Abend. Ich liebe Gemüse«, sagt Dr. Fraser.

Ja, er liebt Gemüse. Adventisten lieben auch Bohnen, Vollkornbrot, Obst und ganz viele Nüsse. Schon in den 1990ern haben Studien gezeigt, dass Adventisten, die mindestens fünfmal in der Woche eine Handvoll Nüsse aßen, zwei bis drei Jahre länger lebten als solche, die keine Nüsse aßen. Mittlerweile ist erwiesen, dass Nüsse einen positiven Effekt auf heimliche Entzündungen, den Cholesterinspiegel, Blutdruck und Diabetes haben – all die Faktoren, die mit Herz-Kreislauf-Erkrankungen zusammenhängen.

Adventisten rauchen nicht und trinken nicht.

Laut Ellen White ist der Sabbat, der Ruhetag, heilig. Sie wollte ihn wie die Juden am Samstag feiern, so wie es im Dritten Buch Mose steht. An diesem Tag sollte nicht gearbeitet werden, er sollte frei von Stress, Aufgaben und Verpflichtungen sein. White hielt ihre Anhänger dazu an, stattdessen in die Natur zu gehen und die Schönheit der Schöpfung in sich aufzunehmen; durch die Wiesen und Wälder zu spazieren, die Bäume anzuschauen, die Luft zu genießen, die Blumen, die Vögel und die schönen Sonnenuntergänge. Der Samstag war außerdem für die Kirche und für ungestörte Zeit mit der Familie da. Diese Praxis pflegen die Siebenten-Tags-Adventisten bis heute.

Sie hielt ihre Anhänger ebenso zum Sport an, auch im fortgeschrittenen Alter. Und heute existieren immer noch Vereine speziell für ältere Bürger. Zum Beispiel gibt es einen Schwimmclub in Loma Linda, in dem das Durchschnittsalter offensichtlich jenseits der 80 liegt.

»Man hält uns für etwas seltsam«, erzählt Dr. Fraser.

»Seltsam?«

»Ja, wegen unserer Lebensweise. In den USA ist es auch komisch, Vegetarier zu sein.«

Er hat so schöne Haut. Sein Teint strahlt, sein Gesicht ist völlig faltenfrei, obwohl man sicherlich Falten erwarten würde bei einem Mann mittleren Alters. Jemand wie er könnte Dr. Olsens Entzündungspatienten in London zeigen, wie gesunde Haut aussehen kann. Tatsächlich leuchtet Dr. Frasers gesamtes Wesen, und er strahlt Wohlwollen und Klugheit aus.

Ich denke darüber nach, was ich bislang über die Zusammenhänge zwischen heimlichen Entzündungen, mentaler Balance und kognitiven Fähigkeiten in Erfahrung gebracht habe. Ich vermute, Dr. Fraser hat insgesamt ein sehr niedriges Entzündungslevel. Ich muss ihn einfach fragen.

»Wie ist es mit Adventisten und inneren Entzündungen?«

»Wir haben eine geringere Konzentration des C-reaktiven Proteins im Blut als die Durchschnittsbevölkerung«, antwortet er. »Und bei den Veganern ist sie besonders niedrig.«

Das C-reaktive Protein, abgekürzt CRP, wird in der Leber als Entzündungsreaktion produziert und kann direkt im Blut gemessen werden. Folglich zeigt die CRP-Konzentration den Grad der Entzündung an. Eine Studie im *American Clinical Journal* zeigte, dass übergewichtige Kinder einen höheren CRP-Basiswert hatten als normalgewichtige Kinder. Übermäßiges Gewicht allein kann, zumindest bei Kindern, schon Entzündungen auslösen.

Bei Adventisten ist die CRP-Konzentration niedriger als bei der Durchschnittsbevölkerung – anders gesagt, sie sind generell weniger entzündet. Aber gibt es Unterschiede innerhalb der Gruppe der Adventisten?

Nicht alle Siebenten-Tags-Adventisten folgen exakt demselben Lebensstil. Es gibt Veganer, die sich gemäß Ellen Whites von Gott inspiriertem Plan ernähren: also Nüsse, Samen, Pflanzen und Obst. Dann sind da die Ovo-Lacto-Vegetarier, die eine pflanzliche Ernährung mit Milchprodukten, Käse und Eiern kombinieren. Und manche Adventisten – pssst! – essen Geflügel, Fisch oder vierbeinige Geschöpfe.

In den Studien zeigt sich, dass Veganer ein geringeres Entzündungslevel haben als Ovo-Lacto-Vegetarier (weniger CRP), die wiederum niedrigere Werte haben als die Fisch und Fleisch essenden Adventisten.

Aber was ist denn mit Fleisch essenden Adventisten – gibt es sie wirklich?

»Ja, sie existieren«, sagt Dr. Fraser lachend, als würden wir über Menschen mit einer peinlichen, sexuell übertragbaren Krankheit sprechen.

»Was denken Sie über diese Leute? Sind sie Gefallene?«

»Hm, vielleicht ein bisschen«, antwortet er. »Sie tun es der Kirche zuliebe nicht wirklich in der Öffentlichkeit.«

Es könnte also »gefallene« Adventisten in Loma Linda geben, die bei jeder Gelegenheit heimlich Burger essen!

»Wie viele Fleischesser gibt es?«

»Wir denken, etwa fünf Prozent unserer Studienteilnehmer essen fünf- bis sechsmal die Woche Fleisch, Geflügel oder Fisch. Aber es ist auch eine kulturelle Frage; manche haben ihre Wurzeln in Ländern, wo viel Fisch gegessen wird.«

Die Loma-Linda-Studie umfasst eine große Gruppe mit Wurzeln im karibischen Raum, es geht also weniger um Double-Bacon-Burger mit extra Käse, sondern eher um Fisch mit Jambalaya-Gewürzen.

Aber auch wenn die sogenannten Fleischesser nur Fisch und Geflügel essen, können Dr. Fraser und sein Team signifikante Unterschiede zwischen den drei Adventistengruppen sehen, also zwischen Veganern, Ovo-Laco-Vegetariern und Fleischessern. Das zeigt sich am Pegel des schlechten Cholesterins, dem Blutdruck, Diabetes Typ 2 und dem erwähnten Entzündungsmarker CRP.

»Die Veganer haben immer die niedrigsten Werte, gefolgt von den Ovo-Lacto-Vegetariern. Die höchsten Werte mit den meisten Risikofaktoren weisen die Fleischesser auf.«

*

Nehmen wir beispielsweise das Krebsrisiko. Bei Adventisten ist das Risiko, an Krebs zu erkranken, im Schnitt um 33 Prozent geringer als bei der Restbevölkerung. Auch hier ist es bei Veganern am geringsten, gefolgt von Vegetariern und schließlich den Fleischessern. Gehirntumore sind hierbei ausgenommen, genauso wie Gebärmutter- und Prostatakrebs. Aber wenn man sich beispielsweise die Zahlen für Brust-, Magen- und Darmkrebs anschaut, sind die Unterschiede riesig.

Meine Schlussfolgerung: Die gesundheitlichen Vorzüge der Adventisten-Ernährung sind beträchtlich.

Daneben organisiert die Kirche ein intensives und inspirierendes Bildungsprogramm.

»Die Kirche legt großen Wert darauf, wie man mit seinem Körper umgeht, wie er beschaffen ist und wie man sich um ihn kümmern sollte. Deshalb bringen wir unseren Mitgliedern bei, wie sie vegetarisch leben können«, sagt Dr. Fraser.

»Lehrt die Kirche auch, wie man Nahrung zubereitet?«

»Ja, uns wird gezeigt, wie man Beeren, Nüsse, Sojamilch und Vollkornprodukte verwendet, um den Körper zu stärken.«

Unsere Kirche daheim und all die anderen Kirchen und Religionsgemeinschaften sollten mal für einen Studienaufenthalt herkommen, denke ich. Dann könnten sie sehen, wie man das Wohlergehen seiner Gemeinde umfassend in die Hand nimmt. Ich bin neugierig auf Dr. Frasers Kirchenoberhäupter und wie sie über Gesundheit denken.

»Sind Ihre Geistlichen stolz auf die Tatsache, dass sie so lange leben? Fühlen sie sich als Pioniere?«

»Ja, manche von uns sprechen darüber – die Adventisten als globale Gesundheitsvorreiter.«

Das klingt, als wären die Adventisten die eigentliche Gesundheitsbewegung, als hätte Ellen White auf unbekannte Weise die Schlüssel zur Gesundheit gefunden; Schlüssel, die wir erst 100 Jahre später entdeckt haben. Oder ist unsere heutige Gesundheitsbewegung tatsächlich eine Art Adventismus, nur ohne Gott?

Für echte Adventisten müssen diese Überlegungen völlig verdreht sein, denn der ganze Sinn der Übung ist in erster Linie, Gott zu ehren.

Es scheint, als würden die verschiedenen Mitglieder der Kirche die Regeln mit unterschiedlicher Gewissenhaftigkeit befolgen. Welcher Aspekt ihrer Lebensgrundsätze führt nun zu Langlebigkeit? Ist es die Kombination aus allen oder sind es nur bestimmte? Um das herauszufinden, muss ich meinen Horizont erweitern und mir die anderen Blauen Zonen anschauen.

Die erste Blaue Zone wurde auf der italienischen Insel Sardinien ausgemacht, in einer Gegend, die hoch oben in den Bergen liegt. Die Fachzeitschrift *Experimental Gerontology* erläutert eine Studie, die von Gianni Pes und Michel Poulain durchgeführt wurde. Pes und Polain identifizierten ungewöhnlich viele rekordverdächtig alte Menschen in den Dörfern Barbagia di Ollolai und Barbagia di Seùlo. Im Zeitraum zwischen 1996 und 2016 gab es in Barbagia di Seùlo 20 100-Jährige. Diese Menschen werden nicht nur einfach alt, sondern leben länger als erwartet ein gutes, aktives Leben. Die Forscher nannten die Provinz Nuoro und diese mysteriösen Dörfer eine »Blaue Zone« – eine Zone der Langlebigen.

Die naheliegende Frage war: Tun diese 100-Jährigen irgendetwas Außergewöhnliches? Gibt es etwas, das diese Bergdörfer ihren Bewohnern bieten, das es nirgends sonst gibt? Wie sehen die Gewohnheiten in Nuoro auf Sardinien aus? Warum leben sie dort länger und bleiben länger gesund, bevor die Gebrechen des hohen Alters sie befallen?

In diesen Dörfern lebt man wie schon seit Tausenden von Jahren. Die Bewohner pflegen ihre kleinen Gärten, wo sie Bohnen, Zwiebeln, Knoblauch, Artischocken und Fenchel anbauen – alles Gemüse, das reich an Polyphenolen und löslichen, viskosen Ballaststoffen ist (wie von den Forschern in Lund empfohlen). Sie essen große Mengen Kapern, die auch entzündungshemmend sind. Sie leben in den Bergen, wodurch sie viel klettern müssen, um ihre Ziegenherden zu hüten.

Diese Ziegen grasen auf chemikalienfreiem Weideland, wo sie viel Gras fressen (Omega-3) und hier und da eine kleine Pflanze mit gelben Blättern namens Currykraut oder Italienische Strohblume (die Franzosen nennen sie *immortelle d'Italie*, die italienische Unsterblichkeitspflanze), die stark entzündungshemmend wirkt. Ihre magische Wirkung wird auch in der Mythologie beschrieben. Als Odysseus, der griechische Seefahrer, im Mittelmeer umherirrte, traf er eine Prinzessin, die so schön wie eine Göttin gewesen sein soll. Jeden Tag rieb sie sich mit einem mysteriösen Öl ein. Odysseus war ausgelaugt von all den Jahren auf See, aber die Prinzessin gab ihm eine Flasche des ominösen Öls und – schwupps – wurde er wieder zu einem jungen, schönen Mann. Es war Currykraut-Öl. Diese Pflanze nehmen die sardinischen Dorfbewohner regelmäßig über die Milch und den Käse ihrer Ziegen zu sich.

Dann ist da noch der Wein aus den dunklen, groben Weintrauben der Sorte Grenache. Die Menschen trinken jeden Tag mehrere Gläser dieses Weins, der für seine entzündungshemmende Wirkung und seinen bitteren, vollen Geschmack bekannt ist. Sie trinken nicht zu viel, aber auch nicht zu wenig.

Die Forscher fragten sich: Sind das die Geheimnisse für ein langes Leben? Gibt es andere Gegenden, wo die Menschen ähnlich lebten, sodass man definitiv feststellen konnte, ob man das Geheimnis für ihr langes und gesundes Leben gefunden hatte?

*

Gemeinsam mit dem Wissenschaftler und Journalisten Dan Buettner suchten Pes und Poulain nach weiteren Orten auf der Erde mit ungewöhnlich vielen sehr alten Menschen. Ihr Ziel war es herauszufinden, ob es einen gemeinsamen Nenner gab. Sie suchten nach Blauen Zonen in Asien, Afrika, Amerika, Europa und Ozeanien.

Durch eine weltweite Suche mithilfe von Epidemiologen und Ernährungswissenschaftlern wurden andere mögliche Kandidaten identifiziert. Die ganze Unternehmung war aufwendig, da die meisten potenziellen Blauen Zonen in der Peripherie liegen, weit entfernt von großen Städten und funktionierenden Behörden. Wie konnten sie sicher sein, dass die Menschen wirklich so alt waren, wie sie behaupteten?

Schließlich fanden sie die anderen Blauen Zonen, eine nach der anderen.

Man fand zum Beispiel eine weitere Zone im Mittelmeerraum, und zwar auf der griechischen Insel Ikaria. Jeder dritte Bewohner wird dort 90, und Demenz, Herz-Kreislauf-Erkrankungen und Krebs sind deutlich weniger verbreitet als im europäischen Durchschnitt.

Als ich das lese, erstaunt mich vor allem die Tatsache, dass die Menschen auf Ikaria nicht nur physisch gesünder sind – verglichen mit dem Rest Griechenlands leiden nur halb so viele an Herz-Kreislauf-Erkrankungen –, sondern auch geistig und neurologisch. Sie sind seltener von Depressionen betroffen, und nur 20 Prozent der über 80-Jährigen haben Demenz – in Athen sind es in der Bevölkerungsgruppe über 50 Prozent.

Ihre Tage verbringen sie mit Spaziergängen, körperlicher Arbeit und Gartenarbeit. Sie essen fettreichen griechischen Joghurt mit Honig, trinken Ziegenmilch und folgen einer reichhaltigen mediterranen Ernährung aus Bohnen, Knoblauch, Tomaten, Kartoffeln und viel polyphenolträchtigem Olivenöl. Jeden Nachmittag trinken die Insulaner mit ihren Freunden Kräutertee mit Rosmarin, Salbei und Oregano.

Als ich mir diese Auflistung anschaue, macht es klick. Das sind alles entzündungshemmende Pflanzen mit medizinischem Nutzen.

Die Insulaner sind allesamt fromme Griechisch-Orthodoxe, und ihre Kirche hält sie dazu an, im Laufe des Jahres mehrere Fastentage einzuhalten. (In Tierversuchen hat sich diese Form der Kalorienreduktion als lebensverlängernd erwiesen und senkt zudem signifikant die Entzündungsmarker.)

Die Suche ging weiter.

In Asien fanden sie eine weitere Blaue Zone. Auch auf der japanischen Insel Okinawa – vor allem bekannt für die brutalen Kämpfe, die dort während des Zweiten Weltkriegs stattfanden – erreichen die Einwohner ein sehr hohes Alter. Dort essen sie große Mengen Soja in Form von Tofu und Miso-Suppe. Sie wenden die Kunst des »Hara Hachi Bu« an und hören auf zu essen, wenn der Magen zu 80 Prozent voll ist. Diese alten Japaner haben oft ihren eigenen »Arzneigarten«, wo sie entzündungslindernde Heilpflanzen wie Kurkuma und Ingwer anbauen und ernten sowie Wermut, der den Menschen seit Jahrtausenden begleitet. Wermut schmeckt bitter, wie jeder weiß, der mal einen mit den silbergrauen Zweigen versetzten Schnaps getrunken hat.

Die Menschen auf Okinawa haben eine Vorliebe für Bitteres und würzen ihren Reis zum Beispiel mit Bittermelone. Mehrere Studien haben gezeigt, dass sie den Blutzucker verringert. Anders gesagt: Intuitiv senken die Menschen den GI-Wert von Reis.

Im Jahr 2007 entdeckte man in Costa Rica eine weitere Blaue Zone, und zwar die Nicoya-Halbinsel. Es stellte sich heraus, dass die Einwohner viel Kaffee trinken, als Hauptproteinquelle Reis und Bohnen essen und viel über ihren »plan de vida« sprechen, ihren Lebensplan, den Sinn des Lebens. Sie sind sehr gläubig und überzeugt, dass Gott ihr Leben zum Besten wenden wird.

Und dann stieß man auf die Siebenten-Tags-Adventisten in Los Angeles.

Da schließt sich der Kreis. Hier bin ich mit Dr. Gary Fraser, mit seiner schönen Haut und dem spannenden Forschungsansatz.

Was sind die gemeinsamen Lifestyle-Faktoren der Bewohner der Blauen Zonen? Die Forscher sind zurückhaltend, was allgemeine Schlussfolgerungen angeht, aber nichtsdestotrotz lassen sich Muster erkennen.

Die Menschen bewegen sich viel, aber in moderatem Tempo. Auf Sardinien steigen sie die steilen Berghänge hinauf. Auf Okinawa genau wie in Costa Rica arbeiten sie in ihren kleinen Gärten. Ikaria ist auch hügelig. Und in Loma Linda gehen sie an den Wochenenden in die Natur. Diese häufige Bewegung kommt aus all den kleinen Anforderungen des Alltags, mit Ausnahme von den Siebenten-Tags-Adventisten, bei denen die Motivation religiös begründet ist.

Die Ernährung – und das ist allen Blauen Zonen gemein – ist reich an Gemüse, Samen, Nüssen und, in manchen Fällen, pflanzlichem Eiweiß. Die Siebenten-Tags-Adventisten sind die einzigen offiziellen Vegetarier. In den übrigen Zonen dienen Fleisch, Geflügel und Fisch als Ergänzung für gemüsereiche Mahlzeiten, und die Menschen kombinieren Nüsse, Samen, Reis und Bohnen zu perfekten Proteinlieferanten.

Die meisten Menschen trinken gar keinen Alkohol oder nur in Maßen. Die Sardinier sind da außen vor, da sie große Mengen ihres herben, polyphenolreichen Rotweins trinken.

Die Bewohner dieser Zonen zeigen auch ein Gefühl dafür, dass es im Leben einen höheren Sinn gibt – ein Lebensziel. Mal wird es »plan de vida« genannt wie in Costa Rica oder zeigt sich in der Mahnung der Adventisten, sich um die Familie, die Natur und einander zu kümmern. Auf Okinawa gibt es das wunderbare Wort »ikigai«, das bedeutet »ein Grund, am nächsten Morgen aufzustehen«.

Die Bewohner der Blauen Zonen sind sozial. Sie sind oft mit der Familie und Freunden zusammen und kümmern sich um andere. Regelmäßig entspannen sie sich, egal ob sie Kräutertee auf der Veranda trinken wie auf Ikaria oder Rotwein auf Sardinien, oder sich, wie auf Okinawa, einfach gegenseitig besuchen und beieinandersitzen. Oder wie die Adventisten, die jeden Samstag mit der Familie verbringen. Eine Auszeit. Familienzeit. Zeit, um einfach zu sein.

Ich will tiefer graben, immer tiefer. Was genau geht da vor sich in den Blauen Zonen? In den Körpern der Menschen? Wo genau liegt das Geheimnis? Im Darm?

Bedeutet das, die Blauen Zonen haben gar keine Probleme?

»Haben Sie keine Fettleibigkeit in Loma Linda?«, frage ich Dr. Fraser.

»Natürlich haben wir Fettleibige – wir sind trotz allem in Amerika«, sagt er. »Wir haben auch Leute, die Alkohol trinken.«

Bei ihm klingt das wie etwas sehr Seltsames.

»Trinken Sie?«

»Ab und zu genehmige ich mir ein Glas, zu besonderen Anlässen. Manchmal esse ich auch Fisch.«

Ich will tiefer graben, immer tiefer. Was genau geht da vor sich in den Blauen Zonen? In den Körpern der Menschen? Wo genau liegt das Geheimnis? Im Darm?

Um diesen Fragen nachzugehen, führen Dr. Fraser und sein Team ein gigantisches Fäkalien-Projekt durch, um das Mikrobiom der Adventisten zu untersuchen. Man könnte auch sagen, das Labor sammelt 10.000 kleine Behälter mit Scheiße von 10.000 Adventisten ein, um zu sehen, welche Bakterien sie enthält.

»Okay, aber was passiert auf Zellebene und in den Genen?«, frage ich.

»Da wollen wir hin. Wir wollen untersuchen, wie sich das genetische Material verändert. Wir haben 150 Bereiche in der menschlichen DNA gefunden, von denen wir vermuten, dass sie von der Lebensweise beeinflusst werden.«

»Und was genau passiert dort?«, frage ich weiter.

»Das wissen wir noch nicht«, antwortet er. »Aber wir haben einen Verdacht. Methylierung.«

»Methylierung?«

»Ich fürchte, ich habe im Moment keine Zeit mehr, das zu erklären, tut mir leid«, sagt er, bevor ich einhaken kann.

Dr. Fraser muss seine Frau vom Flughafen abholen. Sie kommt aus Neuseeland, und er lässt anklingen, dass Mrs. Fraser ungern wartet. Er muss los.

Ich verlasse die Uni mit Briana Bird Pastorino, die im PR-Büro arbeitet und mir geholfen hat, das Interview zu vereinbaren. Sie ist selbst in der Kirche, und ich frage sie, ob sie glaubt, dass Adventisten anders sind.

»Sie sind so bescheiden und freundlich«, sagt sie. »Und sie sehen so gesund aus.«

Die Auswirkungen auf die Kognition und den Gefühlshaushalt ... da sind wir wieder.

Wir gehen zu einem Supermarkt gleich neben der Universität – von Adventisten für Adventisten. Der Laden sieht aus wie ein gigantisches Reformhaus mit Fünfzigerjahre-Optik in den Farben Hellblau, Pink und Creme. Zwischen Reihen von Lebensmitteln sehe ich bunte Bücher über Jesus und Moses, über Petrus, Ester und Judit. Es gibt eine eigene Abteilung mit Kinderbüchern voller Figuren aus der Bibel.

Ich schreite die Regale ab und bleibe vor den Lebensratgebern stehen: Es geht um die Ehe, ein liebevolles Leben, Barmherzigkeit und Suchtbewältigung.

In der Saftbar beim Eingang sitzen ein paar ältere Einwohner von Loma Linda. Eine Säule ist mit freundlichen Angeboten der Kirche beklebt.

Sind Sie süchtig nach Essen? Wir bieten Hilfe und Unterstützung!
Steckt Ihre Ehe in der Krise? Bringen Sie es mit uns in Ordnung!

Ich bestelle einen »Zinger« in der Saftbar. Möhren, Spinat, Ingwer und Apfel wirbeln mit Hanfsamen durch einen altmodischen Standmixer.

»Könnte ich auch einen Kaffee haben?«, frage ich.

»Nein, wir Adventisten trinken keinen Kaffee«, sagt der Typ hinterm Tresen und lacht peinlich berührt.

Eine Frau in einem gelben Top und langem Rock steht hinter mir, wartet auf ihren Smoothie. Sie zupft mich am Ärmel und flüstert:

»Das stimmt!«

Sie ist in einem strengen, adventistischen Umfeld groß geworden: vegan, kein Alkohol, kein Kaffee.

»Aber *ich* trinke Kaffee«, flüstert sie. »Jeden Tag.«

Ich verlasse die Blaue Zone mit einer Menge zum Nachdenken. Insbesondere grüble ich über den gemeinsamen Nenner dieser

Menschen nach. Bewegung, Umfeld, Essen, Lebensaufgaben, andere Menschen … Aber das sind nicht die einzigen Dinge, welche die Bewohner der Blauen Zonen gemeinsam haben. Es gibt zwei weitere Punkte – sehr wichtige Punkte.

Der erste ist die Sonne. Alle von ihnen sind gerne draußen. Sie suchen die Sonne, sitzen in der Sonne, genießen sie wie die Nordeuropäer im Frühling, und bewegen sich gern. Über viele Jahre hieß es, Sonnenschein wäre schädlich. Aber in der richtigen Dosierung ist er medizinisch wirksam. Sonnenlicht hilft dem Körper, Vitamin D zu produzieren, das entzündungshemmend wirkt.

Der andere Faktor ist größer als die Sonne.

Wir sprechen hier von Gott.

Oder eher Spiritualität, wie sie sich in den Gottesdiensten der Adventisten manifestiert, den einfachen Heimaltären mit brennenden Räucherkerzen der Menschen auf Okinawa, oder der simplen griechischen Kirche mit dem blauen Dach und einem Kreuz, das sich als Silhouette vor dem Meer erhebt. Was all diese langlebigen Menschen teilen, ist ein Gefühl des Staunens angesichts des Göttlichen, eine Spiritualität, die sie mit vergangenen und zukünftigen Generationen und mit ihrer Gruppe, ihrer Herde verbindet.

Diese Reise, die mit Rückenschmerzen und dem Gefühl des Alterns begonnen hat, ist nun bei Gott angekommen – oder Allah, Shiva … Sie wissen, was ich meine.

Was hat Gott mit Entzündungen zu tun?

Meine Jagd nach Erkenntnissen bringt mich inzwischen an Punkte, die ich nicht erwartet habe.

10

Ehrfurcht

Was hinter uns liegt und was vor uns liegt, sind nur
Kleinigkeiten im Vergleich zu dem, was in uns liegt.

ch habe eine neue Fährte und setze meine Reise fort. Beziehungsweise fahre ich zurück, nämlich nach Toronto. Dieses Mal kann
ich die dramatische Silhouette der Stadt sehen, den berühmten
CN Tower, der mit seinem futuristischen Donut nahe der Spitze
wie eine Nadel in den Himmel sticht. Die Stadt ist berühmt für
ihre großartige Eishockey-Mannschaft, verrauchten Jazz und die
fantastischsten Austern an der gesamten kanadischen Küste. In
Toronto leben drei Millionen Menschen.

Einer davon ist der neue Star am Himmel der Wissenschaft.
Ihr Name klingt auch nach Sternen. Ich bin auf ihre Forschung
gestoßen, die völlig neu- und einzigartig ist. Sie stellt so ziemlich alles infrage, für das die traditionelle Wissenschaft steht: das
männliche Establishment, Vorhersagbarkeit und Konventionen.
Was kann man sonst noch über eine junge Frau sagen, die sich
selbst eine »Detektivin für positive Emotionen« nennt?

Hinter diesem New-Age-Titel steht eine angesehene Wissen-
schaftlerin mit einem Doktor in Psychologie und einem ausge-
prägten Interesse an der Verbindung von Psychologie und biologischen Markern. Für ihre Forschung ist sie von Stanford nach
Toronto gewechselt.

Sie will ich treffen: Dr. Jennifer Stellar. Schon der Name verursacht in mir ein Kribbeln.

Ich bin hier, um mit ihr über ihre revolutionäre Forschung über Ehrfurcht zu sprechen. Im Wörterbuch finde ich ein paar Synonyme: Andacht, Hochachtung, Staunen – die magischen und wirklich großen Dinge im Leben. Darüber werde ich sie interviewen: die Bedeutung von Ehrfurcht im Leben des Menschen, wie Ehrfurcht Entzündungen hemmt und was das für uns bedeutet und wie wir es interpretieren können.

Wir treffen uns in der Universität in einem Raum, der für die TV-Aufnahme geeignet ist, die wir planen.

Dr. Stellar wirkt mit ihrer positiven Energie ätherisch, fast jenseitig. Sie ist hübsch und hat langes blondes Haar. Wäre ich die Hollywood-Regisseurin eines Films über eine Psychologin, die nach positiven Gefühlen in einer Welt voller Ängste und Aggression strebt, ich würde ihr die Rolle geben. So perfekt ist sie.

Ich bin heiß darauf anzufangen. Aber dann lehnt sie sich vor. Sie hat mir etwas Wichtiges zu sagen.

»Ich bin äußerst angreifbar. Darum ist mir sehr daran gelegen, dass wir klar zwischen den objektiven Erkenntnissen unserer Forschung auf der einen Seite und den Ideen, die meine persönlichen Spekulationen und Schlussfolgerungen sind, unterscheiden.«

Ich verstehe sie völlig. Für die traditionsbehafteteren Kollegen in ihrem Forschungsfeld ist sie bestimmt eine Provokation. Meine Freundin Annette, die sich mit Psychologie auskennt, nennt sie eine »180-Graderin« – sie meint damit jemanden, der radikal anders ist, der so viel Licht verströmt, dass die Dunkelheit der anderen augenscheinlich wird.

Dr. Stellar muss vorsichtiger sein als die meisten. So kann es kreativen Köpfen ergehen, wenn sie gegen den Strom schwimmen.

Seit den Anfängen der Psychologie zu Beginn des 20. Jahrhunderts, angestoßen von Ärzten wie Sigmund Freud und Carl Jung, lag der hauptsächliche Fokus der psychologischen Forschung auf negativen Gefühlen. Warum werden Menschen wütend, warum bekommen sie Angst, werden depressiv oder misstrauisch? Die positiven Emotionen wurden als Selbstverständlichkeit angesehen, als wären sie einfach da.

Dr. Stellar entschied sich früh, sie nicht als selbstverständlich zu betrachten.

»Zu negativen Gefühlen wurden viele Studien durchgeführt, aber ich wollte mir die andere Seite anschauen. Was machen Gefühle wie Freude, Stolz, Ehrfurcht und Liebe mit uns?«

In einer revolutionären Studie haben Dr. Stellar und ihr Team verschiedene menschliche Emotionen gemessen und wie sie den Entzündungsgrad in unserem Körper beeinflussen. Diese Gefühle waren: Liebe, Freude, Empathie, Stolz, Belustigung, Zufriedenheit und Ehrfurcht.

Von diesen sieben stellten sich vier als statistisch erkennbar entzündungshemmend heraus: Freude, Ehrfurcht, Stolz und Zufriedenheit.

Und unter diesen vier gab es einen außergewöhnlichen Ausreißer – Ehrfurcht.

Ehrfurcht. Die Ehrfurcht vor der Ehrfurcht packt mich. Was ist sie überhaupt genau?

»Schaut man im Wörterbuch nach, findet man eine Menge Synonyme«, sagt Dr. Stellar. »Der Begriff ist schwer zu fassen. Aber ich denke, wir alle kennen das Gefühl, wenn etwas größer ist als wir, gewaltig, unendlich. Das kann etwas Gegenständliches, Ideelles oder eine Person sein. Man kann ehrfürchtig sein, wenn man einen Baum betrachtet oder in einer fantastischen TV-Doku eine riesige Antilopenherde sieht, die durch die Savanne rennt. Man fühlt Ehrfurcht, wenn man etwas betrachtet, das größer als man selbst ist, etwas, das den Blick auf die Welt verändert.«

Die Idee, Emotionen mit dem Immunsystem zu verknüpfen, ist nicht neu. Eine andere Pionierin, Professorin Janice Kiecolt-Glaser, hat in den 2000er Jahren an der Universität von Ohio bemerkenswerte Forschung auf dem Gebiet der Psychoneuroimmunologie geleistet. Sie untersuchte die Frage, wie negative Gefühle den Körper beeinflussen. Sie zeigte unter anderem, dass täglicher Stress, Eheprobleme und Depressionen mit einem erhöhten Risiko für entzündungsbedingte Krankheiten einhergehen.

Wie kann man Gefühle und Entzündungen überhaupt messen?

Wir wissen bereits, dass es verlässliche Marker gibt – sogenannte proinflammatorische Marker –, die den Entzündungsprozess anregen. Es gibt sogenannte Zytokine, von denen eines, Interleukin-6 (oder IL-6), besonders interessant ist. Aus zwei Gründen ist es einer der Lieblinge der Forscher: Es wird schnell freigesetzt und kann im Speichel nachgewiesen werden.

Die Forschung aus Ohio könnte man so zusammenfassen: Es ist nun möglich, eine Verbindung zwischen negativen Gefühlen und einer Reihe von Krankheiten zu ziehen. Inflammation steht im Zusammenhang mit dem Alterungsprozess, Herz-Kreislauf-Erkrankungen, Osteoporose, Arthritis, Diabetes Typ 2, bestimmten Krebsarten, Alzheimer und manchen Zahnerkrankungen. Und die Produktion proinflammatorischer Zytokine, welche die Krankheiten befeuern, wird von negativen Gefühlen und Stresssituationen stimuliert.

Eine weitere coole Forscherin und Pionierin auf ihrem Gebiet, Professorin Margaret Kemeny von der University of California, hat nachgewiesen, dass die Verbindung zwischen Emotionen und Entzündungen sowohl mit dem Gefühlserlebnis als auch mit der jeweiligen Situation zu tun hat. Sie untersuchte, wie Schauspieler in Los Angeles von ihren verschiedenen Rollen beeinflusst wurden. Nachdem sie 20 Minuten lang die Emotion »traurig« gespielt hatten, stieg die Zahl der sogenannten NK-Zellen als Teil der Immunreaktion.

(Ich muss an den Schauspieler Heath Ledger denken, der den verdammt teuflischen Joker in einem Batman-Film spielte. Monatelang bereitete er sich darauf vor, indem er sich in sein Apartment zurückzog und abgründigen Gedanken hingab. Er starb dann an einer Überdosis Tabletten. Gab es da eine Verbindung? Es ist ein schrecklicher Gedanke.)

»Wie hängt das zusammen, Gefühle und Entzündung?«, frage ich.

»Die Entzündung wirkt sich auf unsere Stimmung aus«, erklärt Dr. Stellar. »Wenn der Körper eine Entzündung durchlebt, verändert sich die Stimmungslage. Wenn Menschen wirklich krank sind, verhalten sie sich anders – sie zeigen ein bestimmtes Krankheitsverhalten. Sie ziehen sich zurück, versuchen, es ruhig angehen zu lassen, nehmen sich Zeit zu gesunden.«

Ich erkenne, dass ich – und jeder, den ich kenne – sich genauso verhält. Ich erinnere mich an meine Jahre als Assistenzärztin, als ich sehr oft mit kranken Menschen zu tun hatte. Krankheitsverhalten bedeutet, wir kehren uns nach innen, ziehen uns zurück, machen uns klein, beschützen uns selbst. Meine Hündin lag immer in einer Ecke, wenn es ihr nicht gut ging, und blickte mich mit ihren flehenden braunen Augen an. So kommuniziert Entzündung also mit dem Gehirn. Aber was ist Henne und was Ei?

»Sorgt meine Krankheit für die Entzündung, sodass sich mein Verhalten ändert?«, frage ich sie. »Oder verschlimmern meine negativen Gedanken die Krankheit?«

»Es gibt eine Art Kreislauf«, erklärt Dr. Stellar. »Die Entzündung sorgt dafür, dass Menschen sich zurückziehen. Sie erzeugt ein Gefühl von Isolation, das wiederum die Depression verstärkt. Aber bis zu einem gewissen Grad ist das zweckmäßig. Wenn man krank ist, ist es gut, kürzerzutreten, um zu gesunden. Man sollte nicht zu aktiv sein.«

Die Natur ist also weise. Die Entzündung scheint unser Verhalten in eine Richtung zu lenken, die der Gesundung zuträglich ist.

Aber zurück zu den positiven Gefühlen, allen voran der Ehrfurcht.

»Wie oft empfinden Menschen Ehrfurcht?«, frage ich.

»Oh, das ist ein ganz verbreitetes Gefühl«, sagt Dr. Stellar lachend. »Es ist nichts, das sich nur einstellt, wenn man zum ersten Mal die Pyramiden von Gizeh sieht. In unserer Studie haben Teilnehmer berichtet, dass sie etwa zweimal in der Woche ehrfürchtig sind.«

Ich sehe die Teilnehmer vor mir: Ehrfurcht! Check! Eine Portion Magie, zweimal die Woche.

»Und in welchen Situationen hatten die Menschen dieses Gefühl?«, frage ich.

»Sie hörten sich eine schöne Symphonie an oder belegten einen Astronomiekurs an der Uni. Sie gingen durch eine bezaubernde Landschaft oder hatten ein religiöses Erlebnis, wobei sie die Gegenwart eines großen und guten Geistes spürten.«

Das ist es, was ich an Dr. Stellars Forschung so spannend finde. Sie protokolliert nicht, was Menschen fühlen, sondern misst es biologisch.

»Ich glaube nicht immer, was Leute über ihre Gefühle berichten«, gibt sie zu. »Deshalb will ich objektive Messmethoden finden. Das ist mein Spezialgebiet als Psychologin: die Tragweite der Gefühle biologisch zu messen, ausgehend davon, wie sie im autonomen Nervensystem Ausdruck finden.«

Was sie findet, ist ein niedrigerer Wert des Zytokins IL-6 im Speichel, wenn die Menschen Ehrfurcht verspüren. Das ist keine kleine Entdeckung, wenn man bedenkt, dass erhöhte IL-6-Werte mit ernsten Erkrankungen wie Depressionen, Krebs und sogar Schizophrenie in Zusammenhang gebracht werden können. Tatsächlich werden heutzutage manche dieser Leiden behandelt, indem man versucht, den IL-6-Pegel im Blut zu senken. Und das ist exakt das, was laut Dr. Stellars Team jeder selbst tun kann – indem man ehrfürchtig ist.

»Aber sind alle Formen von Ehrfurcht gleich gut – von einem rein medizinischen Standpunkt aus gesehen?«

»Das wissen wir noch nicht«, antwortet Dr. Stellar nachdenklich. »Wir glauben das, aber es ist die nächste Sache, die wir untersuchen müssen. Es gibt eine verbindende biologische Komponente, die alle Menschen teilen.«

Was steckt hinter alldem?

»Nun spekuliere ich«, fährt sie fort und bezieht sich auf unsere Vereinbarung. »Ich denke, ein grundlegendes Prinzip ist, dass Ehrfurcht dabei hilft, Gruppen zusammenzuhalten. Die menschliche Gesellschaft braucht stabile Gruppen, innerhalb derer sich die Menschen verbunden fühlen.«

»Können Sie mir ein Beispiel geben?«

»Sagen wir, Sie schauen in einer Gruppe Usain Bolt dabei zu, wie er die 100 Meter sprintet. Die Ehrfurcht, die Sie alle bei dieser Leistung verspüren, stärkt Sie als Gruppe.«

Es stellt sich heraus, dass das Büro, in dem wir sitzen, Dr. Stellars Ehemann gehört. Er forscht über das politische Wir-Gefühl und darüber, warum politische Gruppierungen einander so aggressiv begegnen. Er ist der Grund, warum sie nach Toronto gekommen ist. Beide sind jung und ehrgeizig und brennen für ihre Forschung.

An der Wand hängt ein verblasster Zeitungsausschnitt, ein Kommentar aus der *New York Times*, den ihr Mann verfasst hat. Ich erinnere mich vage an den Artikel. Er behandelt die Frage, warum verschiedene politische Gruppierungen Schwierigkeiten haben, miteinander zu sprechen. Sie priorisieren unterschiedliche Wertesysteme und verspüren abweichende Formen von Ehrfurcht, um Dr. Stellars Vokabel zu benutzen.

Eine Gruppe stellt die Freiheit des Menschen an oberste Stelle, eine andere Gleichheit. Eine dritte Partei steht für die Umwelt ein und eine vierte für die Rolle der Frau in der Gesellschaft. Wie können sie miteinander reden? Und welche Rolle nimmt das jeweilige Ideal in der Gruppe ein?

Ich befrage Dr. Stellar dazu, was das mit ihrer eigenen Forschung zu tun hat.

»Was bedeutet es, dass verschiedene Gruppen Ehrfurcht unterschiedlich erleben?«

»Eine Gruppe, die bestimmte politische Ideale verbindet, die sie als größer als sich selbst empfindet, kann durch das geteilte Ehrfurchtserlebnis ein großes Gemeinschaftsgefühl entstehen lassen. Wenn eine Gruppe Gutes für die Gesellschaft tut, kann sie auch gemeinsam Ehrfurcht und folglich Gemeinschaft verspüren. Die Magie dieser Gruppe entsteht durch die geteilten Ideale, und dieses Gemeinschaftsgefühl stabilisiert die Gruppe und so auch die Gesellschaft.«

Anders gesagt, Ehrfurcht verbindet Menschen und gibt ihnen ein gutes Gefühl.

»Aber was ist mit anderen Formen von Ehrfurcht?«, frage ich. »Bei Ehrfurcht geht es nicht allein um Politik und Ideologie, oder?«

»Nein, dann gibt es noch das allumfassende Naturerlebnis.

Oder die Ehrfurcht, wenn man ein Kunstwerk betrachtet oder Musik hört, die das Herz erfüllt. Oder wenn man das Gefühl hat, Gott zu begegnen.«

»Wenn die erste Form von Ehrfurcht dazu dient, Gruppen und Gesellschaften zu stabilisieren, was ist dann die Funktion der eher individuellen Ehrfurcht?«, frage ich.

»Das wissen wir nicht wirklich«, erwidert sie.

Betrachten wir mal die individuelle Ehrfurcht näher, zum Beispiel wenn man draußen in der Natur ist und ihren steten Wandel, ihre Schönheit und Großartigkeit betrachtet. »Natur« ist ein weiter Begriff. Das Meer und seine Wellen, ein plätschernder Bach, ein üppiger Garten und ein stiller Herbstwald voller Pilze – das ist alles Natur, aber von sehr unterschiedlicher Art. Zeigen all diese Erscheinungsformen die gleichen Resultate?

»Ein paar Dinge stechen heraus«, sagt Dr. Stellar. »Es gibt zwei Arten von Naturerfahrung, die eine stark antiinflammatorische Wirkung haben.«

Der erste Typ ehrfurchteinflößender Natur sind weite Landschaften. Dr. Stellar führt Beispiele aus Nordamerika an.

»Wenn Sie beispielsweise einen weitläufigen, offenen Ort wie den Grand Canyon überblicken. Oder als wir unsere Teilnehmer ins oberste Geschoss der Universität gebracht haben, wo sie über ganz Toronto blicken konnten. Das sind Perspektiven, die einem das Gefühl von der großen Welt vermitteln. Ich nenne es gern die Teilhabe an etwas, das größer als man selbst ist.«

Großartige Landschaften bedeuten für unterschiedliche Menschen auf der Welt etwas anderes, aber sie können laut Dr. Stellar immer denselben Effekt haben.

Die zweite Sorte ehrfurchtauslösender Naturerfahrung ist universeller: Sonnenuntergänge.

»Sonnenuntergänge – egal, wie sie aussehen?«

»Sie müssen sehr viele Farben haben«, sagt Dr. Stellar und lacht. »Sonnenuntergänge lösen eine Menge Ehrfurcht aus.«

Der Anblick eines prachtvollen Sonnenuntergangs in Gold, Lila, Pink und Gelb ist etwas, das uns ehrfürchtig innehalten lässt – was wiederum Entzündungen hemmt.

Aber nicht jeder kann am Grand Canyon, am Meer oder auf einem Berg mit fantastischem Blick auf den Sonnenuntergang wohnen. Was ist mit dem normalen Stadtbewohner, der die meiste Zeit umgeben von Beton, Busspuren und Verkehr verbringt?

»Die Stadt kann für den Menschen sehr bedrohlich sein«, spekuliert Dr. Stellar. »Ich denke, die Menschen in den Städten müssen aktiv werden, einen Park, einen Baum, das Stück Natur finden, das Ehrfurcht auslöst.«

Dr. Stellar ist sich ihrer eigenen Ehrfurcht viel bewusster geworden. Dem, was sie früher als reine Erholung betrachtet hat, räumt sie nun mehr Bedeutung ein, sie entscheidet sich bewusst dafür. Besonders gern geht sie ins Museum.

»Erzählen Sie mir von Schönheit und Kunst«, sage ich.

»Was man für schön erachtet, lässt einen Ehrfurcht fühlen«, erklärt Dr. Stellar.

Der Anblick eines prachtvollen Sonnenuntergangs in Gold, Lila, Pink und Gelb ist etwas, das uns ehrfürchtig innehalten lässt – was wiederum Entzündungen hemmt.

Ich denke an Dinge, die als schön wahrgenommen werden. Die traumähnlichen Szenen und flirrenden Farben der Impressionisten, etwa Monets Seerosen, faszinieren die meisten Menschen. Aber Kunst kann so vieles sein: Andy Warhols stilisierte Marilyn-Monroe-Porträts, Cindy Shermans Fotokunst mit ihren Spitzen gegen die Gesellschaft oder Giacomettis große, schlanke Statuen in Bewegung.

»Ist das alles das Gleiche? Kann man mit zeitgenössischer

Kunst denselben entzündungshemmenden Effekt erzielen wie mit den sanften Farben der Impressionisten?«

»Sicher«, antwortet Dr. Stellar. »Wir haben überall dieselben Effekte gesehen, von Impressionisten und Blumenbildern bis hin zu sehr modernen Kunstwerken und Stilrichtungen. Wir hatten sogar einen Teilnehmer, den Architektur ehrfürchtig stimmte – vom ultramodernen Bauhaus bis zu den alten Pyramiden.«

Der Mensch reagiert instinktiv auf Bilder. Uralte Mechanismen verknüpfen das Sehen mit unserem Reptilienhirn. Dasselbe gilt fürs Hören. Es überrascht mich nicht, dass Dr. Stellar als Nächstes über Musik spricht.

»Musik ist unglaublich wichtig für die Empfindung von Ehrfurcht«, sagt sie.

»Ist jede Musik gleich gut?«

»Wir haben herausgefunden, dass Musik, die ein Gefühl großer Ehrfurcht auslöst, oft aus mehreren Instrumenten besteht, wie beispielsweise Symphonien.«

»Und wann verspürt man am meisten Ehrfurcht?«

»Wenn die Musik am dramatischsten ist, bei einem Crescendo.«

Aber Musik meint nicht nur Musikhören; man kann auch selbst kreativ sein, vorzugsweise in einer Gruppe. Ich denke an Chorgesang und eine Studie, die ich kürzlich gelesen habe. Sie wurde vom britischen Royal College of Music in Zusammenarbeit mit einem Krebsforschungsinstitut durchgeführt. Untersucht wurde, wie Singen im Chor die Stimmung und den Entzündungsgrad beeinflusste. Es stellte sich heraus, dass das Entzündungslevel bei allen Teilnehmern sank, aber besonders bei jenen, die an Depressionen litten. Studien in Harvard und Yale haben überdies gezeigt, dass Singen im Chor das Leben verlängert.

Aber nun möchte ich zu Gott zurückkehren.

Louise Boije af Gennäs, eine schwedische Autorin und persönliche Freundin, hat gesagt: »Gott ist das größte Tabu der Schweden.« Oder, wie eine andere Freundin es ausdrückte: »Die Schweden haben Gott abgeschafft, und so werden es auch Menschen anderswo auf der Welt handhaben, denn die meisten Leute wollen wie die Schweden sein.« Nun ja, vielleicht ist es doch nicht ganz so einfach ...

Es wird oft gesagt, dass Schweden – wie viele Länder der westlichen Welt – ein ent-christianisiertes Land sei und die Menschen den Gottesdienst gegen einen Besuch bei Ikea eingetauscht hätten. Man kann viel Gutes über Ikea sagen, es gibt günstige Betten und Bücherregale. Aber (sorry, liebe Ikea-Mitarbeiter) einen Einkaufswagen mit einem Billy-Regal, einem Tisch zum Selbstzusammenbauen, zwei Plastikgartenstühlen aus dem Sale-Bereich und einer staubigen Yucca-Palme durch einen Ikea-Markt zu bugsieren, hat nichts mit der Ehrfurcht zu tun, über die ich hier schreibe.

Aber vielleicht haben die Schweden die Kirche durch etwas anderes ersetzt – zum Beispiel Natur.

Laut David Tufnell, einem Dozenten für Religion an der Södertörn-Universität, geben die meisten Schweden an, an irgendeine Art Spiritualität oder Lebenskraft zu glauben. Mit anderen Worten: Die Menschen suchen nach einer spirituellen Erfahrung, auch wenn sie diese heutzutage vielleicht nicht in der Kirche finden. Macht die Kirche eventuell etwas falsch?

98 Prozent der Menschheit bezeichnen sich als religiös. Aber ein besseres Wort ist vermutlich »spirituell«. Die meisten von uns haben ein Bedürfnis nach etwas – aber was genau ist das?

»Oh, wir Menschen brauchen gemeinsame spirituelle Erfahrungen«, sagt Dr. Stellar.

Da stellt sich die Frage: Woher kommt dieses Bedürfnis?

Im Mai 2016 wurde in der angesehenen Fachzeitschrift *JAMA* eine Studie publiziert, in der Wissenschaftler aus Harvard zeigten, dass für Frauen, die in die Kirche gehen, das Risiko, frühzeitig zu sterben, dramatisch geringer ist. Für diese großangelegte Studie hatten sie 75.000 Frauen über 20 Jahre hinweg untersucht.

Okay, wird der skeptischer Zyniker sagen, Moment mal: Sind Frauen, die in die Kirche gehen, nicht eh ein bisschen anders? Wahrscheinlich rauchen sie nicht, nehmen keine Drogen, trinken Holunderblütensaft, verbringen den Sonntagabend damit, Loblieder zu singen und um den Block zu radeln, und tragen selbstgestrickte Pullis?

Bemerkenswert an der Studie ist, dass die Forscher die Studie anpassten und Unterschiede in Alkohol- und Drogengenuss, sportlicher Betätigung, geistiger Gesundheit, ethnischem Hintergrund, Ernährung und so weiter abzogen. Die einzige Erklärung, die blieb, war der Kirchgang.

Tyler VanderWeele, der Harvard-Professor, der die Studie leitete, sagte in einem Interview, Kirchgänge könnten »ein starker und unterschätzter Grund für gute Gesundheit« sein. Die Forscher hielten fest, dass es keinen Unterschied mache, welche Kirche die Teilnehmer besuchten, und dass selbst jene Frauen, die nur sporadisch hingingen, eine um 13 Prozent geringere Sterblichkeitsrate hatten. Bei Männern taten sie sich schwer, einen Effekt nachzuweisen, aber Männer wurden auch nicht gesondert untersucht.

Professor VanderWeele interpretiert die Ergebnisse so, dass der Kirchgang selbst zu starken sozialen Netzwerken führt. Mehrere andere Studien haben dieselbe Verbindung zwischen Gesundheit und Kirchbesuchen gezogen. An der Duke's University wurde gezeigt, dass religiös aktive Menschen einen niedrigeren Blutdruck haben und seltener unter psychischen Erkrankungen leiden. Eine andere Studie, publiziert im *Southern Medical Journal*, belegt, dass Menschen, die mindestens einmal die Woche in die Kirche gehen, seltener ins Krankenhaus müssen und bettlägerig werden.

Könnten unsere spirituellen Bedürfnisse in Wirklichkeit biologische Wurzeln haben? Oder vielleicht hat die Suche nach Göttlichkeit eine Reihe von anderen Vorteilen – die mit Ekstase, Transzendenz und gemeinsam erschaffenen Mythen zu tun haben? Könnte es sein, dass die Natur den spirituell aktiven Menschen belohnt, indem sie dessen Entzündungsspiegel senkt? Müssen wir einfach hin und wieder Spiritualität und Ekstase erleben?

»Spiritualität, sich vor etwas Größerem zu verneigen, ist ein gemeinschaftlicher Akt. Als Gruppe brauchen wir Menschen das«, erklärt Dr. Stellar.

Nun sind wir beim Thema Gott angelangt, oder eher bei dem Göttlichen. Es ist ein schwieriges Feld, über das ich oft mit einer schwerkranken Freundin spreche.

Einmal fragt sie mich: »Was ist mit Gott? Ich würde gern an etwas glauben, aber wie funktioniert das?«

Diese Frage verdient eine gute Antwort.

Ich muss darüber nachdenken, denn ich will niemandem meinen Glauben aufdrücken. Außerdem ist es ein persönliches, tiefsitzendes Gefühl, das schwer in Worte zu fassen ist.

»Hmm ... Gott ist für mich eine übergeordnete Bezeichnung für die große, universelle Energie, die absolute Liebe und das Licht.«

»Was meinst du damit?«, fragt meine Freundin.

»Gott ist der Name, den wir ›dem anderen‹ geben.«

Ich klinge theologischer, als ich bin – diese Antwort habe ich nämlich einem früheren Erzbischof entliehen.

Aber wenn man wie ich daran glaubt, dass es mehr gibt als die Atome, aus denen alles besteht, dann glaubt man, dass es etwas jenseits von uns gibt. Dieses Etwas ist, was wir Gott nennen, etwas, das unglaublich groß ist und das wir auch die universelle Kraft des Lebens nennen können. In anderen Kulturen heißt es Jahwe, Allah oder Brahma. So sieht mein Glaube aus.

»Aber die Kirche ist so schräg«, sagt meine Freundin.

Stimmt, es gibt da noch die Kirche. Es waren die Menschen mit all ihren Stärken und Schwächen, mit ihrem Bedürfnis, ein Gerüst zu bauen, Dinge zu ordnen und zu kontrollieren, die die Kirche erschaffen haben. Vielleicht ist die Kirche deshalb gleichermaßen prachtvoll und armselig wie der Mensch selbst – ein Haus für all jene, die im spirituellen Zwielicht suchend umhertappen. Über die Jahrhunderte hinweg ist der Raum der Kirche ein Ort der Ruhe, der Schönheit, Heilung und Bildung gewesen, wo Menschen mit ihren Sorgen und ihrer Verletzlichkeit willkommen gewesen sind. Aber die Kirche ist auch ein Ort der Angst, der Selbstherrlichkeit und Heuchelei gewesen. Nicht jeder fühlt sich hier wohl, was ich verstehen kann. Aber ich sehe darüber hinweg.

»Ich verstehe es nicht wirklich«, sagt meine Freundin. »Aber ich würde es gern verstehen.«

Ich verstehe es selbst kaum.

Auf meiner Reise traf ich einen angehenden Geistlichen. Es war nicht leicht, mit ihm über Spiritualität zu sprechen. Ich fand kaum die Worte dafür. Aber ich brauchte Hilfe dabei, meinen Weg zu finden.

Dieser Mann war anders. Er war ein flüchtiger Bekannter, der sein Leben auf den Kopf stellte und die radikale Entscheidung traf, zum Katholizismus zu konvertieren und ein Jesuitenpater zu werden. Er lebte in einem Kloster in Wimbledon, wo ich ihn besuchte.

Wir begannen, über Gott zu sprechen, und ich suchte nach Worten.

»Manchmal ist Gott sehr nah. Aber dann verlaufe ich mich.«

»Wie kommt das?«

Ehrfurcht

»Ich fühle mich wie ein Äffchen, das im Raum umherrennt, ohne die Richtung zu kennen. Ich habe das Gefühl, all die dringenden Dinge verdecken das, was wirklich wichtig ist.«

»Und wo ist Gott dann?«, fragte er.

»Er steht vor der Tür und klopft. Aber ich lasse ihn nicht herein.«

»Was würde passieren, wenn Sie die Tür öffneten?«

Das finde ich gerade heraus, indem ich häufiger mit anderen Menschen in die Kirche gehe.

Meine Freundin fragt mich: »Warum gehst du dahin? Was hast du davon?«

Ich versuche es mit einer nicht voll und ganz gelungenen Analogie.

»Du kannst auf deinem Po sitzen und hoffen, fitter zu werden. Oder du gehst ins Fitnessstudio oder auf die Laufbahn, um deine Muskeln zu trainieren. Kirche funktioniert für mich auch so. Ich kann still dasitzen und hoffen, Ehrfurcht zu empfinden und eine Verbindung zur *großen Lebenskraft* zu fühlen. Oder ich gehe in die Kirche und *tue* etwas.«

»Zum Beispiel?«

»Mit anderen das Abendmahl empfangen zum Beispiel, singen und so weiter.«

»Die Kirche ist also dein spirituelles Fitnessstudio?«

»Ja, vielleicht ...«

»Und macht es dich stärker?«

»Ich denke schon, aber auch schwach bin ich dort willkommen.«

In jedem Fall gibt es mir Frieden und zeigt mir eine neue Richtung auf, eine tiefere Verbindung zum Leben an sich und einen Draht zum Göttlichen. Vielleicht liegt das teilweise an Gott und teilweise am entzündungshemmenden Effekt, den ich als Extrabonus einstreiche?

Zurück zu meinem Gespräch mit Dr. Stellar.

»Das Gefühl, dass Gott groß ist, ist wichtig«, erklärt sie mir. »Es ist wichtig für ein positives Gruppenklima.«

»Führen alle Formen des Glaubens zu weniger Entzündung? Und kann es jede Art von Gott sein?«, frage ich.

»Es muss ein guter, gütiger, wohlwollender Gott sein. Kein strenger oder richtender Gott. Diese Art Gott erzeugt stattdessen eine negative Ehrfurcht.«

Ich denke über die »Furcht« in Ehrfurcht nach.

»Ja, wenn man sich als Opfer von etwas Schlechtem fühlt«, sagt Dr. Stellar. »Wenn man sich sehr klein fühlt und die schlimmen Dinge größer und stärker sind, stellt sich keinerlei positiver biologischer Effekt ein. Es könnte ein böser Geist sein oder ein Tornado vorm Fenster. Oder wenn Studienteilnehmer sich alte Filme ansehen, in denen Nazis Hitler huldigen. Das ist negative Ehrfurcht. Das ist Schrecken.«

»Das lässt mich an Sekten und Kulte denken«, sinniere ich. »Demagogen und inspirierende Führer, die ein Gefühl von Ehrfurcht erzeugen, aber ihre Anhänger auch isolieren.«

Wir sprechen über Jim Jones, den Sektenführer, der seine Anhänger im Urwald von Guyana in den Massenselbstmord trieb.

»Können böse Anführer die Ehrfurcht der Menschen manipulieren? Eine gute Energie für ihre eigenen Zwecke ausnutzen?«

»Da bin ich mir sicher«, sagt Dr. Stellar nachdenklich. »Wir müssen auch darüber nachdenken, ob Ehrfurcht ein ›Wir-Gefühl‹ erschafft und infolgedessen auch ›die anderen‹.«

»Was meinen Sie damit?«

»Wenn wir, in dieser Gruppe, bei dieser Gelegenheit ehrfürchtig sind, aber die andere Gruppe nicht, dann gehören wir nicht zusammen, weil wir gegenüber unterschiedlichen Dingen Ehrfurcht empfinden. Wir kennen noch nicht die genauen chemischen Prozesse, die ablaufen, aber ein großer Teil unserer Arbeit fokussiert sich gerade auf das Hormon Oxytocin.«

Und da ist es wieder: Oxytocin. Spannend.

In den 1990ern habe ich ein Buch über die Körper und Seelen junger Mütter geschrieben. Die Forschung zu Oxytocin steckte damals noch in den Kinderschuhen. Oxytocin ist ein kompliziertes Hormon, das die menschliche Evolution seit langer Zeit begleitet, lange bevor der Mensch zum Menschen wurde. Es stammt aus der Zeit, als wir Säugetiere wurden.

Oxytocin ist vieles. Zuallererst ist es ganz konkret ein Hormon, das der Frau bei der Geburt und dem Stillen hilft. Der Uterus ist in dieser Hinsicht ein bemerkenswerter Muskel, da er das ganze Leben über ruht, aber wenn es zur Schwangerschaft und Geburt kommt, soll er plötzlich einen Marathon hinlegen. Oxytocin ist der Stoff, der dem Uterus hilft, dessen enorme Aufgabe zu bewerkstelligen (ein menschliches Baby auf die Welt zu bringen). Es ist ebenso das Stillhormon. Wenn das Baby an der Brust der Mutter saugt, wird bei ihr Oxytocin ausgeschüttet, das den Milchfluss unterstützt.

Aber die Funktionsweise von Oxytocin ist weitaus komplexer. Es erzeugt auch Liebe und Intimität und bindet Menschen aneinander. Es hat sich sogar als wundheilend und entzündungshemmend herausgestellt.

Warum überrascht mich das nicht?

Nun erzählt Dr. Stellar mehr von ihren Forschungsergebnissen. Das, was für Bindung zwischen bestimmten Menschen sorgt, könnte auch eine »Nicht-Bindung« zu anderen verursachen. Vielleicht könnte man es das »Wir-und-die-anderen-Hormon« nennen?

»Die Forschung zeigt, wie überaus komplex das Thema ist. Oxytocin ist eines der ältesten Hormone von Säugetieren, und wir wissen, dass seine Wirkung mit Mutterschaft, Stillen und dem Aufbau starker Bindungen zusammenhängt. Aber es handelt sich nicht einfach um ein flauschiges Liebeshormon, das Vertrauen zu absolut jedem erzeugt. Vielleicht gibt es da etwas, das andere ausschließt.«

Ich mache Notizen und bitte sie, mehr zu erzählen.

»Wir denken viel über soziale Vererbung und Inflammation nach. Allgemein können wir feststellen, dass negative Gefühle bei Menschen, die in einem instabilen sozialen Umfeld leben, eher höhere Pegel von Inflammationsmarkern auslösen.«

Sie gibt mir ein Beispiel. Wenn man Menschen bittet, eine schwierige Mathematikaufgabe vor einem großen Publikum zu lösen – eine Sache, die die meisten Menschen stresst und darum negative Gefühle auslöst –, haben jene, die aus instabilen Verhältnissen kommen, mehr Inflammationsmarker in ihrem Speichel als jene aus einem stabilen sozialen Umfeld.

»Wie kann man diesem Gefühl entgegenwirken?«, frage ich.

»Die Forschung zeigt, dass eine Person im Publikum, die demjenigen auf der Bühne das Gefühl gibt, auf seiner Seite zu sein, reicht, um die Entzündung zu hemmen.«

Wieder einmal Entzündungen. Aber die Sache ist sogar noch komplexer – es geht um kulturelle Unterschiede.

Dr. Stellars Team hat parallel zu jenen in den USA auch Studien in China durchgeführt. Sie haben große Unterschiede festgestellt in der Art und Weise, wie Ehrfurcht empfunden wird.

»In China ist Ehrfurcht negativer konnotiert«, erklärt sie.

»Könnte das mit der Sprache zusammenhängen?«, frage ich.

»Wir hatten große Schwierigkeiten, überhaupt das Wort zu übersetzen. Alle Synonyme, die wir fanden, zielten auf die soziale Stellung ab, ungefähr nach dem Motto ›Ich verehre diese Person, die auf einer höheren Stufe als ich steht‹. Es geht um etwas, das man gegenüber seinem Boss oder einem Anführer ausdrückt.«

Wir diskutieren über mögliche Gründe.

»Es sind Spekulationen«, sagt Dr. Stellar, »aber wir konnten feststellen, dass Ehrfurcht fast immer mit Furcht verknüpft war, mit Machtlosigkeit, mit einer Form von Kontrolle. Wir haben nicht dieselben Resultate wie in den USA erzielt.«

»Konnten Sie dafür eine Erklärung finden?«

»Nein, leider nicht. Das amerikanische Ehrfurchtsgefühl ist viel optimistischer und positiver als das chinesische.«

Das sind große Fragen, und es steht noch viel Forschungsarbeit aus. Aber um voll und ganz glauben zu können, was Dr. Stellar erzählt, muss ich eine letzte Frage stellen:

»Ist es definitiv wahr, dass Ehrfurcht unmittelbar entzündungshemmend wirkt, oder handelt es sich nur um eine Korrelation?«

Folgendes hat mich darauf gebracht: In den 1960ern gab es alarmierende Berichte darüber, dass die Pille bei Frauen Hautkrebs auslöst. Nach einer Weile stellte man fest, dass das nicht zutraf. Frauen, die die Pille nahmen, waren in der Regel jünger, oft Single und gehörten zu den ersten, die Kreuzfahrten unternahmen, bei denen sie viel mehr Sonne abbekamen als daheim. Es gab eine Korrelation, aber keine direkte Verbindung, denn es war nicht die Pille, die den Hautkrebs auslöste, sondern die Sonne. Deshalb die Frage an Dr. Stellar.

»Das ist eine berechtigte Frage. Wir müssen es noch genauer untersuchen und ein tieferes Verständnis über die ablaufenden biologischen Mechanismen erlangen.«

Vor dem Fenster geht allmählich die Sonne unter, und auf den Straßen von Toronto nimmt der Verkehr zu. In der Ferne ertönt eine Polizeisirene.

»Und wie steht es mit Ihrer Ehrfurcht?«, frage ich sie. »Was lässt Sie als Ehrfurchtsforscherin ehrfürchtig werden?«

»Ich liebe es zu reisen«, sagt sie mit leuchtenden Augen. »Es war toll für mich, die Pyramiden in Ägypten zu sehen. Und den Taj Mahal in Indien und Angkor Wat in Kambodscha.«

Angkor Wat ist eine Tempelanlage, die im zwölften Jahrhundert von den Khmer erbaut wurde. Man fährt lange durch den Dschungel und einsame Reisfelder. Plötzlich, wie in einem Indiana-Jones-Film, erhebt sich der Hindu-Tempel über den Dschungel, elegante, sinnliche Göttinnen tanzen im Sonnenuntergang auf den Mauern und Türmen. Von der Zeit vergessen, ist dieser Ort voller Mythen und Geschichten. Ich bin auch schon dort gewesen und war ergriffen von der Geschichte und romantischen Magie.

»Es ist ein fantastischer Tempel, so durchdrungen von Geschichte, mitten im Dschungel. Er hat einfach alles«, sagt Dr. Stellar.

Aber man kann nicht jeden Tag im kambodschanischen Dschungel sein. Wie sieht es in ihrem Alltag aus?

»Ich gehe zu Fuß zur Arbeit. Der Herbst in Kanada ist fantastisch, mit seinen schönen Ahornbäumen in kräftigem Rot. Das ist Alltagsehrfurcht für mich.«

Der Besuch macht mich nachdenklich. Es hat sich eine Fährte aufgetan, bei der es um Erfahrung, Erkenntnis, Ehrfurcht und Spiritualität geht, und die direkt mit der Senkung von Entzündungsmarkern verknüpft ist. Der Bereich wird nicht komplett von Religion abgedeckt, auch wenn Religion und der Gottesglaube zentrale Elemente zu sein scheinen. Das kann man sowohl in Jennifer Stellars Forschung als auch in den empirischen Daten aus den Blauen Zonen sehen.

DR. STELLARS
EHRFURCHTEINFLÖSSENDE LISTE

1. **Natur.** Sehen Sie sich schöne Sonnenuntergänge an – je mehr Farben und je spektakulärer, desto besser. Weitläufige Landschaften stehen auch ganz oben auf der Liste. Fahren Sie ans Meer, gehen Sie Bergwandern oder erkunden Sie per Boot eine Inselgruppe.

2. **Kunst.** Gehen Sie ins Museum und in Galerien, egal ob Monet oder Bauhaus. Gehen Sie ins Ballett, öffen Sie sich für Kunst, die Sie anders denken und fühlen lässt.

3. **Musik.** Je kraftvoller, desto besser. Viele Instrumente und mitreißende Crescendos, sei es Edvard Grieg oder Queen. Wenn es Ihnen eine Gänsehaut verschafft, sind Sie richtig.

4. **Meditation.** Entschleunigen und zuhören. Suchen Sie sich einen Guru oder eine App, lesen Sie Deepak Chopra. Finden Sie einfach etwas, das funktioniert, alltagstauglich ist und Sie sowohl beruhigt als auch beflügelt.

5. **Spiritualität und Religion.** Halten Sie Ausschau nach Symbolen und Kontexten, die Sie berühren und Ihnen das Gefühl geben, dass das Leben größer ist. Ein Augenblick in der Kirche oder ein Gebet, ein Tempelbesuch oder eine Kerze anzünden, in einem spirituellen Buch lesen, eine App mit spirituellen Meditationen, spiritueller Musik, Trommeln ... Wo steckt Ihre Spiritualität?

6. **Tun Sie etwas für andere.** Engagieren Sie sich bei Amnesty International und protestieren Sie gegen nordkoreanische Sträflingslager. Gehen Sie zu Greenpeace und ketten Sie sich an eine alte Eiche. Sammeln Sie samstagsfrüh vorm Supermarkt Spenden für das Rote

Kreuz. Engagieren Sie sich für etwas, das größer ist als Sie selbst, machen Sie die Welt ein kleines bisschen besser und senken Sie dabei Ihre Entzündungswerte. Win-win.

7. **Schauen Sie mit anderen Sport.** Sorry, gemeint ist nicht vorm Fernseher, sondern live. Die kollektive Ekstase in einem Stadion. Gehen Sie zu einem Fußballspiel, Basketballmatch oder sonst wohin, wo Menschen sich begeistern.

Da ich eh schon auf dieser Seite des Atlantiks bin, kommt Rita aus ihrem Heimatort London in Ontario zu mir nach Toronto. Wir plaudern über alles, was seit unserem letzten Treffen passiert ist.

Und wir sprechen über Ehrfurcht in ihrer modernen Ausprägung.

»Was tun deine Kunden, um Ehrfurcht zu fühlen?«

»Das ist ein wichtiger Baustein«, sagt sie. »Tägliche Dankbarkeit, Meditation, Achtsamkeit – es gibt viele Techniken.«

»Macht es einen Unterschied, ob Menschen diese Techniken regelmäßig anwenden?«

»Es könnte viel ausmachen«, antwortet sie. »Aber manchmal muss man ganz große Schritte unternehmen.«

»Große Schritte? Was zum Beispiel?«

»Vielleicht solltest du mal einen Glückseligkeitskurs ausprobieren.«

Glückseligkeitskurs?

11

Glückseligkeit

Das größte Geschenk,
das Sie einer anderen Person
machen können, ist Ihr Glück.

ESTHER HICKS

ch liege in einem großen Raum auf dem Boden mit Hunderten von anderen Frauen, denen ich heute zum ersten Mal begegnet bin. Es ist früh am Morgen an der Pazifikküste, gleich südlich von Los Angeles. Ein Schamane trommelt im Hintergrund.

Wie um alles in der Welt bin ich hier gelandet?

Am Abend zuvor steckte ich noch im endlosen Verkehr von Los Angeles mit einem Trucker, der nebenbei für Uber arbeitete. Er fährt normalerweise die Interstate-Route, für einen Fernfahrer die härteste Route Amerikas. Man durchquert das ganze Land, ist für Wochen am Stück nicht zu Hause, verbringt die Nächte in dem kleinen Verschlag hinter der Fahrerkabine und lebt von Hamburgern und Red Bull. Offenbar ist Colorado der schönste Staat, aber manche Staaten sind einfach scheiße, wie mein neuer Freund hinterm Steuer sagt. Er trägt Basecap, T-Shirt und Jeans.

»Wohin sind Sie unterwegs?«, fragt er.

»Ich besuche einen Glückseligkeits-Workshop.«

Der Typ wirft mir einen misstrauischen Blick durch den Rückspiegel zu.

»Was?«

»Es ist ein Wochenendkurs für Frauen – mein Personal Trainer hat ihn mir empfohlen.«

»Oh. Und was machen Sie da?«, fragt mein Fahrer.

Ich erzähle ihm von meinem Buch und dass ich versuche, einen entzündungshemmenden Lebensstil zu pflegen. Und dass ich glaube, Frauen suchen heutzutage nach Ehrfurcht in solchen Dingen wie Workshops über Lifestyle und innere Zufriedenheit.

»Hm, ist mir neu«, sagt er. »Aber vielleicht ist das nur was für Frauen?«

Dann erzählt er mir von seinem persönlichen Glück, von seinem BMX-Rad und wie er seit Kindertagen neue Tricks darauf lernt. Bunny Jumps, 360-Grad-Drehungen, Sprünge über große Hindernisse.

»Wir haben früher zu Hause im Wald Hügel aufgeschüttet, alle hintereinander. Wir sind wie bescheuert immer weiter gesprungen!«

Es ist, wie Jennifer Stellar sagt: Ehrfurcht kann viele Formen annehmen, und dieser Mann hat seine gefunden.

Aber den Frauen, die 500 Dollar für diesen Workshop bezahlt haben, winkt ein anderes Abenteuer. Wie sieht es aus und wie passt es zu den entzündungslindernden Tricks, die für mich zunehmend Form annehmen? Das richtige Essen, die richtige Bewegung, Meditation, Spiritualität, Natur, atemberaubende Erfahrungen ...

Das ist es, was ich herausfinden will.

Deshalb liege ich jetzt hier wie eine Sardine zwischen all den anderen Frauen auf dem Boden. Darum erdulde ich diesen Kurs.

Genauso fühlt es sich an – als würde ich hier nicht reinpassen.

Ich habe schon bemerkt, dass ich älter als die meisten bin und wohl die einzige aus Europa. Die Mädchen neben mir habe ich heute Morgen in der Hotellobby gesehen. Sie trugen volles Make-up, inklusive Bronzer und falschen Wimpern. Im Aufzug lauschte ich ihrem Gespräch. Sie leiten irgendeine Firma in Arizona, die mit Fotografie und Fitness zu tun hat, und schon um 6 Uhr früh hatten sie zwei neue Fotos bei Instagram gepostet, um ihre jüngste Business-Idee zu vermarkten – solche Hartnäckigkeit verdient meine volle Bewunderung.

Wir sind in einem klassischen amerikanischen Mittelklassehotel untergekommen, mit einem Starbucks in der Lobby. Davor schaukeln Kaliforniens große, dünne Palmen vor der aufgehenden Sonne. Doch im Yogastudio ist es ganz dunkel.

Wir sitzen dicht nebeneinander auf unseren Yogamatten. Es ist voll, und ich spüre die Wärme meiner Sitznachbarin Binu und höre sie atmen. Binu ist die einzige Teilnehmerin, die ich schon vorher kannte. Sie ist eine Indokanadierin und trainiert ebenfalls mit Rita. Binu ist Unternehmerin – sie ist offen, schlau und hat immer alles im Griff.

Ich habe gerade gar nichts im Griff.

Unsere Yogalehrerin erzählt uns ihre Geschichte, wie sie ihren Powerfrau-Business-Job als Beraterin für ein Leben als Yogalehrerin in Costa Rica aufgegeben hat, dem neuen Hotspot für Yogis. Just zum Zeitpunkt des Umzugs machte sie eine persönliche Krise durch, und nun redet sie über Schwesternschaft und innere Heilung, während sie uns hilft, langsam durch unsere Vinyasas zu atmen. Sie ist nicht ätherisch und still wie europäische Yogalehrer. Sie redet die ganze Zeit und spielt laute Musik – und zwar alles von Rockmusik bis hin zu Naturklängen, R&B und Balladen. Es geht ziemlich laut zu in dieser Stunde.

Während wir vom Herabschauenden Hund zum Hohen Ausfallschritt übergehen, bittet sie uns, die Hüften zu schwingen und uns selbst zu lieben. Also stehen wir für eine Weile so und schwingen hin und her. Sie fordert uns auf, tiefer in unsere »Selbstliebe« zu sinken, unsere Hüften in einer Acht kreisen zu lassen und zu erkunden, wo es sich am besten anfühlt. Die Yogini spricht über die innere Göttin, die in jeder Frau lebt.

Okay, ich schwinge die Hüften. Aber was meine innere Göttin angeht, hatte ich in letzter Zeit zugegebenermaßen wenig Zeit für sie.

»Hey, bist du da drin irgendwo?«, horche ich nach innen.

Keine Antwort.

Ideengeberin und Veranstalterin des Kurses ist Lori Harder. Sie machte zunächst Karriere als Fitnessmodel in einer amerikanischen Kleinstadt. Nach ihrer Wahl zur Miss America begann sie, größer zu denken, sich für das Zusammenspiel von Körper und Seele zu interessieren, und hatte eine riesige Facebook-Community. Natürlich lebt sie in Kalifornien, das seit Janes Fondas Zeiten das ultimative Fitness-Mekka ist.

Das Licht ist hier anders, wo Ost und West, Land und Meer zusammenkommen – es fördert neue Arten zu denken, nicht nur was Fitness und Persönlichkeitsentwicklung angeht, sondern auch in Bezug auf technische Innovationen.

Der Kurs ist eine kalifornische Mischung aus digitalen Medien, Unternehmergeist, Management und Fitness; vor allem aber ist er eine Reise zu Glückseligkeit und innerer Freude durch Empowerment, Meditation, Yoga und die Kunst, mit der mentalen Last seinen Frieden zu machen, die uns niederdrückt. Lori Harder ist die Königin von Instagram und veranstaltet jedes Jahr Kurse, die immer beliebter werden.

Dieser Workshop soll die Teilnehmer auf ihrem Weg zu einer perfekten Harmonie von Körper und Seele, völliger Glückseligkeit, Erfüllung und Frieden unterstützen. Ich frage mich, ob es sich um ein Stadium totaler Entzündungsfreiheit handelt, in dem Körper und Seele, Herz und Hirn ihre volle Kapazität ausschöpfen, so wie sie es idealer- und ursprünglicherweise tun sollten. Ist es das, wonach diese Frauen hier suchen?

350 Frauen sind zu diesem Kurs angereist, aus Arizona, Minnesota, Texas, New York und, natürlich, Kalifornien. Sie kommen aus Kanada und von den Bahamas und ein paar sogar tatsächlich aus Europa und Russland. Die meisten von ihnen sind wissbegierig und topfit, aktiv in den sozialen Medien, Unternehmerinnen, Marketingfrauen und Verkäuferinnen. Aber ich sehe auch Frauen, die offenbar einen anderen Hintergrund haben müssen.

Ein paar Plätze neben mir steht zum Beispiel eine schüchterne, übergewichtige junge Frau mit Brille unbeholfen in der Dreiecksstellung. Es fällt ihr schwer, mit der Hand ihre Wade zu erreichen. Hier sind nicht nur durchtrainierte Athletinnen, sondern auch andere Menschen. Ich beobachte sie während des Workshops, sie bleibt meist für sich.

Wir beenden die Session, indem wir die Hände vor dem Herz zusammenpressen. Unsere Yogini spricht darüber, wie wir die Angst und alles Alte loslassen und nach unserer inneren Göttin suchen können. Und dann kommt der Schamane.

Er schleicht neben sie auf die Bühne, zieht eine Trommel hervor und fängt an, zu der entspannenden Musik und dem Vogelgezwitscher zu trommeln. Sein langes Haar schwingt im Rhythmus. Zu der leisen Stimme der Yogini fallen viele in eine Art Trance. Ich sehe mehrere Frauen um mich herum weinen.

Etwas kommt zur Ruhe. Etwas wartet auf sie.

Aber natürlich nicht auf mich. Ich bin hier nur eine Zuschauerin.

Beim Frühstück beobachte ich, was die Teilnehmerinnen am großen Büfett auswählen. Gekochte Eier, Rührei, geräucherter Lachs. Dort stehen auch ein Entsafter und Schüsseln mit Gurken, Roter Bete, Möhren, Spinat, Sellerie, Ananas, Erdbeeren, Cantaloupe-Melonen und Äpfel. Ich bemerke, dass sie für ihren Saft hauptsächlich Gemüse benutzen. (Sie haben, was man in Fitnesskreisen einen »sauberen Gaumen« nennt; sie haben sich so umgewöhnt, dass sie keinen Heißhunger mehr auf Zucker haben. Weil sie Nahrung mit niedrigem Zuckeranteil zu sich nehmen, ist ihr Gaumen sensibler geworden.)

Ein Brite, der, nach seinem T-Shirt zu urteilen, das sich eng an seinen dicken Bauch schmiegt, bestimmt gerne mal ein Glas mehr im Pub trinkt, schaut sich all diese fitten, jungen Frauen an, wie sie ihren Saft pressen.

Er spricht eine von ihnen im violetten Lululemon-Outfit an.

»Wie können Sie dieses bittere Zeug nur trinken? Wollen Sie nicht ein bisschen Obst reintun, damit es nach etwas schmeckt?«

»Je weniger Zucker, desto weniger Entzündung«, erwidert sie.

Das Wissen breitet sich aus.

Ich gehe kurz auf mein Zimmer, um zu duschen. Die Klimaanlage übertönt meine bis zum Anschlag aufgedrehte Musik auf dem iPhone. Ich bin ohne Zweifel in den USA, denke ich bei mir. Dann steht der Höhepunkt des Workshops an.

Wir gehen in einen Konferenzsaal.

Laute R&B-Musik dröhnt aus den Lautsprechern. Auf jedem Stuhl liegt ein großer Beutel von der wohl erfolgreichsten amerikanischen Sportmarke. Die Firma macht Trainingskleidung, verkauft sie aber als mehr als das, nämlich als Lifestyle und Einstellung. Auf den Beuteln sind ermutigende Slogans, die ich mir genauer anschaue, weil ich etwas zu früh und noch allein im Saal bin. Ich lese kritisch die Aufdrucke. *Atme tief.* Danke, das ist immer gut. *Dein Blick aufs Leben ist ein Spiegel deiner Selbstliebe.* Okay, das ist banal. *Sei maximal kreativ und lebe im Jetzt.* Leichter gesagt als getan.

Es ist ein Goodie Bag, ein fester Bestandteil jedes amerikanischen Selbstverwirklichungs-Workshops, merke ich. Als sich der Saal füllt, packen wir die Beutel aus. Sie enthalten Bio-Mandelbutter in kleinen Plastikverpackungen; pürierte Bio-Kirschen und Rote Bete als To-Go-Antioxidantien; Müsli aus glutenfreien Haferflocken, rohem Kokosöl, Honig, Mandeln, Reisprotein, Sorghum, rohem Kakao und Datteln; ein glutenfreier Karamell-Mandel-Riegel mit Nüssen und Samen und niedrigem GI-Wert; eine neuartige Nussbutter, die Leinsamen mit Paranüssen, Meersalz, Mandeln und rohem Kakao kombiniert.

Die amerikanische Nahrungsindustrie hat offenbar das antiinflammatorische Mantra »weniger Gluten, weniger Zucker, weniger Laktose, gutes Fett, viel Eiweiß« für sich entdeckt. Der Markt ist nun im Innovationsfieber, insbesondere viele kleinere Firmen an der amerikanischen Westküste schreiten voran. Neue Produkte kommen auf den Markt, die unsere Vorfahren nicht mal als Nahrung erkannt hätten. Und diese Frauen hier sind die Zielgruppe – Early Adopter, wie man im Marketing sagt.

Die Musik wird lauter. Auf einer Leinwand läuft ein klassischer Schwarz-weiß-Countdown herunter. Dann blitzen riesengroße Worte auf. Die Frauen beginnen, im Takt zu klatschen.

Chancen. Intention. Schwesternschaft. Ausprobieren. Unterstützung. Deine Zeit ist jetzt. Du bist Teil von etwas Größerem.

Vier Tänzer bewegen sich zur R&B-Musik. Dann ist der Zeitpunkt da für unsere Glückseligkeitskönigin, Lori Harder höchstpersönlich.

Zum Jubel der Menge betritt sie die Bühne. Sie ist unglaublich schön und fit, mit blonden Haaren und in einem weinroten, schulterfreien Jumpsuit mit großen weißen Blumen. Sie erzählt, dass sie vor ihrem Auftritt nervös war.

»Aber«, fragt sie rhetorisch, »was macht man mit einer gigantischen Angstwelle?«

Das Publikum ruft die Antwort. Ihr Guru nickt.

»Man taucht hindurch. Und das ist es, was ich jetzt mit euch machen will.«

Sie spricht über die Ängste, die sie als kleines Mädchen hatte, und wie Angst und Furcht sie ihr ganzes Leben lang begleitet haben. Sie habe gelernt, die Angst willkommen zu heißen und sie wie ein Baby im Arm zu halten. Sie wiegt auf der Bühne ein imaginäres Kind.

»Dann sage ich meiner Angst: ›Da bist du wieder, kommst immer, wenn ich etwas Gutes tun will.‹«

Sie stellt die rhetorische Frage, wie man sich aus der Angst lösen und Selbstvertrauen und Zufriedenheit erreichen kann. Und die Antwort, die sie sich selbst gibt, kommt für mich völlig unerwartet.

»Du hast kein Selbstvertrauen. Du *machst* Selbstvertrauen«, sagt sie.

Die Menge jubelt. Das ist so ziemlich das Gegenteil von dem skandinavischen »Gesetz von Jante«, das einem rät, nicht ehrgeizig zu sein oder irgendetwas zu tun, das von der Norm abweicht. Lori Harder baut völlig auf die Vorstellung, dass der Mensch zu Veränderung fähig ist, jeder Erfolg wertvoll ist, dass wir alles in der Welt erreichen können, wenn unser Bewusstsein erst mal die richtige Stufe erreicht hat. Innerlich fange ich an, mit ihr zu debattieren, formuliere gute Gegenargumente, warum es nicht so einfach ist – aber ich habe kaum Zeit dafür, bevor sie schon den nächsten Schritt macht.

»Weil du die Veränderung in dir nur durch ein höheres Bewusstsein erreichen kannst, führe ich euch nun durch eine Meditation.«

Das Licht wird gedimmt. New-Age-Musik fließt aus den Lautsprechern. Wir schließen die Augen und führen Daumen und Zeigefinger zueinander.

Wir werden dazu eingeladen, uns selbst frei von Angst zu begegnen und uns unserem höheren Selbst zu öffnen. Ein wunderschönes Bild erscheint vor meinem geistigen Auge. Mein höheres Selbst kommt zu mir wie ein schönes und freundliches Wesen, vielleicht eine Bibliothekarin aus meiner Kindheit, jemand mit großer Weisheit, umgeben von blendendem Licht. Ich erkenne, dass sie in jedem einzelnen Moment für mich da und eine willkommene Abwechslung von meinem alltäglichen Selbst ist.

Lori Harder paraphrasiert Einstein.

»Engagement und Fantasie sind wichtiger als Wissen, denn Wissen ist begrenzt auf das, was wir bereits wissen und verstehen. Aber unsere Vorstellungskraft umfasst die ganze Welt und alles, was je verstanden werden muss.«

Während ich dasitze und zuhöre, erscheint mir mein erster Eindruck, dass ihre Perspektive auf den Menschen zu vereinfacht ist, nicht mehr ganz richtig. Ich erkenne, dass Lori Harder psychologisch geschult ist und einen Sinn für die uns innewohnende Komplexität hat. Wir machen Schreibübungen und eine Gruppentherapiesitzung, in der wir Mantras skandieren, die all die alten Lasten, die wir mit uns herumschleppen, verscheuchen. Eine Frau, die sich seit ihrer Schulzeit dumm fühlt, schreit hinaus, dass sie klug ist.

»Ich bin KLUUUUG!«, ruft sie und lässt sich rückwärts in die Arme der anderen Frauen fallen.

Eine andere ruft, dass sie schön ist und nicht mehr hässlich, wie sie sich früher fühlte. Viele Frauen schreien, dass sie stark sind.

All das ist gut und lobenswert. Trotzdem befremdet mich dieses ganze Event. Oder vielleicht habe ich mich, vor dem Hintergrund meiner bisherigen Erkenntnisse, dazu entschieden, es befremdlich zu finden.

Denn es fühlt sich einfach zu amerikanisch an.

Ich kenne hier kaum jemanden und fühle mich inmitten dieses riesigen Frauentreffs einfach nicht wohl.

Ich finde, es gibt zu viele Schlagworte.

Aber ich begreife auch, dass ich all das bereits verinnerlicht habe.

Glückseligkeit

Am Abend schlägt der Jetlag zu. Ich verzichte auf die Disco mit 350 Frauen und ihrem perfekten Make-up ebenso wie auf das persönliche Foto mit dem wunderschönen Guru.

Am nächsten Morgen überlege ich ernsthaft abzubrechen.

Ich denke, ich habe verstanden, worum es geht. Die Botschaft ist klar. So sieht Ehrfurcht in Kalifornien aus. Aber nun wird mir etwas bewusst. Dieser Gedankengang folgt einem Muster. Wenn etwas neu und interessant ist, mich aber auf dem falschen Fuß erwischt, will ich immer aussteigen.

Okay. Was würde passieren, wenn ich es dieses Mal anders machte?

Die Möglichkeit fesselt mich. Ich nehme mein zittriges Ich-hau-jetzt-ab-Gefühl in den Arm wie ein Baby und rede sanft mit ihm: »Hey du, du kleines Gefühl. Warum tauchst du immer auf, wenn ich mich einer unangenehmen, aber lehrreichen neuen Situation aussetze?«

Ich beschließe zu bleiben. Dieser Morgen beginnt wieder mit unserer Yogini.

Und nun erkenne ich, wie sie sich voll und ganz einlässt. Wir arbeiten daran, unsere Herzen zu öffnen. Wir legen uns in der Rockstar-Haltung hin. Es ist extrem unbequem und schmerzt in der Hüfte.

»Oh, das bisschen Unbehagen«, witzelt die Yogini. »Heißt die Unbequemlichkeit willkommen. Lasst sie kommen und wieder gehen. Ihr könnt etwas aushalten, auch wenn es unbequem ist.«

Fast erröte ich. Kann sie meine Gedanken lesen?

Und so beginnt ein neuer Tag mit Schreibübungen und Vier-augengesprächen. Wieder kehrt mein skeptisches Ich zurück, wird aber auf unerwartete Weise unterbrochen.

Heute spricht Lori Harder über Umarmungen und wie sehr sie

es mag, andere Menschen lange und herzlich zu umarmen. Dann fordert sie uns auf, im Raum umherzugehen und Umarmungen zu sammeln – von 350 völlig fremden Frauen. Wir sollen so viele wie möglich zusammenbekommen.

Umarmungen setzen nachweislich Oxytocin frei, das Hormon, das für Wohlbehagen und Bindungsgefühl sorgt, wie mir Dr. Stellar in Toronto erläutert hatte. Man muss die Umarmung 20 bis 40 Sekunden halten, um das Hormon in Gang zu setzen – mit anderen Worten: über den Punkt hinaus, an dem es peinlich wird.

Also umarmen wir uns.

Ich bekomme schüchterne Umarmungen und heftige, schöne Umarmungen, warme und schwere. Anfangs bin ich zurückhaltend, aber schon bald erkenne ich, wie viel Wärme, Licht und Wohlwollen in diesen Frauen steckt. Ich begreife, wie schön sie sind, jede auf ihre eigene Weise.

Dann sehe ich die einsame und übergewichtige Frau, die tags zuvor mit ihrer Yogapose zu kämpfen hatte. Sie steht etwas abseits zwischen den Stuhlreihen, das Haar hängt ihr ins Gesicht, als wollte sie sich verstecken. Sie wirkt verschüchtert und verstockt. Ich gehe zu ihr, und wir umarmen uns. Sie drückt sich an mich und fängt unkontrolliert an zu weinen. Sie kollabiert förmlich, sodass ich sie aufrecht halten muss. Ich weiß nicht, wer sie ist oder was ihr zugestoßen ist oder von welchem Planeten sie kommt, aber sie versinkt fast in mir. Und dann wird mir etwas klar.

Ich erkenne, dass ich hier genau so lange stehen bleiben muss, wie sie es braucht, und sie einfach festhalten muss. Ich glaube,

> *Umarmungen setzen nachweislich Oxytocin frei, das Hormon, das für Wohlbehagen und Bindungsgefühl sorgt*

sie wurde schon sehr lange von niemandem mehr umarmt. Vielleicht ist das in einem kosmischen Sinn der eigentliche Zweck dieses Workshops: dass diese einsame junge Frau Halt findet und ich ihr in diesem Moment Sicherheit und Nähe gebe; und dass ich mein Ich-hau-ab-Gefühl überwinde und eine Lektion lerne.

Ich begreife noch etwas: Ich erfahre ebenso viel Wahrheit und Wärme aus dieser langen, aufrichtigen Umarmung mit dieser so traurigen Frau. Auch mir eröffnet es die Chance, meinen alten Kummer und meine Einsamkeit loszulassen.

Diese Erfahrung löst in mir die größte Ehrfurcht aus.

Danach sehe ich sowohl den Kurs als auch die ganze Welt mit anderen Augen. Im Verhältnis zu dieser großen Sache, die sich Leben nennt, bin ich ganz klein. Ich empfinde große Ehrfurcht, was sich genau mit Jennifer Stellars Ehrfurchtsmodell deckt, und es fühlt sich fantastisch an. Ich sehe mein IL-6 ins Bodenlose fallen, als wäre ich eine von Dr. Stellars Studienteilnehmerinnen.

Ich beschließe, eins zu werden mit dem Workshop, und verabschiede mich von meinem skeptischen Über-Ich. Es ist mir zuweilen ein kluger Freund, aber nun bitte ich es, sich hinzulegen und für den Rest des Workshops Ruhe zu geben. Oder mich vielleicht dann und wann zu besuchen, wenn ich es so will.

Wir bilden Gruppen und schreiben uns gegenseitig kleine, schöne Botschaften in Goldschrift auf Kerzen, die aufleuchten werden, wenn wir sie später zu Hause anzünden.

Ich erstelle eine persönliche Liste mit Dingen, die mir Glückseligkeit verschaffen. In loser Reihenfolge notiere ich: in der Natur sein, im Chor singen, Spiritualität, gute Gedichte lesen, einen Tempel besuchen, Gewichte heben, Musik (Jazz, Opern), mit der Familie und den Kindern zusammen sein, Arbeit, die ich leidenschaftlich gern mache, Yoga, Kunst, tiefe und enge Freundschaften. Dort liegt meine Ehrfurcht.

Dann sollen wir die Frage beantworten: Wie bekommt man mehr davon in sein Leben?

Am Ende kaufe ich alles, sogar den gräulichen Glückseligkeits-Pulli mit dem goldenen Aufdruck des Kursnamens. Das wird sich in wenigen Wochen als bedeutungsvolle Entscheidung herausstellen.

Bis dahin nehme ich diese Erkenntnisse mit:

- Wir können unserem höheren Selbst jeden Tag begegnen und sollten mit dem Göttlichen in Verbindung treten, wann immer möglich. Dort werden wir Kraft finden. Die Amerikaner können gut mit Spiritualität umgehen und gestehen all ihren Erscheinungsformen eine Daseinsberechtigung zu.
- Unterschätzen Sie niemals eine Umarmung – eine lange Umarmung. Trauen Sie sich, an die Un-Umarmten heranzutreten. Empfangen Sie und geben Sie.
- Halten Sie inne, wenn Sie sich unwohl fühlen, und fragen Sie sich, woher das Unbehagen kommt. Vielleicht ist es eine versteckte Botschaft, etwas, das darauf wartet, von Ihnen entschlüsselt zu werden?
- Hören Sie damit auf, Ihr »Vorzeige-Selbst« (wie Lori es schlauerweise nennt) vorzuschicken, die Version von Ihnen, die andere Leute vermeintlich sehen wollen: perfekt, gestriegelt und wortgewandt. Das macht Sie nur verkrampft und verhindert Nähe.
- Man kann den Schmerz und die negativen Gefühle willkommen heißen, sich mit ihnen anfreunden, an ihnen arbeiten und sie loslassen.

Und als ich schließlich neben einer stillen Frau mit schönem, langem Haar und unfassbar langen Wimpern sitze, erzählen wir uns gegenseitig, wen wir nach dem Workshop aufsuchen werden, um uns Hilfe zu holen. Ich möchte jemanden finden, der mir dabei hilft, etwas von dem unschönen Ballast loszuwerden, den ich mit mir herumtrage, alten Kummer und Schuld, die mich manchmal lähmen und einschränken.

Mein Gegenüber erzählt mir, dass sie sich von all den Verpflichtungen angespannt und gestresst fühlt, von den perfekten Leben der anderen, die sie in den sozialen Medien verfolgt und mit ihrem eigenen, irgendwie chaotischen Leben vergleicht. Sie will ein Gleichgewicht finden, innere Sicherheit. Deshalb wird sie jemanden suchen, der aktiv jeden Tag meditiert und ihr davon erzählen kann.

Merkwürdigerweise weiß ich genau, mit wem sie sprechen sollte.

12

Frieden

*Meditation ist eine lange Reise,
nicht eine einzelne oder auch mehrere
Erkenntnisse. Mit den Tagen, Monaten und
Jahren geht sie immer tiefer. Höre nicht
auf zu lesen, zu denken und zu meditieren.*

DALAI LAMA

Die Person, nach der sie sucht, könnte ich sein. Also erzähle ich ihr von meinem Weg.

Ich sehe es noch genau vor mir, das Stockholmer Apartment, in dem wir uns früher immer trafen. Es war in einem ungewöhnlich dunklen Pinkrot gestrichen und umschloss uns wie ein Uterus.

Wir waren eine zusammengewürfelte Truppe. Da war die müde Postangestellte, die jeden Morgen um 5 Uhr zur Arbeit musste; eine Journalistin und gute Freundin von mir, die mich beinahe zwingen musste herzukommen; eine Lehrerin; ein sehr großer, bärtiger Geschäftsmann und eine Krankenschwester.

Warum waren wir hier zusammengekommen? Wir erhofften uns weniger Stress und mehr Frieden. Vielleicht eine Form von Erleuchtung – ich weiß nicht genau, was. Befreiung von negativen Gedanken.

Also versammelten wir uns in diesem pinkroten Raum, verunsichert und erwartungsvoll. Wir sollten eingeführt werden. Es klang seltsam, aber auch besonders. Wir hatten Blumen und Obst dabei, die wir unserer Lehrerin geben sollten, die im Nebenraum wartete. Wir kicherten beim Anblick der zerquetschten Bananen in Plastiktüten aus dem Supermarkt.

Als ich den Raum betrat, stand unsere Lehrerin, eine Schwedin mittleren Alters, hinter einem Tisch. Sie trug einen roten Sari um die Hüfte. Auf dem Tisch war ein seidenes Tuch ausgebreitet, und Räucherstäbchen, die langsam auf einem Kupfertablett verbrannten, verströmten einen süßlich-rauchigen Duft. Auf dem Tisch stand außerdem eine Fotografie eines bärtigen Inders. Der Bart war grau und wild, fast schon gruselig, aber der Mann auf dem Bild lachte. Um den Rahmen herum war eine rote Kette drapiert.

»Sie können das Obst und die Blumen auf den Tisch legen«, sagte die Lehrerin in einem breiten Stockholmer Dialekt, der in scharfem Kontrast zu ihrem Sari stand.

Die Lehrerin schloss ihre Augen. Ihr Stockholm-Akzent wandelte sich zu einer fremden Sprache. War das Sanskrit oder Hindi? Sie sang ein monotones, ritualhaftes Lied. Ich fragte mich, wieso ich in diesem merkwürdigen Raum saß. Das alles war so surreal, umso mehr, als wir uns in den 1980ern befanden, als die Welt noch verschlossener war und die Kulturen mehr voneinander getrennt.

Eine Freundin und Kollegin hatte die Frage in mir geweckt.

»Wieso reibst du dich so auf?«, fragte sie mich einmal, als ich wirklich mit den Nerven am Ende war.

»Mir bedeutet meine Arbeit wirklich viel. Ich möchte Resultate erzielen«, antwortete ich. »Aber dann arbeite ich so viel, dass ich mich selbst verbrauche – meine Batterien werden leer.«

»Denk einfach daran, dass es nur eine Person gibt, die dir helfen kann, deinen Stress zu bewältigen«, sagte sie.

»Wer?«

»Du.«

»Ich?«

»Niemand sonst wird auftauchen und dir dabei helfen.«

»Hm, vielleicht hast du recht.«

»Was wirst du tun?«

Tja, was konnte ich tun, um meinen Stress in den Griff zu bekommen?

Ich arbeitete als Programmdirektorin für das erste sogenannte Infotainment-Format im Fernsehen. Wir kombinierten Nachrichten mit Entertainment – erst eine Meldung über die israelische Siedlungspolitik, dann der Song eines internationalen Popstars.

Es war das Jahr 1989, und es war das erste Mal im schwedischen Fernsehen, dass seriöse Berichterstattung mit Künstlern kombiniert wurde – auch wenn dieses Genre in den USA bereits ein alter Hut war. Wir wurden als Symbol des Niedergangs der seriösen Nachrichten betrachtet und zur Zielscheibe der Medien.

Auch das Programm selbst war in vielerlei Hinsicht stressig. Zusätzlich zum schnellen Produktionstempo und den täglichen Aufzeichnungen war ich zum ersten Mal schwanger, was beinahe meine ganze Energie beanspruchte.

Einmal war der spanische Schnulzensänger Julio Iglesias im Studio. Er beharrte darauf, ausschließlich von einer Seite gefilmt zu werden. Vor unserem Interview mussten wir endlos proben, damit die Kamera ihn im richtigen Winkel einfing. Julio glitt wie eine ägyptische Tempeldekoration an den Wänden entlang, um der Kamera sein Profil zu zeigen. Die ganze Zeit über war auch ein Journalist der Abendzeitung dabei, der das Spektakel verfolgte. Am nächsten Tag gab es vier Doppelseiten mit Bildern davon, wie ich kaugummikauend darauf wartete, dass Julio die richtige Position einnimmt.

Meine Freundin und Kollegin Annika meditierte jeden Tag,

und jedes Mal bemerkte ich danach ihr glattes Gesicht und ihre strahlende Aura.

»Ich will das auch mal versuchen«, sagte ich.

Später überlegte ich es mir wieder anders, aber Annika zwang mich mitzukommen, wofür ich ihr ewig dankbar bin.

So kam es, dass ich mich kurz darauf in diesem Apartment wiederfand. Meine Lehrerin summte leise in der fremden Sprache, und allmählich bildete sich ein Wort heraus, wie ein Tier, das aus dem Nebel tritt. Das Wort wurde immer wiederholt. Es war wunderschön. Die Lehrerin lehnte sich vor, flüsterte fast.

»Das ist dein Mantra. Es ist nur für dich. Du darfst es niemals jemandem offenbaren.«

Wir erfuhren, dass Transzendentale Meditation oder TM eine von vielen Techniken war, die in den 1960ern ihren Weg nach Europa fanden. TM wurde von Maharishi Mahesh Yogi entwickelt, dem lachenden Mann auf dem Foto.

Das Ziel dieser Meditationsform war ursprünglich eine Art Erleuchtung, wie von Buddha höchstpersönlich erklärt. Als Buddha gerade mal neun Jahre alt war, meditierte er zum ersten Mal unter einem großen Baum am Rande eines indischen Dorfes. Er beobachtete die Menschen im Dorf, die Vögel im Baum, die Würmer in der Erde, die Wasserbüffel auf den Feldern, und wie alles zusammenhing. Alle Wesen waren verschieden, aber zugleich waren sie alle Opfer der Brutalität des Lebens, vereint in ihren Bemühungen, Leid zu vermeiden.

Damals war er noch nicht Buddha, sondern Siddharta, ein verzogener indischer Prinz, der gerade im Begriff war, seine Reise anzutreten, die ihn zu einem Buddha, einem Erleuchteten machen würde. Meditation war der Schlüssel auf dieser Reise.

Das klang groß und faszinierend. Aber TM war ein simples System: Ich sollte mich zweimal am Tag hinsetzen, meine Augen schließen und an nichts Besonderes denken.

Das heißt, an nichts außer an mein Mantra. Ein Mantra ist

eine Art Klangbild, das seine Wurzeln im Sanskrit hat, der alten Hindu-Sprache. Innerhalb von TM ist die Idee – und jetzt wird es schwammig, und ich komme nicht wirklich mit –, dass das Mantra die natürlichen Geräusche imitiert, die seit Anbeginn existieren, und daher die Fähigkeit hat, bis hinab auf das Zelllevel zu wirken und so Körper und Geist zu heilen.

Das Mantra selbst bedeutet nichts. Es besteht aus einer Abfolge von Buchstaben, die einen Laut ergeben. Das bekannteste Mantra, das universelle, ist Om, was an unser Atmen erinnert.

Das Mantra hat die Aufgabe, einen Sammelpunkt für unsere Gedanken zu schaffen, einen zentralen Ort der Stille, zu dem unser umherstreifender Geist jederzeit zurückkehren kann. TM beschreibt den menschlichen Geist wie einen Baum, in dem Gedanken sich ständig wandeln und umherflitzen wie eine Horde von Affen. Diese Affen plappern unablässig in unserem Kopf – über Stress, Konflikte und vergessene Besorgungen.

Dann sitzen sie da oben, rennen herum, schwingen fröhlich von Ast zu Ast zwischen wirren Gefühlen, alten Ungerechtigkeiten, schwelender Unzufriedenheit, Minderwertigkeitskomplexen, Antriebslosigkeit, hartnäckigen Sorgen und alltäglichen Ängsten. Sie erschöpfen uns, stressen uns und machen uns klein. Doch sie können und sollten regelmäßig mit einer strategischen und systematischen Technik zum Verstummen gebracht werden.

Meditation ist laut meiner Lehrerin eine solche Technik.

Jedes Mal wenn ein Gedanke aufkommt, sagte sie, solle ich in aller Ruhe zu meinem Mantra zurückkehren, ohne den Gedanken zu bewerten.

So sollten wir mit dem Meditieren beginnen.

Zunächst war da die Sache mit dem richtigen Sitzen. In den Filmen saßen die Meditierenden im Lotussitz auf dem Boden, die

Hände ruhten auf den Knien, Zeigefinger und Daumen berührten sich und zeigten nach oben, bereit, Energie zu empfangen.

Niemand in der Gruppe konnte so sitzen. Wir hatten alle zu steife Hüften und Knie.

»Es spielt keine Rolle«, sagte die Lehrerin.

Also konnten wir auf normalen Ikea-Stühlen sitzen, die Füße auf dem Boden, die Arme hingen seitlich herunter.

Wir saßen auf unseren Stühlen und wandten uns nach innen, während wir mit unseren Mantras arbeiteten.

»Nein, nicht arbeiten«, ermahnte uns die Lehrerin. »Lasst das Mantra einfach kommen. Bewertet eure Gedanken nicht.«

Aber die Gedanken kamen so oder so.

Du hast keine Zeit, hier zu sein …

Atme tief ein und nehme das Mantra auf.

Mein Bein kribbelt …

Das Mantra.

Warum mag die eine Arbeitskollegin meine Idee nicht?

Das Mantra.

Mit jeder Runde, in der ich den Fokus meines Gehirns zurück zu meinem Mantra führte, quasselten die inneren Stimmen ein kleines bisschen leiser und wurden weniger fordernd.

Nach einer Weile begann ich, mein Mantra als stylische Frau in einem schlichten hellen Kleid zu sehen, wie eine Art schwedische Version der heiligen Lucia oder eine ehrwürdige Bibliothekarin. Sie glitt zwischen meine wirren Gedanken und sagte ihnen, sie sollten für mindestens 20 Minuten leise sein, am besten noch länger. (Das war dieselbe Bibliothekarin, die später im Glückseligkeits-Camp zu mir kam – Ich hatte schon immer den größten Respekt vor diesem Beruf, der so viele bewanderte und eindrucksvolle Frauen angezogen hat.)

Bald sehe ich ein Muster. Gedanken waren nichts anderes als Wolken, die über den Sommerhimmel zogen. Sie gingen vorbei, und das Mantra schob sie elegant weiter. Stups … Stups …

Schließlich erwachte etwas anderes. Leere. Und daraus ein inneres Licht, das ich nur als Frieden beschreiben kann, im großartigsten Sinn des Wortes.

Absolute Freude, tiefe Zufriedenheit und Stille.

Ich lernte eine neue Seite von mir kennen, als wären Schichten abgeschält worden. Unsicherheit, Abwehrmechanismen, Stress, Leistungsangst, Versagensangst, die Angst, nicht gemocht zu werden – unter all dem lebte ein sehr freundliches, helles und glückliches Wesen, das anderen Gutes wollte und kein Ego hatte, das mit der ganzen Menschheit zu verschmelzen schien.

»Könnte man sagen, dies ist mein wahres Selbst?«, fragte ich ein wenig naiv. »Oder vielleicht sogar, dass ich gar kein Selbst habe?«

Meine Lehrerin betrachtete mich mit einem freundlichen Glitzern in ihren braunen Augen.

»Der Geist ist pure Freude«, sagte sie auf Englisch. »Die Seele ist reine und helle Energie. So sieht es in uns allen aus, wenn der Stress von uns abfällt. Dieser helle, freie Zustand ist für uns alle der Nullpunkt. Aber der Stress zerrt uns weg von diesem Ursprung. Stress verleitet uns zu schlechten Handlungen und zieht uns weg vom Licht.«

»Dieser Ursprung, dieses helle und freudvolle Wesen in uns allen, durch das wir sogar eine Art universelle Energie verspüren, ist uns also zugänglich, wenn wir regelmäßig meditieren?«, fragte ich sie.

»Ja, es ist so schwierig. Und so einfach«, antwortete meine Lehrerin.

So begann ich zu meditieren, und so mache ich es seit nun mehr als 25 Jahren.

Jeden Morgen klingelt der Wecker. Dann gehe ich ins Bad, putze meine Zähne und setze mich anschließend aufs Bett, einfach so, ohne Hektik. Dann folgen 20 Minuten, um mein inneres Licht und den Ursprung und all das zu finden. Aber ich beschönige, denn es gab oft Zeiten in meinem Leben, da war es ein Kampf.

Es gab Wochen, in denen ich es einfach vergessen oder keine Zeit hatte. Als die Kinder kamen, gingen Wochen ins Land, ohne dass ich die Ruhe hatte, mich allein und in Stille hinzusetzen. Ich sorgte mich um sie und wollte sie immer im Blick haben. Das galt besonders für das jüngste, das gern mit Bleistiften in Steckdosen herumstocherte. Dasselbe Kind, das einmal verschwand und das ich draußen fand – ein 18-monatiges Baby, das allein während eines Schneesturms auf die Straße rannte, mit nichts als einer Windel am Leib. In manchen Nächten wachte ich sieben- oder achtmal auf, um unglückliche Kinder zu stillen oder zu beruhigen. Ich war ausgelaugt und müde bis auf die Knochen. Und jede Sekunde, die ich nicht mit den Kindern oder Arbeit verbrachte, musste ich anderen Dingen widmen, um alle Bälle in der Luft zu halten. Da blieb einfach keine Zeit, um dazusitzen und mein inneres Selbst zu betrachten.

Aber irgendetwas brachte mich stets dorthin zurück, zur Stille und dem Ursprung der Meditation. Jetzt, nach 25 Jahren, bin ich an dem Punkt angelangt, dass ich mich nach Meditation sehne, nach meinem Glückseligkeitsgefühl. Es ist, als würde es morgens mein inneres Licht entzünden, das dann den ganzen Tag über brennt. Es ist mein Kick, meine Droge. Ohne Meditation ist mein Tag grau und schwer.

Aber manchmal ist der Morgen hektisch, oder ich bin auf Reisen und mein Zeitplan ist komplett chaotisch. Wie schaffe ich es trotzdem?

Ich habe beschlossen, dass es besser ist, es einfach zu tun, als es unbedingt perfekt machen zu wollen. Ich habe gelernt, es so zu nehmen, wie es kommt. Ich meditiere im Bus, im Flugzeug, im Wartezimmer, auf der Arbeit, im Hotelzimmer, im Zug, im Auto, bei Freunden, auf dem Badezimmerfußboden oder in den Betten der Kinder nach der Gutenachtgeschichte. Ich habe in Trainingshose und Pyjama meditiert, in Bikini und Abendkleid, Jeans und Discofummel, verkleidet als Weihnachtsmann und Maria Callas.

Nur an der frischen Luft habe ich es nie geschafft oder wenn ich getrunken habe.

Als ich mit dem Rita-Programm begann, kam die Meditation einfach mit. Sie schlüpfte durch die Hintertür in mein neues Gemach.

Mir kam der Gedanke: Wie passen diese beiden Dinge überhaupt zusammen?

Während der 24 Stunden jedes Tages bewegt der Körper sich wie eine Brandungswelle zwischen Wachheit und Ruhe. Eines der Hormone, das den Grad der Wachheit reguliert, ist Cortisol. Es wird von den Nebennieren abgesondert und teilweise vom körpereigenen Rhythmus angekurbelt. In der Nacht und früh am Morgen, kurz vorm Aufwachen, ist der Cortisolspiegel am niedrigsten. Dann steigt er natürlicherweise an, wir wachen auf und starten in den Tag.

Cortisol kann auch von Stress angekurbelt werden. Denken Sie an den Energieschub und die Klarheit, wenn Sie realisieren, dass Sie spät dran sind und sich beeilen müssen, um den Zug zu erwischen, oder wenn Sie vor einer großen Herausforderung stehen. Es ist Cortisol, das auf Stress reagiert und Herz, Muskeln und den Denkapparat mobilisiert, um Probleme in Angriff zu nehmen.

Grob gesagt funktioniert es so:

- Wir sind gestresst. Egal, ob uns ein großes Tier jagt, wir uns vorstellen, dass ein Kind verletzt wird, oder wir uns sorgen, dass Nordkorea die Erde in die Luft jagt: Die Reaktion ist die gleiche.
- Ein Hormonfeuerwerk wird ausgelöst, das die Nebennieren aktiviert, die wiederum beginnen, Cortisol abzusondern.
- Cortisol ruft im Körper eine sogenannte Kampf-oder-Flucht-Reaktion hervor, was bedeutet, dass wir eben bereit sind zu kämpfen oder zu fliehen, je nachdem was schlauer ist. Vor einem wilden Tier rennen wir vielleicht davon, aber kämpfen um ein bedrohtes Kind. Die Leber setzt eine große Menge Zucker frei, um die Muskeln auf die anstehende Arbeit vorzubereiten. Der Zucker wird in Glukose aufgespalten, welche die kleinste Form von Zucker darstellt und leicht von den Muskeln aufgenommen wird.
- Cortisol hindert das Insulin daran, wieder Glukose in der Leber abzuladen, und stellt sicher, dass es im Blut bleibt.
- Das Herz beginnt schneller zu schlagen.

Normalerweise können wir nun unsere Probleme lösen – schaffen es beispielsweise zum Zug – und das Hormonlevel kehrt zum Normalzustand zurück.

Doch ist man permanentem Stress ausgesetzt, hören die Cortisol-Schübe und auch die Zuckerschübe nicht auf, was wiederum in einer Insulinresistenz mündet, über die Inger Björck gesprochen hat – und die mit dem metabolischen Syndrom und, natürlich, Entzündung verknüpft ist. Mit anderen Worten: Ein bisschen Stress dann und wann ist belebend, aber nachhaltiger Stress kann einen Zustand konstanter Entzündung hervorrufen.

Stellen Sie sich ein Leben unter permanentem Stress vor. Das Telefon klingelt mit dringenden Anfragen; zu Hause herrscht dicke Luft; Sie trinken fünfmal am Tag säurehaltigen Kaffee; Ihr Cortisol-Level geht an die Decke; der Posteingang quillt über; der

Zug ist überfüllt und verspätet und Sie kommen mit Ihrem Boss nicht klar. Das ist vielleicht eine knappe Zusammenfassung unseres Lebens.

Stress bedeutet, die Nebennieren arbeiten unentwegt und der Körper wird mit Zucker überflutet, während die Fähigkeit, Zucker mithilfe von Insulin zu absorbieren, abnimmt. Währenddessen sorgt die Entzündung wiederum für mehr Cortisol, das die Entzündung weiter anheizt.

Der Körper muss atmen – Körper und Seele!

Deshalb verschafft alles, was wir tun, um dem Cortisolschub gegenzusteuern, nicht nur unserer Seele eine Atempause – es ist viel heilsamer. So sagen wir uns von den Risiken einer Entzündung los.

Neue Studien an der Carnegie Mellon University zeigen, dass schon ein kleiner dreitägiger Kurs zu Meditation und Achtsamkeit den Pegel des Entzündungsmarkers IL-6 senkt. Das steht im Kontrast zu gängigen Entspannungsübungen, die nicht mal annähernd denselben positiven Effekt auf die Teilnehmer hatten (die alle gestresste Berufstätige mittleren Alters waren).

Meditation und Achtsamkeit sind mehr als nur Entspannung. Diese Praxis ist ein fokussierter Prozess mit einer tiefgreifenden Wirkung. Atemübungen haben einen ähnlichen entzündungshemmenden Effekt gezeigt – und hier kommt Yoga ins Spiel.

Studien mit gesunden Menschen sowie Frauen, die Brustkrebs hatten, zeigen es deutlich: Yoga ist auf lange Sicht eine Wunderkur gegen Entzündung. Es senkt die Level proinflammatorischer Zytokine wie IL-6, TNF-α und IL-1B. Für die Brustkrebspatientinnen in der Yogagruppe zeigte sich außerdem, dass ihre Lebensfreude zunahm.

Darüber und über vieles andere spreche ich mit der Frau beim Glückseligkeits-Workshop. Wir reden lange. Sie will nun ihren Weg finden. Beginnen möchte sie mit einer Meditations-App. Es ist toll, dass es mittlerweile so viele Möglichkeiten gibt.

Frieden

Aber die großartigste Meditation von allen braucht keine App und ist so alt wie das Leben selbst. Oder wie der Dalai Lama höchstselbst gesagt haben soll: »Die beste Meditation ist Schlaf.«

Vor vielen Jahren, als ich noch Wissenschaftsreporterin bei einem schwedischen TV-Sender war, traf ich im Rahmen einer Dokumentation Professor Torbjörn Åkerstedt vom Karolinska-Institut, der den Zusammenhang von Schlaf und Stress untersuchte.

»Bedenken Sie«, sagte er, »dass Schlaf der umfänglichste Erholungsprozess ist, den ein Körper unternehmen kann, gut verpackt wie ein kleines Paket.«

Wir alle wissen, wie man sich nach einer schlechten Nacht fühlt – verletzlich und unwohl im eigenen Körper. Hat Schlaf auch eine regenerierende Wirkung in Bezug auf heimliche Entzündungen?

Die Forschungsergebnisse der Neurologin Janet Mullington und Kollegen, publiziert in *Best Practice & Research: Clinical Endocrinology and Metabolism*, zeigen zum Beispiel, dass Schlafmangel zu mehr Zytokinen (oder proinflammatorischen Markern) führt. Es scheint, als wäre Schlaf ein weiteres Stück des Puzzles.

Ich denke an mein Gespräch mit Torbjörn Åkerstedt. Er sagte noch etwas: »Versuchen Sie, vor 23 Uhr schlafen zu gehen. Nutzen Sie das natürliche Cortisol-Tief, das dann eintritt.«

Im Körper sinkt gegen 23 Uhr das Cortisol auf natürliche Weise. Dieser Rhythmus entstammt noch einer anderen Welt, einer Welt ohne Elektrizität und exzessivem Konsum von dänischen Fernseh-Krimiserien. Damals lebten die Menschen nach dem Tageslicht. Gegen 23 Uhr fielen sie in einen tiefen Schlaf, um bei Sonnenaufgang mit den Tieren aufzuwachen.

»Wenn Sie das natürliche Cortisol-Tief abpassen, ist der Erholungseffekt größer«, sagte Professor Åkerstedt.

Was mich an einen der ayurvedischen Ärzte in Kerala denken lässt.

»Sie müssen ins Bett gehen, bitte, meine Dame, bitte um 22 Uhr«, hatte er gesagt. Dann hatte er seinen Kopf geschüttelt, wie es viele Inder tun, um zu sagen: »Ja, das ist wirklich wichtig.«

Langsam erkenne ich ein Muster: Gehe ich früher ins Bett, habe ich einen besseren Tag. Und das hängt bestimmt mit einem allgemein niedrigeren Entzündungslevel in meinem Körper zusammen. Der Trick ist, diszipliniert zu sein. Man muss all die piependen, blinkenden Bildschirme ausschalten, sich nach 21 Uhr von Instagram und aufgekratzten Twitter-Feeds fernhalten, und es einfach ruhiger angehen lassen. Das ist mitunter schwer. Und man kann nicht immer diszipliniert sein.

Ich bin immer noch in Los Angeles, als mir etwas einfällt.

Einmal bin ich schrecklich erkältet, die Art Erkältung, die gar nicht mehr wegzugehen scheint, ein hartnäckiger Virus, der wie eine Eisenfaust meine Kehle umklammert und mich fiebrig schwitzen lässt. Und dabei habe ich viel zu tun: zu viel Arbeit, die noch vor den Sommerferien erledigt sein muss, Abgabedruck, eine familiäre Angelegenheit, die mir Sorgen bereitet, eine Freundin, die eine schwere Zeit durchmacht. Ich fühle mich verängstigt, unter Druck gesetzt und zerschlissen.

Durch mein neu erlangtes Wissen kann ich meinen Cortisol-Pegel durch die Decke gehen sehen, während meine Zytokine im Hintergrund schwelen.

Ich fühle mich völlig ausgelaugt und beschließe, dass es so nicht weitergeht. Es gibt so viel Hickhack; zu viel Energie und Willenskraft gehen für die permanente Organisation meines neuen Lebensstils drauf. All dieser zusätzliche Aufwand ... Ich bin nervös und niedergeschlagen wie eine räudige Katze nach einem Kampf. Ich kann einfach nicht mehr leisten oder mehr Verpflichtungen eingehen, die über das Minimum hinausgehen, um mich um meinen Job und meine Familie zu kümmern.

Als ich allmählich wieder Wind in den Segeln spüre, beschließe ich, in der Kirche eine Portion Ehrfurcht zu suchen. Mein Blick fällt auf eine Passage aus dem Buch Kohelet.

»Ein jegliches hat seine Zeit, und alles Vorhaben unter dem Himmel hat seine Stunde: geboren werden hat seine Zeit, sterben hat seine Zeit; pflanzen hat seine Zeit, ausreißen, was gepflanzt ist, hat seine Zeit; töten hat seine Zeit, heilen hat seine Zeit; abbrechen hat seine Zeit, bauen hat seine Zeit; weinen hat seine Zeit, lachen hat seine Zeit; klagen hat seine Zeit, tanzen hat seine Zeit.«

Die Gezeiten des Lebens.

Ich erkenne, dass die Vorstellung von Frieden und Stille auch die Akzeptanz von Veränderungen und die Rhythmen des Lebens miteinschließt, die Realität, dass wir manchmal alt und zerbrechlich sind und dass mein Körper, wie jedermanns Körper, Grenzen hat – auch wenn wir oft mehr Energie haben, als wir denken. Zu oft werden wir untätig und glauben, dass Ruhe bedeutet, sich die Decke über den Kopf zu ziehen und sich totzustellen.

Ich erkenne, dass zu einem entzündungshemmenden Lebensstil auch eine große Portion Demut angesichts der »Krankheitslotterie« des Lebens gehört. Dieses Konzept darf nicht dafür missbraucht werden, um Menschen zu verurteilen im Glauben, dass Stärke und Gesundheit moralisch besser sind als Zerbrechlichkeit und Krankheit.

Deshalb spreche ich nicht gern von »Clean Eating«. Allzu leicht kann der Begriff als Metapher für denjenigen herhalten, der sich »sauber« oder eben »nicht-sauber« ernährt. Auch mag ich die Vorstellung des »Reinigens« oder von »Detox« nicht, denn sie impliziert, dass Nahrung irgendwie unrein ist und dass jene, die »Unreines« essen, auch schlechte Menschen sind.

Eine solche Perspektive auf den Menschen schafft nur eine

neue Form der Klassifizierung oder Verurteilung von Menschen, die mit gesundheitlichen Problemen zu kämpfen haben. Oder die sich aus unterschiedlichen Gründen anders ernähren als ich – Machtlosigkeit, mangelnde Energie, Armut, Verletzlichkeit, Krankheit, genetische Veranlagung, Herkunft, kulturelle Tradition, Vorliebe oder anderes. Egal, ob sie sich für diesen Lebensweg entscheiden, sich dazu gezwungen fühlen oder vielleicht einfach andere Ansichten haben.

Meine Vision ist hingegen, dass wir alle die Verantwortung tragen, uns um uns selbst zu kümmern. Das Leben, unsere Eltern, Gott oder eine andere Macht haben uns einen Körper geschenkt, und es liegt an uns, das Beste aus ihm zu machen. Deshalb sollte ein Lebenswandel niemals Selbstzweck sein, sondern dem großen Ganzen dienen. Ich urteile nicht über das Leben anderer, aber es bereitet mir Freude, meine neuen Erkenntnisse zu teilen. Oder, um ganz ehrlich zu sein: Es ist so verdammt interessant, dass mich nichts aufhalten kann. Ich muss mein Wissen einfach teilen!

Zu diesen Erkenntnissen gehört auch, dass der Körper manchmal überhaupt nicht benutzt werden, sondern ruhen sollte.

Die Mutter einer meiner Freundinnen heißt Irma. Sie ist eine stilvolle und warmherzige Dame, die ihr ganzes Leben über aktiv gewesen ist und hart gearbeitet hat. Als meine Freundin noch klein war, gönnte Irma sich an manchen Tagen die sogenannte Irma-Krankheit. Das bedeutete, sie zog sich zurück, legte sich ins Bett und zog die Decke über den Kopf. Sie nahm für einen Tag Abstand von der Welt. Vielleicht brauchen wir alle unsere »Irma-Tage«.

Aber wir brauchen auch unsere aktiven »Irma-Tage«. Einfacher gesagt, wir brauchen unseren Flow, unseren Rhythmus, wie der Prediger im Buch Kohelet sagt. Geborenwerden hat seine Zeit, Sterben hat seine Zeit, Aktivsein hat seine Zeit und Ruhe hat ihre Zeit.

Und nun ist es an der Zeit, mein mir selbst gegebenes Versprechen zu erfüllen. Alte negative Gefühle mit mir herumzutragen ist mir selbst gegenüber respektlos, und entzündungslindernd ist es auch nicht. Ich will mir dieses neue Wissen zu eigen machen und ehrgeizig genug sein, um diese Bürde abzustreifen, bevor ich aus den USA nach Hause zurückkehre.

Doch wer wird mir dabei helfen?

Ich betrete ein Fitnessstudio in Los Angeles in meinem kürzlich erstandenen Glückseligkeits-Pulli. Und plötzlich steht eine Frau vor mir.

»Warst du auch auf dem Workshop?«, fragt sie.

»Ja, du auch?«

Ihr Name ist Arriane. Sie ist ein Life Coach, die Menschen bei privaten und beruflichen Problemen unterstützt. Sofort habe ich das Gefühl, sie wäre gesandt worden, um mir zu helfen. Wir beschließen, uns bei mir zu treffen.

Sie kommt am Donnerstagnachmittag, und nachdem ich ihr erzählt habe, was mich bedrückt, sagt sie:

»Du kannst dich davon befreien. Willst du?«

Ohne zu sehr in private Details zu gehen, kann ich sagen, dass dieser empathische und weise Coach eine Reihe von Aspekten mit mir bespricht, die für Menschen mit Therapieerfahrung wie ein Kindergartenprogramm erscheinen mögen. Aber für mich ist das Neuland. Sie lenkt mich durch bis dato unerforschtes Territorium. Nach zwei Stunden bin ich benommen und erschöpft, aber der Nebel in meinem Kopf hat sich gelichtet.

Als sie geht, denke ich darüber nach, wie ich diesen Prozess des Loslassens abschließen kann.

Schließlich breche ich auf zum Pazifischen Ozean. Es ist ein wunderbarer Abend am Strand von Santa Monica, das goldene, glitzernde Licht tanzt über die Wellen. Ich setze mich in den Sand und schreibe die Dinge auf, die ich loswerden will.

Mir kommt die Idee, dass ich den Moment festhalten möchte, in dem ich meine Bürde dem Meer übergebe, damit ich nie vergesse, wie ich hier meine traurigen grauen Gefühle der Wertlosigkeit, Scham und Schuld zurückgelassen habe. Ich blicke mich um. Links von mir sind ein paar Frisbee-Spieler, rechts ein Liebespaar. Ich möchte sie nicht stören. Aber von weiter hinten, beim Pier, nähert sich eine Joggerin.

Sie wird hier anhalten, denke ich. Dann wische ich den Gedanken beiseite. Sie läuft in vollem Tempo. Warum sollte sie hier vor meinen Füßen stehen bleiben?

Sie bleibt stehen, direkt vor mir.

»Hi«, sagt sie und lächelt.

»Ich habe einen Brief, den ich dem Ozean übergeben will. Könntest du dabei ein Foto von mir machen?«

Ich lege den Zettel auf das Wasser. Er schaukelt davon wie ein Kon-Tiki-Floß, beladen mit schweren Sorgen, die nun ohne mich klarkommen müssen.

Macht's gut!

Sie schießt mehrere Fotos und weist mich an, wie ich stehen muss, um genau im Bild zu sein.

Als ich zu ihr gehe, schaut sie mir tief in die Augen und umarmt mich.

»Lass einfach los«, sagt sie lächelnd mit ihren blauen Augen.

Ich erzähle diese besondere Geschichte meiner schauspielenden Tochter, die nach zwei Jahren in Los Angeles offen für alles Spirituelle ist. Sie sieht mich ruhig aus ihren großen tiefbraunen Augen an.

Dann sagt sie: »Jetzt bist du bereit weiterzuziehen. Sei stark, lebe deine Wahrheit, Mama.«

Das verspreche ich ihr.

13

Wurzeln

*Plötzlich stehen all meine Vorfahren
hinter mir. Sei still, sagen sie.
Schaue und hör zu. Du bist das
Ergebnis der Liebe von Tausenden.*

LINDA HOGAN

Nun ist es an der Zeit, endlich zum Geheimnis vorzustoßen, warum all das funktioniert, es ist Zeit, die verbleibenden Puzzleteile einzusetzen, damit wir das große Ganze betrachten können. Wir müssen zurück zu den Wurzeln gehen – meinen Wurzeln, Ihren Wurzeln, unser aller Wurzeln.

Hätte ich noch ein paar andere Leben führen können, hätte ich mindestens eines davon als abenteuerliche Paläoanthropologin verbracht, eine Mischung aus Indiana Jones, Karen Blixen und einer glamourösen Ägyptologin, die ich vor langer Zeit in dem nicht besonders guten Film *Der Fluch der Sphinx* gesehen habe. (Ihr Name war Erica, und sie inspirierte zufällig die Namenswahl für unsere älteste Tochter.) In diesem Leben wäre ich nach Ostafrika gereist, zum Großen Afrikanischen Grabenbruch, um die uralten Knochen auszubuddeln, die von den Geheimnissen des Menschseins zeugen.

Tief in der Erdkruste herrscht ständig Bewegung, weil die tektonischen Platten sich verschieben. Deshalb sehen die Kontinente heute nicht mehr aus wie vor 225 Millionen Jahren, als so ziemlich die gesamte Erdmasse zu einem gigantischen Kontinent zusammengedrückt war inmitten eines riesigen, wüsten Meeres. Wenn die tektonischen Platten zusammenstoßen und sich voneinander entfernen, entstehen Bergketten und Gräben. In Ostafrika gibt es solch eine Wunde in der Erde, einen Riss, der sogar vom All aus sichtbar ist. Der Große Afrikanische Grabenbruch verläuft durch die schwindelerregende westkenianische Gebirgslandschaft, kreuzt die Grenzen von Tansania und Uganda und zieht sich dann weiter durch Somalia und Äthiopien. Hier gibt es uralte, majestätische Vulkane wie den schneebedeckten Kilimandscharo, Afrikas höchsten Berg.

Vor langer Zeit sind die Vulkane aktiv gewesen und spien massenhaft Lava und Asche aus. Diese Ablagerungen erlauben es der Wissenschaft, mithilfe von Radioaktivität das exakte Alter von allem zu ermitteln, inklusive menschlicher Knochen. Hier gibt es Knochen, die Millionen von Jahren alt sind. Sie können die Geschichte erzählen, wie wir uns vom Menschenaffen zu dem entwickelt haben, was wir heute sind. Das hat mich schon immer fasziniert. Es war einer der Gründe, warum ich Genetik studieren wollte.

Wir befinden uns in Äthiopien – warum beantworte ich gleich. Ich stehe im äthiopischen Nationalmuseum vor einer sehr kleinen Person, einem Wesen von gut einem Meter Größe. Ihr Name ist Lucy.

Ich gehe um sie herum, studiere sie. Sie ist beides, Affe und Mensch, steht wie wir auf zwei Beinen, aber ihre Arme sind lang wie die eines Affen. Sie hat eine niedrigere Stirn als wir, aber kräftigere Kiefer und Zähne.

Neben ihr liegt das Skelett, auf dem diese Rekonstruktion basiert. Das Skelett ist knapp 3,2 Millionen Jahre alt. Es wurde aus Hunderten kleiner Fragmente von versteinerten Knochen zusammengesetzt, die der Paläoanthropologe Donald Johanson eines Sonntagmorgens im November 1974 nahe des Dorfes Hadar im

Awash-Tal des Afar-Dreiecks im äthiopischen Teil des Großen Afrikanischen Grabenbruchs gefunden hatte.

Johanson schrieb ein Buch über seinen Fund, und ich erinnere mich immer noch daran, wie aufgeregt ich war, als ich in meinem Apartment in Lund saß und es las. (Laut unbestätigten Gerüchten nahmen die Anthropologen nach dem Fund LSD, und der Name Lucy geht auf den Beatles-Song *Lucy in the Sky with Diamonds* zurück – ein mutmaßlicher Code für LSD.)

Die Archäologen erkannten gleich, dass ihre Entdeckung eine Sensation war, denn sie hatten ein Skelett gefunden das a) ungewöhnlich vollständig und b) das älteste jemals gefundene Skelett eines Hominiden war.

Sie wurde Lucy genannt, aber auch Dinknesh, was in der äthiopischen Sprache Amharisch »Du Wunderbare« bedeutet. Sie erhielt außerdem das wissenschaftliche Kürzel AL288-I. Ein geliebtes Kind hat viele Namen, wie der Volksmund sagt.

Warum bin ich in Äthiopien?

Ich bin hier, weil ein Freund von mir einen Bezug zu diesem Land hat. Als ich während meiner Studentenzeit obdachlos in New York war, ließ er mich einen Monat lang auf seiner Couch schlafen, mitten in Manhattan, ohne auch nur einen Cent zu verlangen. Nun heiratet dieser Freund hier seine atemberaubende finnische Freundin, eine Expertin für Antiquitäten. Ein paar seiner treuen Freunde sind hergeflogen, um an ihrer Hochzeit teilzunehmen.

Auf dem langen Flug legen wir einen Zwischenstopp im saudiarabischen Dschidda ein. Ein Inspektor kommt an Bord, um zu überprüfen, ob die Frauen, die hier aussteigen, ausreichend verhüllt sind, und ob jemand Alkohol oder Pornographie versteckt hat. Ich mag sein strenges Gesicht nicht, sein autoritäres Gehabe, und noch weniger, was er repräsentiert, also rufe ich:

»Ich habe hier all diese verbotenen Dinge, fangen Sie mich doch!«

Nein, ich bin natürlich zu gut erzogen, um das zu sagen. Ich bin auch zu höflich, als ich während der Ankunft in Äthiopien einem Repräsentanten der knüppelharten Diktatur begegne, die die Opposition im Würgegriff hält. Alles, was ich tue, ist, mich still zu fragen, warum dieses Land keine freien Wahlen zulässt.

»Ihr Europäer müsst immer über Demokratie meckern«, sagt er barsch.

Ja, das machen wir gern.

Aber diese unvergleichlichen und erlebnisreichen Tage bescheren uns Erinnerungen fürs ganze Leben. Der koptische Priester taucht in letzter Minute mit seiner schwarz gekleideten Entourage auf, ein dramatischer Hofstaat, einem Shakespeare-Stück entsprungen. Das Hochzeitspaar tanzt einen traditionellen äthiopischen Hochzeitstanz. Wir machen Witze und lachen viel. Und wir besuchen das Grab von Carl Gustaf von Rosen. Der Pilot hatte das hungernde Biafra aus der Luft mit Lebensmitteln versorgt. Die Geschichte kenne ich aus meiner Kindheit.

Und jetzt bin ich hier, in Addis Abeba. Der kornblumenblaue Himmel und die klare Luft spiegeln ihre Lage im Hochland wider, während das angestrengte Gewusel in den Straßen ein Spiegel der großen Armut ist.

Aber all das wird zur Nebensache, als ich im Nationalmuseum vor Lucy stehe.

Lucy ist eine Repräsentantin der langen Ahnenreihe der Menschheit.

Sie ist kein Homo sapiens wie wir, denn uns gab es zu ihren Lebzeiten noch nicht. Sie ist ein Australopithecus afarensis. Sie soll zwölf Jahre alt gewesen sein, womit sie für damalige Verhältnisse eine Erwachsene war. Man sieht es an ihrem Gebiss, das voll ausgebildet ist. Als Zweibeinerin kann sie ihre Hände benutzen. Ich umkreise dieses Wesen, betrachte sie durch meine Entzündungshemmungsbrille und frage mich, wie sie gelebt hat. Denn ich glaube, in ihr steckt ein Teil der Antwort auf meine Frage.

Wie sieht dein Alltag aus, Lucy?

Wer bist du? Was tust du? Was isst du?

Vielleicht würde sie in etwa so antworten:

»Es ist ein hartes Leben in der Savanne, voller Gefahren und Hunger. Wir leben am Rande des Waldes und nehmen, was wir finden können; heute waren es nur Schildkröten und Krokodileier. Wir essen Nüsse, Samen, Pflanzen und ab und zu Fleisch. Manchmal gibt es nicht genug zu essen.«

Sie könnte noch hinzufügen:

»Jeden Tag streife ich für ein paar Stunden umher, um Nahrung zu sammeln, aber oft ruhe ich mich in der Sonne aus. Ich gehe schlafen, wenn es dunkel wird, und erwache in der Dämmerung.«

Es gibt Ruhephasen und Zeiten fieberhafter Aktivität. Sie durchläuft natürliche Fastenzeiten, wenn es wenig Nahrung gibt. Sie isst keinerlei raffinierte Kohlenhydrate, dafür aber Bio-Proteine, gute Fette und eine Menge Polyphenole und lösliche viskose Ballaststoffe – eine Ernährung, die meine Wissenschaftler gutgeheißen hätten.

In gewisser Weise lebt sie entzündungshemmend, nimmt sehr wenig Gluten und Laktose zu sich und viele gute Bakterien, die sie durch die Nahrung gewinnt. Sie ertüchtigt sich ganz natürlich, lebt in der Natur, in engem Kontakt mit der magischen Nacht, wenn der mit Sternen übersäte Himmel so klar ist, dass man ihn beinahe berühren kann. Sie sieht Afrikas rosige Sonnenaufgänge in dieser riesigen offenen Landschaft. Sie lebt in ihrer kleinen Gruppe, um zu überleben, vollkommen abhängig von der Kooperation mit anderen.

Ist Lucys Lebensweise der Schlüssel? Wurde der Mensch geschaffen, wurden seine Gene weiterentwickelt, um zu »Lucys Leben« zu passen? Und entwickeln wir deshalb in unserem modernen Leben, in unserer Gesellschaft, die so anders ist, Entzündungen?

Aber der Mensch blieb freilich nicht auf dem afrikanischen Kontinent. Er begann, sich auszubreiten.

Vor Hunderttausenden von Jahren verließ eine Gruppe Urmenschen den heutigen Kontinent Afrika. Diese Menschen entwickelten sich unter anderem zum Neandertaler.

Vor etwa 200.000 Jahren wurden Lucys Nachfahren zum Homo sapiens. Es passierte nicht über Nacht, aber unsere Vorväter und Vormütter begannen, Werkzeuge herzustellen, bändigten das Feuer und bildeten eine komplexere, symbolische Sprache, die über die gutturalen Geräusche hinausging, die sie vermutlich bis dato benutzt hatten. Sie breiteten sich nach Zentralasien aus, von wo einige nach Westen aufbrachen, in Richtung des heutigen Europas. Andere gingen nach Osten, ins spätere Asien, und nach Amerika. Mit sich nahmen sie unsere Gene und unsere Überlebensstrategien.

Was aß die Gruppe auf dem Weg? Hatten sie McDonald's-Filialen oder Hot-Dog-Stände? Nein, da war nichts als Savanne, Steppe, Meer, Tundra, Wald, unzugängliches Bergland, reißende Flüsse und tiefe Felsschluchten. Die Menschen mussten sich völlig auf ihren Einfallsreichtum, ihre Überlebensinstinkte, ihr strategisches Denken und ihr Organisationstalent verlassen.

Sie jagten Antilopen, fischten mit einfachen Speeren, sammelten Walnüsse und Wurzeln und hatten ihren allgegenwärtigen Hunger fest im Griff, indem sie nicht alles, was sie fanden, direkt aufaßen. Stattdessen disziplinierten sie sich, Fleisch und Beeren zu trocknen, Wurzeln zu lagern und die Nüsse, die sie auf dem Weg fanden, zu sammeln, vielleicht in kleinen Beuteln aus Tierhaut. Das ist strategische Ernährung, und sie zeigt sensationelle

Ergebnisse. Denn Lucys Nachfahren kolonisierten in der Folge den gesamten magischen blaugrünen, kleinen Planeten und bestiegen, nicht mehr nur ein Tier unter vielen, schließlich den Thron der Evolution.

Während ich vor Lucy stehe, denke ich an diese uralten Vorfahren. Was würde Lucy von unseren Essgewohnheiten halten? Was wäre der größte Unterschied zwischen unseren Ernährungsweisen – Zucker?

In der Savanne gibt es fast nichts Süßes, es sei denn, Lucy hatte einen Glückstag und stieß zufällig auf einen Bienenkorb mit Honig. Lucy ist für Nährstoffknappheit und Zuckermangel gemacht. Aber da Zucker eine hohe Energiedichte hat, wird sie so schnell wie möglich so viel wie möglich davon essen. Denn es könnte der letzte Bienenkorb sein.

Stellen Sie sich vor, wir setzen die kleine, haarige Lucy, deren Gene von dem Drang nach Süßem geformt sind, in einen Supermarkt. Die Regale quellen vor Marmelade, Keksen und Eiscreme über. Man muss nur die Hand danach ausstrecken (und anschließend bezahlen). Sie würde wahrscheinlich einfach durchdrehen wie eine Fünfjährige. Das ist es, was auch viele von uns Erwachsenen tun, nur ein bisschen sozial ausgefeilter. Wir essen zu viel Zucker, weil die Lucy in uns permanent nach dem verlangt, was in der Savanne Mangelware ist.

Ich *bin* Lucye. Also natürlich nicht wortwörtlich dieses Wesen, diese Person, die viel zu jung starb – Wissenschaftler glauben, sie ist von einem hohen Baum gefallen und hat sich Schulter und Becken gebrochen. Aber ich – oder wir – teilen ihre grundlegende Biochemie. Lucy ist wie ein Schattenbild in unseren Genen.

Dort muss ich weitergraben. Und diese Reise führt meinen geneigten Leser nun in ein knallhart wissenschaftliches Gebiet.

Als ich in den 1980ern in Lund studierte – wo Albert Levan entdeckte, dass der Mensch 46 Chromosomen besitzt –, galten die Gene als ultimative Erklärung für alles: Augenfarbe, Größe, Verdauung, Herzrhythmus und, in einem gewissen Maße, auch Temperament und Verhalten. Diese Gen-Rezepturen bildeten zusammen das Kochbuch des Lebens und waren im Prinzip unveränderlich, sofern keine großen Mutationen auftraten.

So wie ein gewöhnliches Kochbuch endlose Variationen einer Reihe von Basiszutaten enthält (wie Fleisch, Butter, Gewürze, Gemüse und so weiter, die immer wieder zu verschiedenen Dingen wie Fleischbällchen, Hamburger oder Fleischeintopf kombiniert werden), stellen alle Gen-Rezepte eine Variation von gerade mal vier Rohzutaten dar: den Nukleinsäuren.

Die Zutaten A, T, C und G sind die Abkürzungen für Adenin, Thymin, Cytosin und Guanin. Sie docken am DNA-Strang an, und die Informationen für das Rezept sind immer in Dreiergruppen codiert. Die Rezepte lauten dann zum Beispiel AAA, ATC, GTC, CGA und so weiter.

Jedes einzelne dieser Tripletts codiert eine bestimmte Aminosäure, von denen es 24 gibt. Die verschiedenen Aminosäuren sind wie Perlen an einer gigantisch langen Kette aneinandergereiht und bilden ein Protein.

TGG ist das Rezept für die Aminosäure Tryptophan. AAA codiert Lysin. Wenn also eine lange Gensequenz mit TGG beginnt, worauf drei Adenin folgen, bildet sich am Ende ein langes Protein heraus, das mit Tryptophan-Lysin beginnt und dann entsprechend des Rezeptes weitergebaut wird. Diese Übersetzung von vier Buchstaben in Aminosäuren in Proteine ist der Kern des Lebens. Proteine werden oft die Arbeitstiere der Zellen genannt, denn sie tun tatsächlich die ganze Arbeit.

Jede Mutter weiß, dass ihr Baby direkt nach der Geburt gepikst wird, um eine Blutprobe zu entnehmen. Diese Probe wird unter anderem auf ein bestimmtes Gen gecheckt, welches ein wichtiges

Enzym produziert und am langen Arm des Chromosoms 12 sitzt. Ohne dieses Enzym besteht für das Baby ein Risiko für die schwere Erbkrankheit Phenylketonurie oder PKU.

Jede Handlung, jeder Gedanke, jedes Gefühl basiert auf der Funktion der Proteine. Der Körper versteht keine andere Sprache als die der Biochemie. Gene sind in alles involviert. Wer glaubt, dass der Mensch hauptsächlich von seiner Umgebung geformt wird, dem wird das womöglich hart aufstoßen, aber das liegt daran, dass dieser Prozess oft falsch verstanden wird.

Die Tatsache, dass alles in die Sprache der Biochemie übersetzt werden muss, heißt nicht, dass die DNA letztendlich alles entscheidet.

Im Gegenteil, es gibt vieles, das die Gene von außerhalb beeinflusst – negative Dinge wie Bedrohungen und Stress sowie Positives wie Sicherheit und Freundlichkeit. Die Gene interagieren permanent mit der Umwelt.

Auch wenn Bedrohungen, Stress, Sicherheit und Freundlichkeit äußere Faktoren sind, nimmt der Körper diese Dinge über sein Signalsystem wahr, interpretiert sie und formt eine Antwort.

In diesem Prozess sind die Gene die Hauptakteure. Eine Art hocheffektiver Leser (wir nennen ihn die mRNA) und ein weiterer Chefkoch, den wir tRNA nennen, schreiten permanent den DNA-Strang ab, lesen Rezepte und stellen neue Proteine her, indem sie Aminosäuren mixen und zu langen Ketten zusammensetzen.

Als ich Genetik studierte, sagte man uns, das wäre die ganze Geschichte. Alles köchele stetig vor sich hin, und wie in einem mechanischen Prozess würden Rezepte gelesen und umgesetzt. Das ist es, was den Studenten beigebracht wurde. Aber hinter geschlossenen Türen war die Wissenschaft ratlos.

Die Frage, die sie beschäftigte, war: Wie konnte man die Vorstellung von unveränderlichen Genen mit dem stets im Wandel begriffenen Menschen unter einen Hut bringen?

Denken Sie an Ihr eigenes Leben. Von der befruchteten Eizelle über die gesamte Entwicklung im Uterus, die Geburt bis hin zum Leben als Baby, Kind, Heranwachsender, Erwachsener und im Alter. Das sind Sie, und Ihre Gene bleiben die ganze Zeit über gleich.

Und doch verändert Ihre menschliche Hülle sich permanent. Das ist es, was die Wissenschaft nicht verstand. Was geschieht hier? Wenn diese Gene wirklich so unveränderlich sind, wie können dieselben Rezepte im Laufe der verschiedenen Lebensphasen so unterschiedliche Verhaltensweisen hervorbringen? Und wie kann es sein, dass die DNA in einer Augenzelle genauso aussieht wie die DNA tief unten in einer Uteruszelle? Wie kann eine Zelle die schillernden Farben des Sommers erkennen, während die andere zu einer Schleimhaut gehört, an der ein Embryo hängt? Dasselbe Rezept brachte ganz unterschiedliche Resultate hervor.

Über allem schwelte der große Konflikt zwischen Natur und Kultur, der durchs 20. Jahrhundert hindurch wütete. Der Kampf zwischen jenen, die biologische Faktoren für alles entscheidend hielten, und jenen, für die Umwelteinflüsse der Schlüssel waren.

Letzten Endes bildete sich im Wissenschaftsdiskurs eine komplexere Perspektive auf diesen Konflikt heraus. Dazu trugen unter anderem umfangreiche Zwillingsstudien bei, in denen eineiige und zweieiige Zwillinge miteinander verglichen wurden. Zwillinge sind ideale Studienobjekte, denn eineiige Zwillinge besitzen dasselbe genetische Material. Wachsen sie getrennt auf, kann man untersuchen, wie sich ihr Leben, ihre Krankheiten und ihr Verhalten im Vergleich zu eineiigen Zwillingen, die zusammen aufwachsen, unterscheiden. Das erlaubt den Wissenschaftlern, die jeweilige Rolle von Vererbung und Umwelteinflüssen zu messen.

Es stellte sich heraus, dass bestimmte Merkmale, wie die Augenfarbe, vollkommen von den Genen kontrolliert werden. Andere Charakteristika brauchen für ihre Ausformung die Interaktion zwischen biologischen Einflüssen und solchen aus der Umwelt. Doch der Körper spricht ausschließlich die Sprache der Biochemie, weshalb selbst die Dinge, die von der Umwelt geformt werden, auf eine Interaktion mit dem Genom angewiesen sind. Zwischen DNA und der Welt musste es ein Fenster geben, das geöffnet werden konnte.

Es musste noch etwas jenseits der Gene geben.

Aus diesem Grund stehe ich vor dem Karolinska Universitätsklinikum im schwedischen Solna. Es weht ein starker Wind, und es schneit – im Mai!

Ein paar Wissenschaftler stehen in Hemden rauchend vor dem Zentrum für Molekularmedizin. Auf Englisch murmeln sie, wie unglaublich kalt es in Schweden ist, und wundern sich, wie die Leute es hier ihr ganzes Leben aushalten. »Was für ein verfluchtes Land.«

Hier treffe ich Tomas Ekström, Professor am Karolinska-Institut. Er arbeitet auf dem neuen, rasant wachsenden Forschungsgebiet der Epigenetik und will Antworten auf die großen Fragen der Genetik finden. Diese Arbeit stellt die neueste Entwicklung der Forschung dar – von der uns auch unser Redner in Grayshott erzählen wollte, wenn auch in Form eines Pitchs. Ich bin neugierig auf Professor Ekström und seine Epigenetik, und dieses Mal will ich mehr als ein paar Informationshäppchen.

Professor Ekström begrüßt mich und blickt mich fest aus seinen blauen Augen an. Er trägt Shirt und Jeans, in der Hand hält er eine Tasse Kaffee. Wir setzen uns in ein Büro neben dem Pausenraum, in dessen Regalen sich dicke literarische Wälzer aneinanderreihen. James Joyce, Ayn Rand … Offenbar gilt das Interesse dieser Forscher nicht nur dem Existenziellen, das in ein Reagenzglas passt.

Das Whiteboard wirkt wie eine Parodie des Wissenschaftsjargons. Da stehen lange chemische Formeln, Diagramme, wie Moleküle umgewandelt und aufgespalten werden, und Fragen mit fünf Fragezeichen.

Professor Ekström legt sofort los und geht die Fragen an, die ich ihm vorab geschickt hatte.

»Sie haben durchdachte Fragen geschickt, aber Sie haben sie falsch gestellt«, sagt er.

»Wie das?«, frage ich zurück.

»Ich muss Ihnen etwas mehr Hintergrundwissen geben«, erwidert er.

Er denkt für einen Moment nach.

»Zuallererst müssen Sie verstehen, dass es bei der Epigenetik um Eigenschaften im Erbgut geht, die bei der Zellteilung von Zelle zu Zelle vererbt werden, aber nicht die Gensequenz selbst betreffen, sondern eher die Art, wie sie zum Ausdruck kommt«, sagt er.

»Ich fürchte, Sie müssen eine bessere Definition liefern«, sage ich. »Warum ist Epigenetik wichtig?«

»Okay, ich versuche es noch einmal«, erwidert er. »Wie wäre es damit: Epigenetik ist das Fenster zwischen den vererbten Genen und der Umwelt.«

Deshalb bin ich hier, um zu verstehen, wie dieses genetische Fenster zur Welt aussieht und wie die Gene von der Lebensweise beeinflusst werden können.

Die Silbe *epi* ist dem Griechischen entliehen und bedeutet so viel wie »darüber« oder »neben«.

»Das ist der zentrale Punkt«, sagt der Professor. »Das bedeutet, es gibt ein weiteres Kontrollsystem, das den Genen übergeordnet ist und beeinflusst, wie sie genutzt werden.«

»Wie genau funktioniert das?«

»Kommen Sie mal mit.«

Wir gehen auf den Korridor, wo ein großes Poster an der Wand hängt. Darauf ist etwas abgebildet, das ich nur als Oktopus beschreiben kann. In der Mitte ist ein großer Klecks mit dünnen, sich ausstreckenden Armen.

»Schauen Sie mal, in der Mitte sind die Histone«, sagt er. *Histone* ... Ich durchpflüge mein Gedächtnis, ob mir etwas dazu einfällt, während ich den Oktopus betrachte. Wo passen Histone da noch mal rein?

Jeder von uns hat eine große Menge DNA. In einer einzigen Zelle ist genug davon, um sie wie eine Wäscheleine auf zwei bis drei Meter aufzuhängen. Würde man seine gesamte DNA zu einem einzigen langen Faden formen, könnte man ihn 300 Mal zwischen unserer Erde und der Sonne spannen. Das ist atemberaubend. Zudem muss die DNA die unglaubliche Fähigkeit haben, ihre Form zu ändern, sich aufzuwickeln oder sich aufzulösen.

Manchmal ist sie eng gewunden, wie Nähgarn auf einer Spule oder der starre Haarknoten einer Kirchgängerin aus dem 19. Jahrhundert. Manchmal ist sie lang und wirr wie jemand, der nachts das Bett vollgeschwitzt hat und am Morgen wie ein krauser Troll aussieht. Die DNA verändert ihre Form vor allem während der Zellteilung – von einem festen Knäuel hin zu einem Fussel und wieder zurück. Der Punkt ist, dass das Knäuel um die acht Histone gewickelt ist, das Zentrum des Knäuels. Der DNA-Strang ist in exakt 1,65 Windungen um dieses Zentrum aufgerollt. Es ist dieses Gebilde aus DNA und acht Histonen, das, Nukleosom genannt, den Kopf des Oktopus bildet.

»Und die Arme?«, frage ich.

»Das sind die Arme der Histone. Dort passiert es.«

Er zeigt auf die langen Arme des Oktopus, und ich sehe etwas, das wie eine Steuerung aussieht. Eine Aminosäure hier, da eine weitere, wie die Tasten eines Keyboards.

Professor Ekström zeigt mir, wie die Natur kleine Gruppen von Chemikalien an diese Histonenarme anhängt. Dies wird offenbar Methylierung, Phosphorylierung und Acetylierung genannt.

»Was meinen Sie damit?«

»Das ist eine Grundlage für den Umwelteinfluss«, sagt Dr. Ekström.

»Wie das?«

»Wenn zum Beispiel die Arme methyliert werden, ist die Festigkeit der DNA-Spule betroffen. Sie kann lockerer oder noch fester werden.«

Das sind die Methylierungen, denen Dr. Fraser in Loma Linda auf der Spur war.

Wenn die DNA lockerer oder fester wird, sind die mRNA (Leser) und die tRNA (Koch) betroffen. Wird der DNA-Strang länger und lockerer, haben die emsigen Helfer leichter Zugriff auf das Rezeptbuch, das zuvor stärker aufgewickelt war wie in einem Schraubstock. Umgekehrt kommen mRNA und tRNA schwerer heran, wenn die Anhaftungen an die Histonenarme dafür sorgen, dass sich die DNA fester um die Histone wickelt.

»Das ist der Vorgang, der bestimmt, ob Gene ausgeprägt werden oder nicht.«

Lassen Sie uns kurz innehalten und überlegen, was das bedeutet.

Es gibt ein den Genen übergeordnetes System, eine Art Hauptschalter, der bestimmt, ob die DNA festgezurrt ist wie das Haar einer Dame aus dem 19. Jahrhundert oder freier und fluffiger gestylt ist, und dementsprechend auch, ob die Gene pausieren oder aktiv sind.

Und das Ziel ist natürlich, jene Gene zu aktivieren, die für die Stärkung des Körpers verantwortlich sind, und jene auszubremsen, die zu Krankheiten beitragen.

Aber wie funktioniert das?

In der Wissenschaft ist seit Längerem bekannt, dass Organismen, die zu wenig Nahrung erhalten, die zumindest zeitweise hungern, länger leben. Hunger kann etwas Gutes sein.

Die Frage ist warum.

Als Leonard Guarente vom MIT und David Sinclair aus Harvard im Jahr 2003 halb verhungerte Hefezellen untersuchten, fanden sie etwas, das viele als Sensation betrachteten. Sie entdeckten eine Gruppe von Hauptregulator-Genen, sogenannte Sirtuine, die wie eine Art altmodische Telefonvermittlung funktionierten. Gab es zu wenig Nährstoffe für die luftige Hefe, ging die Vermittlung los und die Sirtuine wurden eingeschaltet.

Es gibt sieben Sirtuine, die alle Säugetiere haben. Sirtuine sind epigenetisch aktiv. Das heißt, sie regulieren, welche Gene aktiviert oder deaktiviert werden, wie oben beschrieben.

Eine Hypothese war, dass die Sirtuine auf leichten Stress reagieren und den Organismus zu höherer Leistung antreiben. Das Phänomen nennt sich Adaptive Reaktion und funktioniert ein bisschen so, als würden wir auf der Arbeit eine Deadline haben. Wir denken schneller, fokussieren uns auf die Abgabe und brauchen weniger Nahrung und Schlaf. Diese Art von kurzzeitigem Stress lässt uns besser performen. (Natürlich ist es etwas

In der Wissenschaft ist seit Längerem bekannt, dass Organismen, die zu wenig Nahrung erhalten, die zumindest zeitweise hungern, länger leben. Hunger kann etwas Gutes sein. Die Frage ist warum.

anderes, wenn der Stress zu lange anhält – dann macht er uns stattdessen kaputt.)

Die Wissenschaftler vermuteten, dass aktive Sirtuine nicht nur das Leben verlängern können, sondern darüber hinaus verjüngend wirken. Sie erhöhen die Wahrscheinlichkeit für ein langes Leben, indem sie den Stoffwechsel verändern, den Muskelaufbau anregen, die Zellreparaturmechanismen ankurbeln und so weiter.

Könnte das erklären, warum Menschen, die regelmäßig fasten, etwa mit der 5:2-Methode, nicht nur an Gewicht verlieren, sondern sich auch generell besser fühlen?

Aber dann wurde die Bombe gezündet. In einem Artikel in der weltweit angesehensten Wissenschaftszeitschrift *Nature* wurde angezweifelt, ob die Sirtuine wirklich die behauptete Wirkung haben. Wissenschaftler rund um den Globus hatten Schwierigkeiten, Sinclairs und Guarentes Ergebnisse zu reproduzieren. Nun wurden die Augenbrauen gehoben und die Forschung angefochten, denn Reproduzierbarkeit ist absolut notwendig, um etwas als wahr anzuerkennen.

Waren die Sirtuine eine falsche Fährte?

Dann, im Jahr 2016, gab es eine neue Studie, die bezeichnenderweise in China durchgeführt worden war. Die Wissenschaftler um Nannan Zang von der Pekinger Eliteuniversität Tsinghua hatten spannende Resultate vorzuweisen. Noch 20 Jahre zuvor fehlten diesen Forschern die ausreichenden Ressourcen, um international konkurrenzfähig zu sein. Aber nun, mit China als wirtschaftlicher Supermacht, hatten sie plötzlich die Gelegenheit, bahnbrechende Forschung voranzutreiben.

Mit ihrer Studie setzten sie an den alten Erkenntnissen an, dass Hungern die Lebensdauer von Hefebakterien wie auch Säugetieren verlängert. Die chinesischen Forscher wiesen auf ein spezielles Sirtuin hin – SIRT6 –, das für die Übertragung der Auswirkungen des Hungerns verantwortlich ist, teilweise durch einen Faktor namens NF-κB. Dieser Faktor – und jetzt wird's heiß – ist sowohl beim Entzündungs- wie auch beim Alterungsprozess aktiv.

Das Team zeigte, dass die Nierenkapazität sowie die Kraft von SIRT6 nach sechsmonatiger Behandlung anstieg, wenn man bei Mäusen die Kalorienzufuhr senkte. Sie wiesen auch nach, dass Zellkulturen mit niedrigem Zuckeranteil eine bessere SIRT6-Expression hatten und länger lebten als Kulturen, die mehr Zucker erhielten. Sie konnten sehen, dass das Altern in den studierten Organismen stärker verzögert wurde, je aktiver SIRT6 war. Und umgekehrt alterten die Zellkulturen rapide, wenn SIRT6 ruhte.

Die Sirtuine waren wieder im Scheinwerferlicht. Endlich gab es eine epigenetische Erklärung für die positiven Effekte von Nahrungsentzug auf die Lebensdauer und das Entzündungslevel – eine Erklärung für die Effekte der 5:2-Ernährung und ihren entzündungshemmenden Einfluss.

Aber für die große Mehrheit der Menschen ist es kein richtiges Leben, permanent zu hungern. Was kann man also tun, um die Effekte von Nahrungsmangel nachzuahmen, ohne hungrig zu sein?

Eine der Hypothesen rund um Polyphenole ist derzeit, dass sie die Effekte von Nahrungsentzug irgendwie »imitieren«, indem sie die Sirtuine beeinflussen. Und entzündungshemmende Lebensmittel enthalten Stoffe, welche die Sirtuine in ähnlicher Weise beeinflussen. So kann man ausreichend essen, ohne zu hungern.

Vielleicht ist es so, dass die Polyphenole in unserem Regenbogen aus Beeren und Gemüse tatsächlich die Sirtuine beeinflussen. Man hat zum Beispiel Belege dafür gefunden, dass Resveratrol, das unter anderem in Rotwein enthalten ist, auf ein anderes Gen in der SIRT-Regulator-Familie wirkt, nämlich SIRT1.

Es wurde auch gezeigt, dass Mäuse, die Resveratrol erhielten und sich super fett ernährten, genauso lang lebten wie Mäuse, die sich spartanischer und gesünder ernährten, aber kein Resveratrol erhielten. Irgendetwas darin scheint also die Mängel in der Mäuseernährung auszugleichen oder zu kompensieren.

Und dennoch …

Es gibt so viele verschiedene entzündungshemmende Lebensmittel. Möglich, dass die Theorie über Sirtuine mit der bunten Ernährung und Polyphenolen in Verbindung gebracht werden kann. Aber das erklärt nicht die Effekte von Omega-3-Fettsäuren, löslichen Ballaststoffen oder Probiotika. Noch immer habe ich niemanden getroffen, der sagt: »Voilà. Hier ist das große Ganze, so funktioniert es. Wir sind fertig.« Es muss so sein, dass viele verschiedene Mechanismen ineinandergreifen, oder?

Es fühlt sich an, als würde man ein großes Gemälde durch kleine Löcher betrachten. Ich kann Ausschnitte sehen, aber niemand ist bisher in der Lage, das Ganze zu überblicken. Die Schlussfolgerungen erinnern an einen kniffligen Kriminalfall, bei dem es keine Zeugen gibt, aber die Leiche liegt direkt vor einem. Man stellt Vermutungen an und trägt Beweise zusammen, die in eine bestimmte Richtung deuten, während man begreift, dass es immer noch mehr Spuren gibt, denen man nachgehen muss.

Ich erstelle ein großes Diagramm auf einem Whiteboard. Wie ein Kommissar stehe ich eines Abends vor meinen gesammelten Spuren. Ich habe außerdem ein paar Bilder und Post-its daran geklebt.

Auf den Zetteln steht:

- Die (starken) Zusammenhänge zwischen Entzündungen und Krankheiten
- Lebensweise und Lebenserwartung in den Blauen Zonen
- Forschung in Lund über entzündungshemmende Lebensmittel

- Wer Yoga macht, sieht jünger aus
- Forschung über Lebensdauer und Hungern, die epigenetischen Effekte von Sirtuinen (E-Mail an Sinclair!)

Außerdem: ein Foto von einer Weinflasche, von einem Fläschchen Probiotika und einem glücklichen Lachs.

All diese Ideen und Beweisschnipsel krabbeln durch mein Gehirn wie Ameisen in einem Ameisenhügel. Wie lässt sich all das sinnvoll zusammenfassen?

14

Ein Gewölbe
nach dem anderen

In dir öffnet sich Gewölbe um Gewölbe, endlos.
Du wirst nie fertig, und es ist, wie es sein soll.

TOMAS TRANSTRÖMER,
Für Lebende und Tote

Unterdessen beschäftigen mich noch andere Dinge.

Mein Ehemann. Was meine neue Lebensweise angeht, hat er die komplette Entwicklung durchgemacht von tendenziell desinteressiert über verhalten abwehrend bis hin zu aktiver Ablehnung. Wie alle Menschen ist er zu sehr viel Flexibilität fähig und ist für gewöhnlich wunderbar warmherzig und entgegenkommend, aber wenn er etwas nicht mag, kann er auch ziemlich dickköpfig sein. All die materiellen Manifestationen meiner neuen Lebensweise befinden sich in seiner »Mag ich nicht«-Zone: die großen Beutel mit Eiweißpulver und Nüssen, die entzündungshemmenden Tabletten, Gläser voller Samen, Omega-3- und BCAA-Präparate.

»Okay, ich gebe zu, es ist eine Menge neues Zeug. Aber es ist das, was ich esse«, versuche ich zu erklären.

»Schau mal, das kleine Regalbrett da unten«, erwidert er. »Da steht mein Essen.«

Mit »Essen« meint er all das, was man für ein gutes, traditionelles Toast-und-Eier-Frühstück braucht. Da er ursprünglich aus der Provinz Skåne kommt, fühlt er sich im Supermarkt dort am wohlsten, wo es Würste, Leberwurst und Käse gibt.

Aber er geht auch gerne joggen. Am kommenden Samstag wird er nach London aufbrechen, um an einem Halbmarathon im Green Park und Hyde Park teilzunehmen.

»Was für Essen soll ich denn zu mir nehmen, das mir die richtige Energie gibt?«, fragt er vorsichtig.

Anstatt sich am Abend vor dem Lauf mit Pasta vollzustopfen, koche ich ihm gegrillten Lachs mit Kurkuma, Rosmarinsüßkartoffeln, gegrilltem Gemüse und einem Rucolasalat. Zum Frühstück bekommt er einen großen Smoothie mit Eiweißpulver, Mandelmilch, Blaubeeren, Spinat, Nüssen, Leinsamen, zwei großen Löffeln rohem Kokosöl, Omega-3-Pillen und Probiotika. Er läuft wie der griechische Gott Hermes mit Flügeln an den Schuhen. Er stürmt durch den Hyde Park und gleitet leichtfüßiger über die Ziellinie als andere Läufer, die halb so alt sind wie er – in Rekordzeit.

»Das ging unglaublich gut«, sagt er überrascht. »Mein Körper fühlte sich so leicht an.«

Und so fing es bei ihm an.

Er wirft sein Frühstück über den Haufen und will jeden Morgen einen Smoothie. Bald macht er ihn sich auch selbst. Einer unserer Söhne ermutigt ihn, im Fitnessstudio zu trainieren. Nach einem Monat sieht er so vital aus wie seit Jahren nicht mehr und bekommt Komplimente für sein neues, jüngeres Auftreten. Wir nennen sein Frühstück den »Schönheits-Smoothie«, und vom Pulvergegner wird er zum Pulverjäger. Interessant daran ist, dass dieser Umschwung erst eintrat, als ich schon aufgegeben hatte und von einer Predigerin zum stillen Helferlein mutiert war.

Zur gleichen Zeit fragen mich immer mehr Freunde nach meiner neuen Lebensweise aus. Oft rufen sie mich an, und ich empfehle Lebensmittel und Rezepte. Sie probieren es aus und sehen, dass es bei allen möglichen Beschwerden und Schmerzen hilft.

Ob die Panikattacke der einen Freundin oder die Gelenkprobleme einer anderen – beiden ging es besser. Jede Woche telefoniere ich mit einer guten Freundin, deren Krankheit sie dazu gebracht hat, ihre Lebensweise und Ernährung zu überdenken. Wir tauschen Gedanken und Artikel aus und probieren Dinge, die ihr helfen könnten. Dadurch denke ich weiterhin viel über das Thema nach.

Und wie läuft es für mich selbst? Na, ich mache weiter, aber bin weniger pingelig geworden und folge meinem Instinkt in der Frage, was ich wann esse.

Wenn ich mich aufgeschwemmt und träge fühle, lege ich ein 16-Stunden-Minifasten ein und mache ein paar kurze, leichte Übungen, statt Gewichte zu heben. Bin ich ängstlich und beklommen, esse ich mehr und hebe schwere Gewichte, um mich zu erden. Zu viel Aggression und Stress? Vielleicht meditiere ich, mache Yoga, verzichte für einen Tag auf Fleisch oder benutze meine Spiritualitäts-App.

Vor allen Dingen kümmere ich mich weniger darum, was andere Leute über meinen Lebensstil denken. Stattdessen konzentriere ich mich auf meinen eigenen Weg und darauf, wie er mit dem großen Ganzen, dem übergeordneten Wohl zusammenhängt.

Ich lerne, nicht in den Kategorien »Gut« und »Schlecht« zu denken, sondern akzeptiere, dass ich manchmal zu viel Wein trinke oder Geburtstagskuchen esse, ohne damit den Tag zu »ruinieren«. Ich nehme es hin, wie es ist, und mache mich nicht selbst runter, sondern kehre anschließend ruhig zu meiner entzündungshemmenden Lebensweise und ihrer heilenden Kraft zurück.

Dann verschicke ich eine E-Mail.

Die Antwort kommt ein paar Tage später. Ich hatte Professor David Sinclair von der Harvard University – der Sirtuine entdeckt hatte – gefragt, ob die Beweislage immer noch stabil ist.

Laut ihm ist das Modell korrekt, und sie glauben nach wie vor, dass Sirtuine die Histone und damit die Gene beeinflussen. Ich bin neugierig, wie weitreichend die Schlüsse sind, die er zieht.

»Können wir Medizin durch entzündungshemmende Nahrung ersetzen?«

»Der antiinflammatorische Ansatz ist spannend und hilft, Krankheiten vorzubeugen, aber er wirkt auf lange Sicht auf den Körper. Er reicht wahrscheinlich nicht aus, wenn man bereits krank ist«, schreibt er zurück.

Er glaubt also, dass im Falle einer schweren Krankheit Medizin nicht durch Essen ersetzt werden kann.

»Wenn Sie Diabetiker sind, müssen Sie Medikamente nehmen. Mit antiinflammatorischer Ernährung zu arbeiten, nimmt Jahrzehnte in Anspruch.«

Das klingt nachvollziehbar.

Ich schaue mich nach anderen Forschern für weitere Einschätzungen um. Ein alter Kontakt, Barry Sears, hat vor 30 Jahren eine Diät ins Leben gerufen, die in mancher Hinsicht der entzündungshemmenden Ernährung ähnelt – die sogenannten Zone-Diät. Seine Bücher standen damals für mehrere Monate auf den Bestseller-Listen.

Ich erreiche ihn telefonisch.

»Der größte Unterschied zwischen uns und unseren Vorfahren ist, dass unser Verhältnis zwischen Omega-6 und Omega-3 völlig aus dem Gleichgewicht geraten ist.«

Die Omega-Fette werden für gewöhnlich essenzielle Fettsäuren genannt. Der Körper kann sie nicht selbst produzieren, weswegen sie über die Nahrung aufgenommen werden müssen. Sie ergänzen einander und werden beide fürs Gehirn, das Herz und die Gelenke benötigt. Omega-6 kommt natürlicherweise in bestimmten Samen und Nüssen vor, wie auch in gehärteten pflanzlichen Fetten – zum Beispiel in industriell gefertigten Cookies und verarbeitetem Essen. Omega-3 findet sich oft in Fisch, der sich von Krill ernährt, und in manchen Nüssen und Samen.

Zu Lucys Zeiten lag das Verhältnis zwischen Omega-6 und Omega-3 bei etwa 2:1. Heute liegt es bei etwa 20:1 – 20-mal so viel Omega-6 wie Omega-3.

»Wenn wir dieses Ungleichgewicht korrigieren, können wir viel Inflammation reduzieren«, sagt Dr. Sears.

Omega-6 hat eine aufbauende Funktion, kann aber auch in entzündungsauslösende Stoffe aufgespalten werden. Es gibt zwei Typen, EPA und DHA, die Entzündungen entgegenwirken. Aber wie funktioniert das?

Ich entdecke zwei Funktionsweisen.

Zum einen wirkt Omega-3 einem Abfallprodukt von Omega-6-Fettsäuren entgegen, den sogenannten Eicosanoiden. Omega-3-Fette können außerdem Stoffe bilden, die direkt oder indirekt Zytokine ausgleichen, besonders den sehr mächtigen Entzündungsauslöser NF-κB.

Und Bingo. Ich stoße auf Zucker, der die Aktivität von NF-κB anregt und somit die entzündungsauslösende Wirkung von Genen.

Und noch mal Bingo. Via Twitter stoße ich auf einen Artikel in *Frontiers in Immunology*, in dem die Autoren Studien der vergangenen elf Jahre zusammengestellt haben rund um die Themen Meditation, Yoga und Tai Chi. Die Forscher nennen es MBI (Mind Body Intervention) und prüfen, wie sich diese Praktiken auf die Gene auswirken.

Es zeigt sich, dass jemand, der sich regelmäßig in bewusster Entspannung übt, die Produktion von NF-κB und die damit zusammenhängenden Expressionen von entzündungsfördernden Genen senkt.

GUTE FETTE

Fett ist dein Freund, denn es macht satt, sorgt für Geschmack und beeinflusst den GI-Wert von anderen Nahrungsmitteln. Omega-3-Fettsäuren sind aktiv entzündungshemmend, aber die Omega-6-Fettsäuren sollten Sie niedrig halten, denn sie bilden Entzündungsblöcke.

- Avocado
- Butter, Bio-Qualität und von grasenden Kühen, enthält viel Omega-3
- Butter/Öl-Aufstriche. Butter und Rapsöl oder Butter und Olivenöl sind gute Kombinationen.
- Kokosöl, nativ oder roh
- Fetter Fisch enthält extrem viele langkettige Omega-3-Fettsäuren (DHA und EPA) und ist maximal entzündungsheilend.
- Nüsse und Samen
- Olivenöl – so nativ oder vergine wie möglich
- Oliven

Ich wiederhole noch mal: Yoga und Meditation verändern die Genexpression und haben so einen entzündungshemmenden Effekt.

Jede dieser Entdeckungen ist ein wichtiges Puzzleteil und regt mich zum Nachdenken an. Zum Beispiel darüber, dass die Leute nach dem Yoga irgendwie jünger aussehen.

Aber ich bin noch nicht am Ende angekommen. Ich klebe zwei neue Post-its ans Whiteboard und schreibe auf jedes ein Wort.

Am nächsten Morgen bekomme ich eine E-Mail.

Hi Maria,

ich habe etwas sehr Wichtiges vergessen. Wir haben über die Rolle von Bakterien im Stoffwechsel gesprochen, und ich habe sie möglicherweise heruntergespielt. Das liegt vor allem daran, dass ich unsicher bin, ob alle Bestandteile der Mikrobiota in den Stoffwechsel involviert sind.

Was ich vergaß, ist, dass eine ihrer wichtigsten Aufgaben die Aufspaltung von komplexem Zucker und Ballaststoffen in kurze Fettsäuren ist.

Das sind HDAC-Inhibitoren ...!

Es gibt eine alte Theorie von Stuart Schreiber, dass Ballaststoffe gegen Darmkrebs helfen, weil daraus HDAC-Inhibitoren geformt werden. Daran glaube ich selbst auch ...

Ein schönes Wochenende,

Tomas

Das ist spannend!

Auf einen Zettel auf meinem Whiteboard hatte ich *Gute Bakterien* geschrieben, auf einen anderen *Ballaststoffe*.

Und jetzt hat der Professor beides zusammengebracht.

Das H in HDAC steht für Histone. HDAC ist ein Enzym, das dafür sorgt, dass sich die DNA enger um die kleine Spule mit den acht Histonen in der Mitte wickelt. Ein HDAC-Inhibitor tut das Gegenteil – er lässt den DNA-Strang lockerer auf den Histonen sitzen –, was, wie wir zuvor gesehen haben, eine stark gesundheitsfördernde Wirkung hat, denn die Gene können sich leichter »ausdrücken«, wenn sie lockerer sind.

Ein anderes Bild. Wenn man jemanden ganz fest drückt, bekommt er keine Luft mehr. Lässt man los, kann er freier atmen. In gleicher Weise sorgt der HDAC-Inhibitor dafür, dass sich die Histonarme entspannen, damit die Gene atmen und sich leichter ausdrücken können.

Ein Gewölbe nach dem anderen

Von diesen HDAC-Inhibitoren weiß man schon länger, dass sie stabilisierend auf die Psyche wirken.

Forscher wie Tomas Ekström studieren sie nun, um neue Behandlungsmöglichkeiten für Krebs und Entzündungskrankheiten zu finden. In Tierversuchen wird untersucht, wie sie Depressionen beeinflussen, und zurzeit wird eine Reihe von klinischen Studien durchgeführt, um zum Beispiel neue Therapien gegen Prostatakrebs, Brusttumore und Lymphome zu finden.

Wir ziehen eine Verbindung: von Bakterien und Ballaststoffen zu einem nachweisbaren Effekt auf Entzündungen, die Psyche und Tumore.

Der entzündungshemmende Effekt von Probiotika mag damit erklärt werden können, dass sie sich – einfach gesagt – durch unser Essen kauen und ihre »Häufchen« hinterlassen, die wiederum unsere Gene positiv beeinflussen.

Auf einmal gibt es mehrere mögliche Teilerklärungen für die verschiedenen entzündungshemmenden Prinzipien. Diese Erklärungen bekämpfen Entzündungen auf verschiedenen Wegen mit unterschiedlichen Mitteln.

Als die Forscher in Lund die Gesundheit ihrer Teilnehmer durch eine entzündungshemmende Ernährung verbessern wollten, könnten sie das erreicht haben, indem sie mehrere unterschiedliche Mechanismen aktivierten – zeitgleich?

Bei meiner Detektivarbeit haben mir sehr kundige Wissenschaftler dabei geholfen, mich durch neueste Arbeiten zu wühlen und Erkenntnisse einzuordnen. Aber niemand konnte mir ein Bild des großen Ganzen liefern. Bislang kann niemand sagen: *Genau das* passierte auf der Molekularebene der Teilnehmer in Lund, oder *genau das* verursachte die epigenetischen Veränderungen bei den Teilnehmern, die sich für das tolle Team von Dr. Stellar flammende Sonnenuntergänge angeschaut haben. Genauso wenig kann irgendwer sagen, wie das mit den langlebigen Siebenten-Tags-Adventisten in Loma Linda und der leuchtenden Haut der Frauen in Dr. Olsens Klinik in London zusammenhängt. Oder dass sich *genau darum* die Histonarme in Professor Klarlund Pedersen verändern, wenn sie ihre Runden um die blauen Seen im Zentrum von Kopenhagen läuft.

Kein westlicher Wissenschaftler hat diesen Zusammenhang so weit gefasst wie meine ayurvedische Ärztin damals – in anderen Farben, einem anderen Bezugsrahmen und in elegantem, indischem Englisch.

»Gesundheit, meine Dame«, sagte sie, »ist die Kombination aus dem richtigen Essen, Bewegung, Ruhe, Massage, Meditation und Yoga.«

In Indien wusste man das schon vor 3 000 Jahren. Warum hat das niemand weitergeführt?

»Sie müssen Jeya treffen«, antwortet Tomas Ekström auf diese Frage.

»Wer ist das?«

Doch bevor ich ihn treffen kann, kommt mir etwas dazwischen. Meine todkranke Freundin verliert den Boden unter den Füßen und ist deutlich geschwächt. Sie lebt in einer anderen Stadt, aber ich will sie treffen.

Worüber wir bei unserer letzten Begegnung sprechen, soll unter uns bleiben, aber als sie mich darum bittet, sie in den Arm zu nehmen, umarmen wir uns lang und innig und sagen einander, dass wir uns lieben. Eine solche letzte Umarmung ist so intensiv wie die erste Umarmung des eigenen Kindes.

Ihr Blick scheint aus der Unendlichkeit zu kommen.

Nun öffnet sich ein weiteres Gewölbe in dir, und ich werde nicht in der Lage sein, dir zu folgen, denke ich mit dem allergrößten Respekt.

Diese Sache ist zu groß und zu schlimm, um die Tragweite zu

begreifen, wie traurig es mich macht. Aber ich lerne, dass Glückseligkeit entstehen kann, wenn der Kreis sich schließt. In dieser Vollendung liegt Magie und Ehrfurcht, Ganzheit, Aufrichtigkeit und Reichtum, auch wenn großer Kummer damit einhergeht.

Via Skype bin ich weiterhin mit dem Coach aus Los Angeles in Kontakt. Sie gibt mir eine völlig neue Perspektive, indem sie ihren professionellen Ansatz mit Spiritualität verknüpft. Sie unterstützt mich dabei, eine Reihe von schwierigen Dingen als das anzunehmen, was sie sind.

Was sie sagt, ist Folgendes:

»Was wäre, wenn wir keine Körper wären, die irgendwo in sich eine kleine Seele hätten? Was, wenn wir stattdessen Seelen wären, die ein körperliches Erlebnis hätten und hier wären, um zu lernen, was wir lernen müssen?«

Alle Seelen müssen ihre Reise antreten. Ich habe meine. Und wie soll diese Reise aussehen?

Vielleicht ist das so. Alle Seelen müssen ihre Reise antreten. Ich habe meine. Und wie soll diese Reise aussehen?

Ich frage mich das nun, und die Antwort durchzuckt mich wie ein Blitz: Mit so viel Licht wie möglich – in Gedanken, Nahrung, dem, was ich tue.

Mein Lebensstil ist Teil dieser Entscheidung, und er ist mit der Zeit so selbstverständlich geworden, dass er mich fast wie ein pinkfarbener Strudel umgibt und mir immer wieder auf die Beine hilft, selbst wenn ich mich völlig verloren habe. Er beschützt mich nicht vor den großen Schicksalswogen des Lebens, aber gibt mir mehr Durchhaltevermögen und hilft mir, Menschen zu finden, die mich bei den Herausforderungen unterstützen können, die ich zu meistern habe.

Und was ist mit meinem Rücken, der mich erst auf diese Reise geschickt hat?

Kein Mucks. Er fühlt sich stark und belastbar an, solange ich meinen Grundsätzen folge. Wenn ich ein paar Tage vom Weg abkomme, fängt er an zu murren.

Meine Entzündungen sind auch weg. Während andere im Sommer länger krank sind, habe ich lediglich einen Tag, an dem ich mich nicht wohlfühle. Dann trinke ich Tee mit Kurkuma, mache mir meinen Lachs mit Gemüse, nehme meine Probiotika und Omega-3-Pillen, trinke Smoothies aus Spinat und Eiweißpulver, meditiere und ruhe – und wache am nächsten Morgen völlig gesund auf.

Ich halte mein Gewicht und habe mehr Muskeln als vor 20 Jahren. Ich bin ich selbst, aber in einer stärkeren Version. Und ich werde besser darin, die Dinge so hinzunehmen, wie sie sind. Oder, wie mir meine Freundin sagte:

»Manchmal musst du dich entscheiden, recht zu haben oder glücklich zu sein.«

Den Friedensnobelpreis für diese Erkenntnis.

Manchmal, in seltenen Fällen, ist es absolut unerlässlich, im Recht sein zu wollen, zum Beispiel wenn man mit Diktatoren in Äthiopien spricht oder gegen die Inhaftierung von tibetischen Mönchen demonstriert.

Aber in menschlichen Beziehungen, die komplizierter sind als all die verwickelte DNA von Millionen Menschen zusammen, und in stressigen Situationen auf der Arbeit muss man akzeptieren, dass alle ihr Bestes geben und es trotzdem das Falsche sein kann. Dass es in Hinblick auf das große Ganze nicht so bedeutungsvoll ist wie die Liebe, die man erfahren kann, wenn ein Kreis seine heilige Vollendung erfährt.

Ich lerne all das und noch viel mehr. Es vermittelt mir die größte Ehrfurcht – genau wie mein Treffen mit Jeya Prakash.

Ein Gewölbe nach dem anderen

Endlich sitze ich mit Jeya Prakash zusammen, dessen Erscheinung am besten als Mischung aus Gandhi und E. T. beschrieben werden kann. Jeya bedeutet »Sieg« und Prakash bedeutet »Licht« – ich sitze also mit Siegeslicht in einem Londoner Frühstückslokal.

Er ist der bescheidenste Arzt, den man sich vorstellen kann.

»Ich hoffe, ich verzögere nicht Ihre sehr wichtige Flugreise«, sagt er entschuldigend mit seinem indischen Akzent. Er weiß von meinen Reiseplänen.

»Aber ich bin doch diejenige, die Sie kennenlernen wollte!«

»Und es ist mir eine Freude, Sie an diesem herrlichen Morgen zu treffen.«

Wir tauschen Höflichkeitsfloskeln aus, wie es nur mit einem charmanten Inder möglich ist, der mit dem Kopf wackelt und lächelt.

Jeya Prakash praktiziert auf der Harley Street in London. Anfangs lag sein Fokus auf kosmetischer Chirurgie und äußerer Schönheit, aber dann machte er eine gesundheitliche Krise durch. Zufällig lief er auf einer Medizinkonferenz durch einen Körperscanner und entdeckte, dass er eine vergrößerte Aorta hatte. Das ist die Hauptschlagader, die das Blut vom Herzen in den Blutkreislauf transportiert. Er hatte ein sogenanntes Aortenaneurysma, das potenziell tödlich ist. Nachdem er so unerwartet Bekanntschaft mit seiner eigenen Verwundbarkeit und Sterblichkeit gemacht hatte, begann Dr. Prakash, über innere Schönheit nachzudenken – und das Altern.

Aber Jeya Prakash ist kein normaler westlicher Arzt. Er wuchs im südindischen Bundesstaat Tamil Nadu auf, wo er in der Hauptstadt Madras Medizin studiert hat – er besteht auf die Verwendung der alten Bezeichnung aus der Kolonialzeit.

»Madras – aber da habe ich mehrere Jahre gelebt!«, sage ich.

»Sie kennen Madras? Fantastisch, dann haben wir auch das gemeinsam.«

Ja, die Kreise schließen sich. Wir unterhalten uns über Tamil Nadu, die Schönheit der Landschaft, die Tempel und die Tamilen selbst, das alte Volk Südindiens.

Ich dachte, wir würden uns in meine Fragen über Entzündung und das Altern vertiefen, aber das Leben hatte anders entschieden.

»Ich glaube, Tomas wollte, dass wir uns treffen wegen meines Projekts, Ayurveda in einen westlichen Bezugsrahmen zu überführen und zu untersuchen, wie es funktioniert.«

Ich starre ihn an.

Von Ayurveda zur westlichen Schulmedizin. Ist dies der Mann, nach dem ich gesucht habe?

»Das heißt, Sie arbeiten daran?«

Wie fast alle Inder ist Dr. Prakash mit Ayurveda groß geworden, aber dann hat er Schulmedizin studiert und kam dazu, Alterungserscheinungen zu behandeln – erst kosmetisch, dann von innen heraus. Dann hörte er von den Versuchen mit hungernden Mäusen, die länger lebten als ihre wohlgenährten Artgenossen.

Er fragte sich: Was steckte hinter alldem und wie funktioniert Epigenetik?

Als er einen Tempel in Tamil Nadu besuchte, setzte sich einer der Priester zu ihm, die im Tempel arbeiteten und im ayurvedischen System auch eine medizinische Funktion erfüllen.

»Er fragte mich, was meine Lebensaufgabe sei«, sagt Dr. Prakash.

Oder sein *dharma*, wie die Inder den Sinn des Lebens nennen.

»Ich muss den Menschen dieses Wissen bringen; ich habe es deutlich in mir gespürt. Wir alle werden mit unseren Genen geboren, unserem einzigartigen Klavier. Aber wie wir es spielen, welche Melodien wir anstimmen, das liegt bei uns. Ich musste damit arbeiten. Und das tat ich auf eine neue Weise.«

Dr. Prakash glaubt, dass Entzündungen gemeinsam mit einer Reihe von anderen damit einhergehenden Mechanismen (zum

Beispiel Methylierung und Oxydierung) auf allen sieben Ebenen des Körpers zum Altern beitragen: in den Molekülen, Genen, Zellen, im Gewebe, den Organen, den Systemen und dem gesamten Körper. Die Ärzte in seiner alten Heimat sind, wie ich vermutet habe, seit langer Zeit auf dieser Fährte und haben es mit einem ganzheitlichen Ansatz versucht.

Dr. Prakash erzählt mir von einem alten ayurvedischen Arzt.

»Dein Bauch sollte zu einem Drittel mit Nahrung gefüllt sein, zu einem Drittel mit Wasser und zu einem Drittel leer sein. Dann wirst du lange leben«, sagte dieser Arzt.

Prakash erkannte, dass dies exakt das war, was die Mäuseexperimente erwiesen hatten – dass Nahrungsentzug zu einem längeren Leben führt. Also vielleicht war doch etwas dran an der althergebrachten Heilkunst seiner Heimat?

Er beschloss, die ayurvedischen Heilprinzipien und Kräuter systematisch durchzugehen, um zu sehen, ob die Effekte in einer Weise quantifizierbar waren, dass die westliche Medizin sie anerkannte. Dr. Prakash arbeitet dafür mit Forschern aus Indien sowie mit Wissenschaftlern des Karolinska-Instituts in Stockholm zusammen. Er zeigt mir lange Listen mit Stoffen, über die er mehr herausfinden will, verbreitete ayurvedische Substanzen, deren Namen ich aus dem Spa wiedererkenne und die er nun mit verschiedenen physiologischen Mechanismen in Zusammenhang bringen will.

Dr. Prakash und seine Kollegen versuchen, den Bogen zwischen dem alten östlichen empirischen Wissen und der neueren westlichen Schulmedizin zu schlagen. Dabei tut sich ein Erkenntnisgewölbe nach dem nächsten auf. Aber es muss noch viel Forschungsarbeit geleistet werden.

Im Verlauf meiner Reise ereigneten sich zahlreiche Durchbrüche, zum Beispiel als Forscher entdeckten, dass das chronische Erschöpfungssyndrom durch Entzündungen verursacht wird und dass auch Depressionen mit Inflammation in Verbindung gebracht werden können. Oder als Professor Martin Schalling und andere schwedische und norwegische Forscher in der Zeitschrift *Läkartidningen* schrieben, dass neue Behandlungsstrategien gegen Entzündungen auch Schizophrenie entgegenwirken könnten. Oder als man sich anschaute, ob Probiotika ADHS lindern könnten, denn sie hemmen Entzündungen, die das Risiko für neuropsychiatrische Krankheiten steigern.

Wieder einmal tut sich ein neues Wissensgewölbe nach dem nächsten auf.

Aber diese unglaublich spannende Reise ist noch nicht ganz vorbei. Und wenn ich spannend sage, denke ich an die faszinierende Tatsache, dass wir unsere eigene Gesundheit gestalten können, denn wir bestimmen selbst über unsere Gesundheit, Entspannung, unsere Ehrfurchtserfahrungen und machen das Beste aus unseren Genen. Oder wie Dr. Jeya Prakash sagen würde: »Spielen Sie die lieblichste Melodie auf Ihrem Klavier.«

Und deshalb bitte ich die gesamte Wissenschafts-Community bescheiden, aber bestimmt, diese Aufgabe im Namen der Menschheit anzugehen und dabei auch das alte empirische fernöstliche Wissen einzubinden, ihm mit Neugier zu begegnen.

Wir wollen mehr darüber erfahren, wie all das funktioniert, ob es weitere biochemische Pfade zu erkunden gibt und welche anderen Faktoren Entzündungen beeinflussen – jenseits von Ernährung, Sport, Stille, Ehrfurcht, Yoga, Sonnenuntergängen, Ballaststoffen, Gott und allem anderen, was ich gefunden habe.

Wir erkennen, dass hier ein wichtiger Schlüssel für den Umgang mit den Leiden unserer Gesellschaft und deren Heilung liegt: Krebs, Herz-Kreislauf-Erkrankungen, Depressionen und Gelenkkrankheiten. Wir erkennen ebenso, dass diese neuen Techniken im Grenzland zwischen Gentechnologie und der erstaunlichen Welt der Algorithmen entstehen werden und dass diese Techniken uns noch mehr Werkzeuge zur Verfügung stellen werden.

Also übernehmen Sie die Führung! Wir werden zuhören.

Aber ich sage auch – in aller Bescheidenheit: Wir können nicht warten, bis Sie mit allem fertig sind. Deshalb werden wir die Dinge selbst in die Hand nehmen, solange Sie noch forschen. Wir fangen da an, wo wir stehen, und setzen unser Wissen so gut und kreativ zusammen, wie wir können, um ein Ganzes zu erschaffen, eine Weise, nach der wir leben.

Denn man kann danach leben, und es hat unglaubliche Vorteile, sobald einmal alles in Gang gekommen ist.

Die Frage ist: Wie geht man genau vor?

Es ist an der Zeit, sehr konkret zu werden.

15

Der Weg zu einer entzündungslindernden Lebensweise

»Der entzündungshemmende Weg ist keine Glückspille, aber man wird glücklicher und psychisch stabiler.«

Nun habe ich alles getan, was ich mir eingangs vorgenommen hatte – ich habe eine Wissensreise durch die entzündungslindernde Landschaft unternommen, indem ich als Wissenschaftsjournalistin versucht habe, über Schlagworte und vereinfachende Erklärungen hinauszuschauen. Außerdem habe ich versucht, alles selbst auszuprobieren, und erlebte dabei Erfolge, scheiterte und lernte daraus.

Ich ziehe folgende Schlüsse:

Es gibt wissenschaftliche Belege dafür, dass niedriggradige systemische Entzündungen Krankheiten befördern. Umgekehrt können entzündungshemmende Maßnahmen solchen Leiden nicht nur entgegenwirken, sondern die Gesundheit immens stärken. Die Beweise liefern die Blauen Zonen, die Forschung in Lund, die Epigenetik, die Ehrfurchtsforschung und vieles andere.

Ich kann es nur so zusammenfassen: Meiner Meinung nach ist es eine Reise hin zu Ihrem besten Selbst, zu einem Gleichgewicht zwischen Körper und Geist, einem Gefühl von Harmonie und Wachheit.

Lassen Sie mich auch Folgendes sagen:

- Der entzündungshemmende Weg ist keine Glückspille, aber man wird glücklicher und psychisch stabiler.
- Er ersetzt keinen Arztbesuch, aber zentrale Gesundheitsfaktoren werden optimiert.
- Er ist keine Diät, aber das Körpergewicht pendelt sich ein, und der Körper fühlt sich straffer und stärker an.
- Er ist keine Schönheitskur, aber die Haut erhält neuen Glanz und Festigkeit, und Falten werden reduziert.
- Er ist kein Intelligenztraining, aber man schärft sein Denken und sein Arbeitsgedächtnis.

Wir bleiben wir selbst, aber in der bestmöglichen Version.

Wie kommt man dahin? Wie setzt sich die entzündungshemmende Lebensweise zusammen?

Boosten Sie Ihr System mit entzündungslindernder Nahrung. Essen Sie jeden Tag viel gutes, natürliches Essen, Polyphenole, Omega-3 und Probiotika.

Lassen Sie Zucker weg. Ersparen Sie Ihrem Körper zu viel Zucker, zu viele Kohlenhydrate und verringern Sie die glykämische Last.

Immer in Bewegung bleiben. Versuchen Sie, jeden Tag Sport zu treiben.

Stille. Gönnen Sie sich jeden Tag Frieden, Gelassenheit und bewusste Ruhe.

Spüren Sie der Ehrfurcht nach. Seien Sie neugierig und erlauben Sie sich, große und göttliche Momente zu erleben.

Die Anfangsbuchstaben dieser fünf Punkte ergeben das englische Wort BLISS – Glückseligkeit. Der Pfad dorthin ist leicht, aber er erfordert ein neues Bewusstsein. Er beinhaltet eine zeitgemäße Form von Lucys vormenschlichem Lebensstil, der unsere menschlichen Wurzeln respektiert, aber auch Anpassung zulässt, denn wir leben nicht länger in der afrikanischen Savanne, sondern in einer modernen Gesellschaft mit völlig anderen Bezugsrahmen. Durch diese Lebensweise können wir mit neuem Blick zu uns selbst zurückfinden.

Nun werde ich die erwähnten Prinzipien näher erläutern, die in der Kombination die entzündungshemmende Lebensweise bilden – den Pfad zum Glück.

DIE BLISS-GLÜCKSPRINZIPIEN

1. Boosten Sie sich durch entzündungslindernde Ernährung.

Der Vorteil echten Essens. Mehr Polyphenole.
Mehr Omega-3. Mehr Probiotika.

Essen sollte gesund sein, froh und stark und zufrieden machen. Wählen Sie wie Lucy natürliche Lebensmittel aus beziehungsweise solche, die ihrer natürlichen Form möglichst nahekommen. Im Sinne von »von der Natur gemacht, nicht vom Menschen«. Ich esse lieber eine Tomate als fertige Tomatensoße, lieber eine Orange, als Saft zu trinken, lieber gegrilltes Fleisch als fertiges Hack.

Der Weg zu einer entzündungslindernden Lebensweise

Jedes vorgefertigte, verarbeitete Lebensmittel mit mehr als fünf Zutaten sollte mit Vorsicht bedacht werden.

Essen Sie echtes, selbstgekochtes Essen. Keine energiearmen Salate, die Sie für ein Blutzuckertief am Nachmittag anfällig machen, sondern »normales« Essen, das mit entzündungslindernden Tricks gepimpt ist.

Essen Sie mehr Gemüse, vorzugweise vier verschiedene Sorten mit vier unterschiedlichen Farben.

Essen Sie jeden Tag einen Regenbogen aus Gemüse und Beeren. Blaubeeren, lila Aubergine, rote Zwiebeln, grünen Spinat, gelbe Paprika, orangefarbene Möhren, rote Tomaten und all die anderen Farben. Die zahlreichen Polyphenole im Gemüse fungieren direkt oder indirekt (da sind die Forscher noch dran) als Schutzmechanismus der Pflanze, und wir Menschen können uns diese Wirkung »ausleihen«, um uns selbst zu schützen.

Nehmen Sie mit jeder Mahlzeit viel Eiweiß zu sich: Geflügel, Eier, Linsen, Fleisch, Fisch oder Eiweißpulver. Das ist gut für die Zellen, das Bindegewebe und die Muskeln.

Essen Sie viel Fett, das dem Körper Energie und dem Essen Geschmack verleiht. Oliven-, Raps-, Kokos- und Avocado-Öl sind gut, hin und wieder auch Biobutter. Aber vermeiden Sie Margarine, Sonnenblumenöl und gehärtete pflanzliche Fette aus industriell gefertigter Nahrung.

Verwenden Sie Gewürze, und zwar mit Hingabe; finden Sie neue Kombinationen. Mischen Sie, bis es passt. Finden Sie »Gewürzfamilien«, das macht nicht nur Spaß, sondern auch das Kochen einfacher. Ich kombiniere gern Thymian und Knoblauch, Kurkuma und Paprika, Koriander und Kreuzkümmel, Chili und Minze, Ingwer und Zitrone. Ich suche ständig nach neuen Möglichkeiten, Gerichte mit Gewürzen, die kraftvolle Polyphenole enthalten, zu verbessern.

Ganz allgemein: Tun Sie überall Kurkuma rein! Unsere Töpfe und Pfannen zu Hause sind gelb von all dem Kurkuma, das ich benutze, wenn ich Gemüse koche, Hühnchen, Lachs und Steaks in Kokosöl anbrate und mit Kurkuma abschmecke.

Trinken Sie Tee. Egal, ob schwarz, grün, rot ... Probieren Sie jeden Tag unterschiedliche Kräutertees.

Kaffee enthält Polyphenole, erhöht aber auch den Blutzucker. Gehen Sie einen Kompromiss ein, und trinken Sie nur eine Tasse am Tag.

Seien Sie vorsichtig mit Alkohol, aber ein Glas Rotwein ist in Ordnung, denn a) fühlt es sich gut an, und b) enthält es das Polyphenol Resveratrol, welches erwiesenermaßen entzündungslindernd wirkt. Nehmen Sie einen Rotwein, der stark und leicht rau schmeckt, wie beispielsweise Pinot Noir. Der hat den höchsten Resveratrol-Anteil.

Essen Sie jeden Tag Omega-3. Egal, ob Sie mehrmals die Woche fetten Fisch essen, Omega-3-Kapseln einwerfen oder Ihre tägliche Dosis über Chiasamen-Pudding (der über Nacht in einem Glas Mandelmilch eingeweicht wurde) oder Leinsamen einnehmen. Bald werden Sie merken, wie sich alles verbessert, von der Stimmung bis zum Hautbild.

Sind Sie im Restaurant und wissen nicht, was Sie auswählen sollen, dann bestellen Sie fetten Fisch und Gemüse. Das ist die neue Basisernährung.

Pflegen Sie Ihre Darmflora. (Hallo Bakterien!) Essen Sie viel Grünes und legen Sie jeden Tag mit einer probiotischen Tablette nach. Setzen Sie sich vielen verschiedenen guten Bakterien aus. Essen Sie jeden Tag Joghurt oder Kefir. Experimentieren Sie mit Kombucha, und probieren Sie verschiedene Geschmacksrichtungen wie Ingwer und Kurkuma aus.

Ich esse gern zum Abendessen eine kleine Schüssel mit fermentiertem Gemüse wie Sauerkraut oder Kimchi, aber verstehe, dass das für manche zu sehr an ein gastronomisches Boot Camp erinnert.

2. Lassen Sie Zucker weg

Halten Sie den Blutzuckerspiegel niedrig.
Essen Sie komplexe Kohlenhydrate.
Verringern Sie die glykämische Last.

Kohlenhydrate sind, wie ich gelernt habe, ein komplexes Thema. Von Fruchtgummis zu Spaghetti Carbonara – was ist die beste Strategie?

Es gibt zwei Hauptziele: die Menge einfachen Zuckers zu reduzieren, indem man bessere Kohlenhydrate in kleineren Mengen isst, und die Reaktion des Körpers auf Zucker zu regulieren. Man muss die Blutzuckerspitzen niedrig halten, denn sie sind der Feind des Körpers, da sie unmittelbar Entzündungen stimulieren.

Umgemünzt in eine Alltagsstrategie heißt dies in etwa Folgendes:

Planen Sie langfristig und sorgen Sie für ein lang anhaltendes Sättigungsgefühl. Wenn Sie vorausplanen, endet das Essensthema nicht in Panik und Stress. Die Planung erfordert nicht wirklich mehr Zeit, es ist eher eine andere Art Zeit, mehr eine »Vorauszeit« als eine »Panikzeit«. Auch hat die Mahlzeit so eine höhere Qualität.

Zuerst sollten Sie all den Zuckerschrott im Tiefkühler, Kühlschrank und Vorratsschrank loswerden. Weg mit Marmelade, Eiscreme, Keksen, Softdrinks und so weiter, damit es schwieriger wird, dem Hunger mit einem Zuckerkick beizukommen.

Eine weitere Methode ist, ein neues Standardfrühstück festzulegen, das wahrscheinlich anders aussehen wird, als Sie es gewohnt sind. Sagen Sie Tschüs zu einem Frühstücksbüfett mit Brot, Orangensaft, gezuckertem Joghurt, »normaler« Milch mit viel Laktose, Cerealien und Marmelade! Viele dieser Produkte treiben Ihren Blutzucker hoch oder schaffen andere Formen von Entzündungen. Brot, selbst Vollkornbrot, enthält Gluten, das heimliche Entzündungen fördern kann. (In meinem neuen Leben esse ich gelegentlich eine Scheibe Brot, zum Beispiel dänisches Roggenbrot oder Sauerteigbrot, bei dem Bakterien vorab schon einiges an Gluten aufgespalten haben.) Saft enthält oft mehrere Teelöffel Zucker, wobei die Ballaststoffe, die natürlicherweise im Fruchtfleisch und der Schale stecken, fehlen. Man senkt die Zuckerreaktion, wenn man stattdessen die ganzen Früchte isst.

GUTE NÜSSE UND SAMEN

- Chiasamen
- Haselnussbutter
- Haselnüsse
- Mandelbutter
- Mandelmilch
- Mandeln
- Paranüsse
- Pekannüsse
- Sesampaste (Tahin)
- Sesamsamen
- Sonnenblumenkerne
- Walnüsse

Das neue Frühstück konzentriert sich stattdessen auf Proteine, Fette, Gemüse und Obst. Ein Smoothie mit Mandelmilch, Obst, Nüssen und Eiweißpulver. Eine Schüssel Joghurt mit Nüssen, Kernen und Beeren. Rührei, Tomatenscheiben, Gurke, Spinat und Reiswaffeln. Oder eine Schüssel Haferflocken mit Samen und dazu ein Ei, um Protein und Fett beizusteuern.

Die Strategie ist, frische Früchte und Beeren zu nehmen, und in der Kategorie der komplexen Kohlenhydrate sind Süßkartoffeln, Vollkornreis, Quinoa und Haferflocken Ihre Freunde. Und essen Sie die Kohlenhydrate stets zusammen mit Fetten und Proteinen!

Ich habe die Menge an Kohlenhydraten heruntergefahren, weil ich meinen Blutzuckerspiegel niedrig halten will, aber zugleich brauchen Körper und Gehirn deren Energie. Hier müssen

Sie herumexperimentieren, um das für Sie richtige Maß zu finden. Eine Strategie könnte sein, nur bei einer Mahlzeit am Tag komplexe Kohlenhydrate zu essen, zum Beispiel direkt nach dem Sport. In meinem Fall funktioniert das nicht, wenn diese Mahlzeit das Mittagessen ist. Wenn ich beim Abendbrot keine komplexen Kohlenhydrate bekomme, kann ich nicht einschlafen, denn sie machen müde.

Ich habe auch gelernt, meine Mahlzeiten anders zu mir zu nehmen. Jetzt beginne ich immer mit den Proteinen, dem Gemüse und dem Fett, und die komplexen Kohlenhydrate wie Süßkartoffel und Quinoa esse ich danach. Das lässt den Blutzucker langsamer ansteigen, und das Sättigungsgefühl entsteht durch die Nahrungsmittel, die am wenigsten entzündungsfördernd sind. Besteht eine Mahlzeit aus Hühnchen, gegrilltem Gemüse, Salat und Vollkornreis, sollten Sie folgende Reihenfolge einhalten: erst das Gemüse und das Hühnchen und am Ende den Reis. Ich esse nicht mehr einen Teller voll Pasta mit nur ein bisschen Soße, sondern habe die Verhältnisse umgekehrt. Ich nehme viel Gemüse, viel Fleischsoße und weniger Nudeln (vorzugsweise glutenfrei).

Lesen Sie die Nährwertangaben auf den Lebensmittelverpackungen und achten Sie genau auf die Kohlenhydrate, unter denen der Zucker separat aufgeführt ist. Cerealien mit 25 Prozent Zucker sind Süßigkeiten, keine Nahrung.

Wenn es darum geht, die glykämische Last einer Mahlzeit zu verringern, gibt es zwei wissenschaftlich belegte Tricks: Essig und lösliche, viskose (gelförmige) Ballaststoffe. Man kann das nutzen, indem man ein Essig-Dressing für den Vorspeisen-Salat macht.

NAHRHAFTE MILCHPRODUKTE

Von einem rein evolutionären Standpunkt aus gesehen ist es seltsam, dass ausgewachsene Lebewesen die Milch einer anderen Spezies zu sich nehmen. Die meisten Erwachsenen auf der Welt können keine Kuhmilch trinken, weil der Körper (durch epigenetische Mechanismen) die Fähigkeit, Laktose zu verarbeiten, im Laufe des Aufwachsens ausschaltet. Wir alle haben eine unterschiedliche hohe Laktosetoleranz und man kann empfindlich sein, ohne direkt unter Intoleranz, zu leiden. Zugleich sind Milchprodukte lecker, reich an Proteinen und Teil unserer Kultur. Auch hier sollten Sie das Maß finden, das für Sie und Ihren Magen sinnvoll ist.

In Produkten wie Käse oder Joghurt ist die Laktose teilweise aufgespalten und dadurch leichter verdaubar:

- Butter (Bio-Qualität)
- Crème Fraîche – nur kleine Mengen
- Frischkäse – am besten laktosefrei
- Joghurt – Nehmen Sie den fettreichen griechischen oder türkischen.
- Käse – Parmesan, Schafskäse wie Feta und Pecorino, und Ziegenkäse, am besten von Tieren, die in mediterranem Hügelland grasen und entzündungslindernde Pflanzen essen. (Ich esse mehrmals in der Woche guten Käse und versuche, zwischen Schaf, Ziege und Kuh zu wechseln.)
- Milch – Nehmen Sie laktosefreie Biomilch, wenn Sie sich damit besser fühlen.
- Vollmilchjoghurt – kleine Mengen

DIE BESTEN KOMPLEXEN KOHLENHYDRATE

Wählen Sie komplexe Kohlenhydrate, die einen niedrigen GI-Wert haben und nicht entzündungsfördernd sind.

- Buchweizen
- Glutenfreie Produkte: Mehl, Cerealien, Brot, Haferflocken
- Kartoffeln – nur ab und zu und dann zusammen mit Proteinen und Fett
- Quinoa
- Süßkartoffeln
- Vollkornreis

Wenn es Sie nach Weizenbrot gelüstet, wählen Sie eines mit Sauerteig, das weniger entzündungsfördernd ist, da die Sauerteigfermentierung das Gluten aufgespalten hat. Oder backen Sie mit glutenfreiem Mehl, wie zum Beispiel mit Mandel-, Buchweizen- oder Kokosmehl.

Oder man nimmt durch Gemüse, Beeren, Bohnen, Vollkornreis, Feigen, Leinsamen und Sonnenblumenkerne mehr lösliche Ballaststoffe auf. Diese Tricks werden Ihnen helfen, den Blutzuckeranstieg nach dem Essen zu verzögern, und das ist es, was wir wollen.

Snacks können eine Herausforderung sein. Wählen Sie statt Kaffee und Kuchen etwas Befriedigenderes wie eine Schüssel griechischen Joghurt mit Chiasamen, zwei gekochte Eier und eine Tomate oder einen saftigen roten Apfel mit Nüssen. Oder versuchen Sie mal, zu Hause spannende kleine Energiebällchen zu fabrizieren, indem Sie Kokosöl, Datteln und Beeren mixen. Die können Sie dann für unterwegs mitnehmen und bei Bedarf auch an Mitmenschen verteilen.

Ich persönlich bin skeptisch, was Saft-Smoothies angeht. Reiner Fruchtsaft ist für den Blutzucker wie das durchgedrückte Gaspedal eines Rennwagens – er treibt die Entzündung stark an. Wenn Sie einen Smoothie wollen, nehmen Sie einen grünen, am besten mit Nüssen, deren Fettgehalt für einen langsameren Blutzuckeranstieg sorgt. Die allerbesten Smoothies sind jene, die Saft mit Proteinen und Fett kombinieren.

Aber wenn mich alle Jubeljahre mal der Zuckerheißhunger befällt und ich eine halbe Pralinenschachtel esse, akzeptiere ich es. Das passiert eben, wenn man seine innere Lucy an einem grauen Donnerstagabend im November neben eine Pralinenschachtel setzt. Dann heißt es: mit den Schultern zucken und weitermachen mit der Glückskur.

3. Immer in Bewegung bleiben

Machen Sie jeden Tag Sport.
Und jede Woche ein bisschen aerobes Training,
Muskelaufbau und Stretching.

Jede Gelegenheit, sich zu bewegen, lindert die Entzündungen in Ihrem Körper. Sie brauchen jeden Tag Bewegung, aber Sie können die Art der Ertüchtigung variieren, je nach Tagesrhythmus, Terminkalender, Verpflichtungen im Job, der Familie und so weiter.

Ein Puzzleteil ist, regelmäßig einmal in der Woche ein aerobes Training zu machen, etwas, das einen zum Schwitzen bringt. Fahrradfahren, Power Walking, Joggen, Skifahren, Schwimmen, Tennis ... Sie sollten auch Krafttraining machen, entweder in der Gruppe oder für sich im Fitnessstudio, damit Sie Ihre Muskeln richtig fordern und aktive Muskelmasse aufbauen, was die Kommunikation mit dem Immunsystem verbessert. Nicht zuletzt sollten Sie noch etwas Stretching machen, zur Ruhe kommen,

Entspannungsübungen einlegen. Der Körper braucht alles drei: aerobe Bewegung, Muskeltraining und Dehnübungen.

Viele Leute sprechen über Willenskraft, aber ich sehe meine Workout-Sessions mittlerweile als meine Freiheit, als Atmen, als etwas, das ich genieße. Aber man kann nicht erwarten, immer Lust aufs Training zu haben, wenn es dran ist. Auch Sport muss geplant werden, wie alle wichtigen Dinge. Sport durch spontane Motivation wird nicht zur lebenslangen Gewohnheit. Setzen Sie sich stattdessen zum Ziel, jeden Tag ein bisschen zu trainieren, aber variieren Sie Dauer und Intensität. Und auch wenn Sie sich nicht danach fühlen, können Sie es zumindest für zehn Minuten versuchen. Ist es dann immer noch schwierig, sollten Sie es dabei belassen. Aber normalerweise bringen Motivation und Bewegung Endorphine und Dopamin in Schwung.

Sie können auch im Hinblick auf Sport strategisch essen. Das bedeutet, Sie planen die Kohlenhydrataufnahme zusammen mit Proteinen in zeitlicher Nähe zur Workout-Session, um sicherzugehen, dass die Kohlenhydrate zum Muskelaufbau verwendet werden. Essen Sie vorzugsweise innerhalb von einer Stunde nach dem Sport, damit der Wert des Hormons Cortisol schnell gesenkt wird. Das verringert die entzündungsförderliche Wirkung von Cortisol, und Ihre Muskeln erhalten schneller Nahrung.

4. Stille

Suchen Sie aktiv nach Gelegenheiten,
um Stress abzubauen: Meditation, Yoga, Achtsamkeit.
Einfach da sein. Schlafen.

Das Kuddelmuddel des Lebens bedeutet für die meisten von uns Stress. Durch die Aktivität und das Stresshormon Cortisol erhöht sich der Entzündungsgrad im Körper. Wenn Sie entzündungshemmend leben möchten, müssen Sie für Ruhe genauso viel Zeit einplanen wie für Aktivität.

Tief atmen und meditieren – wenn auch nur für einen Moment – lindert Entzündungen. Also nehmen Sie sich die Zeit, tief zu atmen, meditieren Sie, praktizieren Sie Yoga; einfach um zu sein, um sich aktiv in Achtsamkeit zu üben. Nichts ist in Wirklichkeit so wichtig, wie wir denken, außer die wahrhaft großen Dinge im Leben wie die Liebe.

Es ist auch wichtig, dem Verdauungsapparat eine Pause zu gönnen. Kurze Fastenperioden sind entzündungslindernd; vielleicht versuchen Sie, jede Woche eine Form des Minifastens einzubauen. Ich mag es nicht, den ganzen Tag ohne Nahrung zu verbringen, aber an ein oder zwei Tagen pro Woche die 14:10-Methode zu nutzen, kann sich sehr gut anfühlen. (Also 14 Stunden kein Essen nach dem Abendbrot. Esse ich um 19 Uhr, nehme ich mein Frühstück nicht vor 9 Uhr zu mir.)

Ruhe und Stille beinhalten auch erholsamen Schlaf, der wichtige Reparaturmechanismen in sich birgt. Optimieren Sie Ihren entzündungslindernden Schlaf, indem Sie das Cortisol niedrig halten und versuchen, vor 23 Uhr zu Bett zu gehen. Geben Sie sich ein wenig Zeit, um herunterzufahren, indem Sie Fernseher und PC ausschalten, und halten Sie sich vom Internet und Social Media fern. All diese Bildschirme buhlen um unsere Aufmerksamkeit und halten uns auf Trab, wenn wir eigentlich zur Ruhe kommen sollten.

5. Spüren Sie der Ehrfurcht nach

Erlauben Sie sich, innezuhalten und
die Schönheit des Lebens zu genießen.

Kommen wir zur Ehrfurcht, wie Dr. Stellar sie versteht. Sie allein wissen, wie sich Ihre Ehrfurcht anfühlt, aber nehmen Sie sich die Zeit, um eine Liste mit Dingen zu erstellen, die für Sie groß, heilig und schön sind. Und erlauben Sie sich, innezuhalten und diese Dinge aufzunehmen, zu spüren, wie sie Ihr ganzes System entschleunigen.

Erlauben Sie sich, leidenschaftlich zu sein. Suchen Sie nach Ihren heiligen Orten, halten Sie inne und nehmen Sie sie in sich auf.

Bei der Arbeit an diesem Buch haben mir die Menschen, mit denen ich gesprochen habe, folgende Bilder mit auf den Weg gegeben, die Sie inspirieren könnten:

- Ein wunderschöner Sonnenuntergang am Meer, bei dem die Sonne zu einem glitzernden Streifen aus Licht wird und die Segelboote auf dem Wasser tanzen
- Eine unberührte winterliche Berglandschaft, wenn der Tag zu Ende geht und man alleine auf der Loipe ist
- Die Stille einer Kirche zur Weihnachtszeit, die Kerzen und die Andacht
- Ein Neugeborenes im Arm zu halten
- Dem Leben danken zu können, selbst in Zeiten großer innerer Unruhe und Traurigkeit
- Die Künstler der Bloomsbury Group und die Kunst, die sie erschaffen haben
- Dekorationsideen auf Pinterest betrachten und sich an den Fotos von Fliesen, Farben und Stoffen erfreuen
- Das sanft leuchtende Licht in einem Rembrandt-Gemälde

- Der Soundtrack der *Herr der Ringe*-Filme
- Rachmaninows zweites Klavierkonzert
- Queens *We Will Rock You* hören
- Einem Freund in Not helfen
- Ein Amnesty-Meeting, bei dem man die Welt rettet und mit Gleichgesinnten für inhaftierte Dissidenten kämpft

Erstellen Sie Ihre eigene Liste, erweitern Sie sie stetig, ziehen Sie sie zurate, erstellen Sie ein Moodboard und eine Spotify-Liste. Erlauben Sie sich, leidenschaftlich zu sein. Suchen Sie nach Ihren heiligen Orten, halten Sie inne und nehmen Sie sie in sich auf.

Das Leben ist großartig. Danke, dass ich hier sein darf.

So könnte ein glücklicher Tag aussehen.

Aber was, wenn das alles zu viel auf einmal ist?

16

Sanft beginnen

Wer hastig läuft, der fällt;
drum eile nur mit Weil.

WILLIAM SHAKESPEARE

Wenn Sie finden, Sie haben gerade weder die Zeit noch die Energie für große Veränderungen, würden aber gern eine irgendwie sanftere Variante ausprobieren, habe ich ein paar Vorschläge.

Das Ziel ist, ein paar kleine, strategisch wichtige Schalter umzulegen, um wenigstens ein bisschen BLISS ins Leben zu holen:

- Essen Sie ein richtiges entzündungslinderndes Frühstück und mehr Gemüse und eiweißreiche Kost zum Mittag- und Abendessen.
- Bewegen Sie sich vier- oder fünfmal in der Woche bewusst.
- Entspannen Sie jeden Tag und erleben Sie mehr Ehrfurcht.

Der Morgen ist so eine große Herausforderung, weil unser konventionelles Frühstück stark von Produkten der Bauernkultur geprägt ist, die ins Zeitalter der industriellen Nahrung eingegangen sind. Abgepackte Sandwiches, gesüßter fettarmer Joghurt, gezuckerte Cerealien, Saft – das ist genau die Nahrung, die man vermeiden sollte. Stattdessen können Sie die erste Mahlzeit des Tages nutzen, um entzündungslindernde Kraft für den ganzen Tag zu tanken.

Am Ende dieses Kapitels finden Sie ein paar gute Frühstücksrezepte.

Mittags und abends können Sie essen wie gewöhnlich, aber ändern Sie die Mengenverhältnisse auf Ihrem Teller. Laden Sie Ihren Teller zur Hälfte mit Gemüse voll, vorzugsweise vier verschiedenen Sorten. Denken Sie an die Farben des Regenbogens:

- Lilafarbene Auberginen und pinke Radieschen
- Rote Tomaten und rote Paprika
- Gelbe Paprika und Steckrüben
- Orangefarbene Möhren
- Grüner Kopfsalat, Rucola, Spinat, grüne Paprika und Brokkoli
- Weißer Blumenkohl und Sellerie
- Blaue Heidelbeeren und rote Zwiebeln

Sie können auch die Proteinzufuhr erhöhen, indem Sie sichergehen, dass Sie zu jeder Mahlzeit eine handtellergroße Menge von einer Proteinquelle zu sich nehmen. Mit dieser simplen Methode erhöhen Sie den Polyphenolanteil in Ihrer Ernährung und senken die Insulinausschüttung nach jeder Mahlzeit.

Lassen Sie sich von der langen Liste aktiver und pikanter Entzündungs-Kämpfer inspirieren und geben Sie so viele wie möglich davon in jede Mahlzeit: Kapern, Chili, Basilikum, Rosmarin, Oregano, Kurkuma, Zimt, Knoblauch, Ingwer.

Genießen Sie Ihr Essen, würzen Sie es, experimentieren Sie und kauen Sie langsam.

Und treiben Sie drei- oder viermal die Woche für jeweils mindestens eine halbe Stunde Sport. Die besten Resultate erzielen Sie mit einer Mischung aus kardiovaskulären Übungen und Krafttraining. Eine gute Kombination ist zum Beispiel, zweimal in der Woche zu joggen, ein schöner langer Spaziergang, einmal mittags ins Fitnessstudio zu gehen und Yoga zu Hause zu machen. Oder jeden Tag mit dem Fahrrad zur Arbeit zu fahren und abends im Keller Gewichte zu heben. Vielleicht finden Sie auf YouTube oder in einer App Inspiration. Pilates, Schwimmen, Jazz-Dance, Fußball – wer macht mit?

Darüber hinaus sollten Sie täglich bewusst Stress abbauen. Vielleicht suchen Sie sich eine Meditations-App, praktizieren Achtsamkeit, gehen zum Yoga oder verbringen Zeit in der Natur. Erlauben Sie sich zu atmen und finden Sie Ihren inneren Frieden.

Ihre tägliche Portion Ehrfurcht ist eine Frage der bewussten Suche nach dem, was für Sie gewaltig und erstaunlich ist. Wunderbare Musik, Kunst, Spiritualität oder Gebete, Naturerlebnisse, gemeinsames Engagement für etwas, das größer als Sie ist – wo finden Sie Ihr Glück? Suchen Sie aktiv danach und tun Sie die Dinge, die Ihnen eine Gänsehaut verschaffen. All das ist heilsam und lindert Entzündungen.

FRÜHSTÜCKSREZEPTE FÜR EINEN SANFTEN EINSTIEG

Smoothies – clever und hübsch

Ein Smoothie am Morgen ist wunderbar, um den ganzen Körper langsam aufzuwecken. Aber viele Rezepte beinhalten viel zu viel Obst und zu wenig Eiweiß. Nach ein paar Stunden ist man wieder hungrig, und der Blutzucker geht rauf und runter.

Der Trick ist, gutes Fett, Eiweiß und Obst zu kombinieren.

Das ideale Gleichgewicht erreicht man, wenn man ein paar polyphenolreiche Beeren (wie Blaubeeren) mit guten Fetten aus Mandelmilch, Leinsamen und Nüssen und einer großen Portion Eiweiß kombiniert. Blaubeeren kurbeln die Gehirnchemie an und geben erwiesenermaßen ein Gefühl der Freude und Harmonie. Dieser Smoothie schmeckt mild und sanft. Sie können auch eine Handvoll Spinat dazugeben, was die entzündungslindernde Wirkung verstärkt.

- *180 Milliliter Mandelmilch*
- *1 Handvoll Blaubeeren*
- *1 Messlöffel Eiweißpulver*
- *1 Esslöffel Leinsamen*
- *1 Handvoll Spinat*
- *6 Nüsse (optional)*
- *½ Teelöffel Zimt*

1. Alle Zutaten in einen Mixer geben.
2. Mixen.
3. Genießen.

Klassisch mit Pfiff

Eier am Morgen wärmen Sie auf, sättigen und können Sie auf leckere Weise auf Touren bringen. Eine wichtige Zutat ist die entzündungshemmende Kurkuma, erhitzt in Kokosöl. Pfeffer verstärkt wiederum die Wirkung des darin enthaltenen Kurkumins. Sie können auch ein wenig fein gehacktes Chili zu Ihrem Spinat dazugeben.

- *Kokosöl*
- *Eine Prise Kurkuma (gemahlen)*
- *1 gewürfelte Tomate*
- *1 Handvoll frischer Spinat*
- *2 Eier*
- *Salz und Pfeffer*

1. Das Kokosöl in der Pfanne schmelzen.
   Kurkuma hinzugeben und warten, bis es zischt.
2. Die gewürfelte Tomate hinzugeben. Nach einer Weile dann den Spinat und etwas Pfeffer beifügen.
3. Den Inhalt der Pfanne auf einen Teller schütten.
4. Zwei Spiegeleier in derselben Pfanne anbraten.
   Salz und Pfeffer hinzugeben.

Ritas Seed Bowl

Wenn Sie Cerealien und Müsli lieben, kann das Verlangen nach Ihrem alten Frühstück eine große Hürde darstellen. Hier ist eine milde, raffinierte Frühstücks-Bowl, die Rita mir gezeigt hat. Sie ist befriedigend und sättigend und reduziert Entzündungen.

- *Etwa 180 Milliliter Mandelmilch oder laktosefreier Naturjoghurt*
- *1 Esslöffel Chiasamen*
- *1 Esslöffel Leinsamen*
- *1 Esslöffel Hanfsamen*
- *1 Esslöffel Sonnenblumenkerne*
- *1 Esslöffel Mandeln (gehackt)*
- *Servieren mit:*
- *Frischen Beeren oder 1–2 Esslöffeln ungesüßter Preiselbeermarmelade oder Apfelmus*

1. Milch oder Joghurt in eine Schüssel geben.
2. Chiasamen einrühren.
3. Die Schüssel für fünf Minuten in den Kühlschrank stellen.
4. Die übrigen Zutaten hinzugeben.

Manchmal, wenn der Novemberwind draußen wütet und ich bis auf die Knochen friere, erwärme ich die Seed Bowl wie eine Art Porridge, indem ich zwei bis drei Esslöffel glutenfreie Haferflocken sowie Zimt, Kardamom und Kurkuma hinzugebe, und dann alles in einem Wasserbad erhitze. Wenn der Porridge warm ist, rühre ich ein rohes Ei ein, um den Proteingehalt zu erhöhen, und gebe eine Prise Salz dazu. Servieren mit Mandel- oder Sojamilch.

Die Dreitageskur

Du bist stärker, als du glaubst.
Vertrau mir.

SUPERMAN

Hier folgt ein BLISS Dreitages-Glücksprogramm für alle, die ungeduldig sind, besonders motiviert oder die es eilig haben. Fühlen Sie, wie sich Ihre Stimmung hebt, Ihr Bauch flacher wird und Ihre Haut zu schimmern beginnt.

Mit diesem Programm kombinieren Sie auf einen Schlag all die wissenschaftlich belegten Kniffe, um maximal entzündungslindernd zu leben. Denn die Wirkung ist, wie dargelegt, am größten, wenn man die verschiedenen Bestandteile kombiniert – oder wie die Forscher sagen würden: wenn die physiologischen Strategien synergetisch wirken.

Man kann diese Kur auch vor einem besonders wichtigen Tag einlegen, wenn man die beste Version von sich selbst präsentieren will – vor einem wichtigen Jobtermin, wenn man seine zukünftige Schwiegermutter zum ersten Mal trifft, bevor man eine Rede vor 2000 Menschen hält oder eine Nobelpreisverleihung eröffnet. Viele Hollywood-Stars nutzen ähnliche Kuren vor Auftritten auf dem roten Teppich. Man *leuchtet* einfach.

Diese Tage umfassen all die Glücksschritte in komprimierter Form. Am Ende steht Ihr entzündungsfreies Ich.

Mit anderen Worten: Sie, nur besser.

- Kommen Sie in Schwung mit höchst nahrhaftem Essen, das Entzündungen lindert und auf mehrfache Weise die Entzündungshemmung aktiviert.
- Senken Sie Ihren Blutzuckerspiegel, indem Sie raffinierten Zucker vermeiden, weniger Kohlenhydrate essen und jeden Tag ein Mini-Fasten einlegen.
- Bewegung – machen Sie jeden Tag Übungen, seien Sie aktiv.
- Stille – legen Sie Pausen ein, kommen Sie bewusst zur Ruhe.
- Spüren Sie der Ehrfurcht nach, dem Wow-Gefühl und der Dankbarkeit.

BEVOR SIE ANFANGEN

Wenn Sie allein leben, ist es wahrscheinlich leichter, über Ihre Zeit zu verfügen. Sollten Sie aber kleine Kinder haben, kann es herausfordernd sein, und vielleicht brauchen Sie etwas Unterstützung von Ihrem Partner.

Es könnte eine gute Idee sein, die Kur von Samstag bis Montag durchzuführen, damit Sie mehr Zeit haben, in den Rhythmus zu kommen – eine Art Spa-Urlaub für Körper und Geist, nur in häuslicher Umgebung.

- Essensplan. Wie nehmen Sie die fünf täglichen Mahlzeiten zu sich?
- 24-Stunden-Plan. Wann bauen Sie die verschiedenen Aktivitäten ein?

DAS PROGRAMM:
SCHRITT FÜR SCHRITT

Nach dem Aufwachen

Egal, ob Sie von allein aufwachen oder vom Wecker geweckt werden: Erlauben Sie sich, liegenzubleiben und für einen Moment durchzuatmen.

- Atmen Sie tief ein und aus, fühlen Sie, wie sich Ihr Bauch hebt und senkt, strecken Sie sich aus wie eine faule Katze.
- Nehmen Sie nicht Ihr Smartphone in die Hand, checken Sie nicht Ihre Mails, Instagram, Facebook, Twitter – das kann warten.
- Überlegen Sie, worauf Sie sich an diesem Tag freuen – wobei empfinden Sie Freude?
- Alternativ können Sie für zehn bis 20 Minuten meditieren. Benutzen Sie dabei die Technik, die für Sie am besten funktioniert.
- Putzen Sie sich die Zähne, und gehen Sie in die Küche. Trinken Sie warmes Zitronenwasser mit Probiotika, und schlucken Sie Ihre Omega-3-Ergänzung. Nehmen Sie sich Zeit, Ihre Pläne für den Tag niederzuschreiben. Was werden Sie essen? Wann machen Sie Sport? Wofür sind Sie an diesem Tag dankbar?
- Unternehmen Sie einen kurzen Spaziergang, 15 bis 20 Minuten. Atmen Sie, genießen Sie es, hören Sie die wunderbarste, ehrfurchteinflößendste Musik, die Sie kennen.
- Gibt es in der Nähe ein Stück Natur, dann gehen Sie wenn möglich dorthin. Ein zügiger Morgenspaziergang lindert bekanntermaßen Entzündungen.

All dies wirkt wie eine Art Mini-Fasten, das die Entzündungsmarker senkt.

Frühstück

Nachdem Sie den Tag langsam angegangen sind, können Sie die Umwelt via Social Media und E-Mail in Ihr Leben lassen.

Das Frühstück besteht aus einem Smoothie mit entzündungslindernder Superkraft und der richtigen Balance aus Kohlenhydraten, Protein und Fett. Er stabilisiert den Blutzucker, liefert Eiweiß und gute Fette für ein langanhaltendes Sättigungsgefühl, beinhaltet Ballaststoffe, welche die Leitungen durchspülen, und kraftvolle Polyphenole in Form von Blaubeeren und Spinat, die Entzündungen hemmen.

FRÜHSTÜCKS-SMOOTHIE

- 1 Glas Mandelmilch
- 1 Messlöffel Eiweißpulver
- 1 Messlöffel Green Powder (Spirulina oder etwas Ähnliches)
- 1 Teelöffel Zimt (gemahlen)
- 1 Handvoll frischer Spinat
- 4 Esslöffel Beeren (Himbeeren, Blaubeeren oder Brombeeren)
- 3–6 Nüsse (Paranüsse, Walnüsse, Mandeln, Haselnüsse etc.)
- 1 Esslöffel Leinsamen

Alle Zutaten zu einem Smoothie mixen. Genießen Sie ihn mit einer Tasse Tee Ihrer Wahl und einem Teelöffel Honig.

Vormittags und nachmittags

Halten Sie Ihren Blutzucker tagsüber stabil, indem Sie zwischendurch kleine Portionen Protein, Fett und Gemüse oder Beeren zu sich nehmen.

Legen Sie ein oder zwei Snacks ein, je nach Hungergefühl und Aktivität. Einer davon sollte Joghurt oder Kefir enthalten wegen der guten Bakterien.

Vorschläge für Snacks:
- 2 hartgekochte Eier
- 1 Tomate

Oder
- 1 Handvoll Nüsse
- 1 Handvoll Spinatblätter

Oder
- 200 Milliliter Vollmilchjoghurt oder Kefir
- 2 Esslöffel Beeren

Mittagessen und Abendessen

Erlauben Sie sich echte, heilsame und gesunde Nahrung. Atmen Sie richtig während des Essens; kauen Sie und genießen Sie mit allen Sinnen.

Machen Sie es sich mindestens einmal am Tag schön beim Essen. Zünden Sie Kerzen an, spielen Sie gute Musik.

Die Mahlzeit besteht aus:

- Fisch, Geflügel, Fleisch, einem Omelett oder vegetarischen Patties (kann man im Super- oder Biomarkt kaufen)
- Buntem Gemüse, gegrillt oder roh
- Dressing aus gutem Olivenöl und Essig
- Kräutern – je mehr, desto besser
- Einem Esslöffel fermentiertem Gemüse
- Bei einer Mahlzeit, entweder Mittag- oder Abendessen, sollten Sie auch stärkehaltige Lebensmittel zu sich nehmen wie Süßkartoffeln, Quinoa, Vollkornreis oder Bohnen.

Bedecken Sie Ihren Teller zunächst mit grünen Blättern.

Darauf legen Sie den Fisch, das Hühnchen, Fleisch, Omelett oder das Veggie-Patty, das sie in Kokosöl mit Kurkuma und schwarzem Pfeffer zubereitet haben. Eine der täglichen Mahlzeiten während dieser Schnellkur sollte fetten Fisch wie Lachs, Sardine, Makrele oder Hering enthalten.

Fügen Sie buntes Gemüse hinzu sowie, einmal am Tag, eine Handvoll Süßkartoffeln, Vollkornreis, Quinoa oder Bohnen.

Geben Sie Ihr Lieblingsolivenöl und -essig hinzu und streuen Sie Kräuter wie Basilikum, Rosmarin und Thymian darüber – und dann noch Chili und Kapern.

An einer Seite des Tellers platzieren Sie einen Esslöffel milchsäurefermentiertes Gemüse, das Sie zuerst verspeisen.

FISCH UND MEERESFRÜCHTE

Wenn Sie sich nicht entscheiden können, was Sie abends essen sollen, ist ein grüner Salat mit Fisch oder Meeresfrüchten eine sichere Bank. Diese gehören zu den entzündungshemmendsten Nahrungsmitteln, die Sie essen können, und sättigen auf eine angenehme Weise.

- Anchovis
- Austern
- Fischrogen von Weißfisch, Karpfen oder Kabeljau
- Flunder
- Forelle
- Hering (frisch oder eingelegt mit möglichst wenig Zucker)
- Hummer
- Jakobsmuscheln
- Kabeljau
- Lachs
- Muscheln
- Sardinen (frisch oder aus der Konserve)
- Shrimps
- Thunfisch (frisch oder aus der Konserve)
- Tilapia
- Tintenfisch

Getränke

- Wasser. Trinken Sie mindestens zehn Gläser am Tag und verfeinern Sie Ihren Wasserkrug mit entzündungshemmenden Kräutern: Basilikum, Rosmarin, Pfefferminze und Limette oder Zitrone.
- Tee. Trinken Sie, so viel Sie möchten – schwarz, grün, rot – und mindestens zwei Tassen Kräutertee am Tag.
- Kaffee. Eine Tasse am Tag ist okay. Sie sollten sie vor oder nach dem Sport trinken, damit der erhöhte Blutzuckerspiegel den Muskeln zugutekommt.
- Kombucha. Trinken Sie am Tag eine Flasche des fermentierten grünen Tees, wenn Sie mögen. Achten Sie auf den Zuckergehalt.

Täglich

- Bewegen Sie sich. Wählen Sie die Sportart nach Stimmungslage. Vielleicht in der Gruppe, Gewichtheben zu Hause, Yoga oder etwas anderes, das Ihnen zusagt. Trainieren Sie für 30 bis 60 Minuten, nicht länger. (Bei Erkältung sollten Sie es natürlich langsam angehen lassen.)
- Empfinden Sie Ehrfurcht. Betrachten Sie etwas Schönes, hören Sie Musik, die Ihr Herz tanzen lässt, gehen Sie in die Kirche, singen Sie laut, lesen Sie ein sensationell gutes Gedicht, gehen Sie ins Museum, schauen Sie hinauf in den Sternenhimmel oder ins Gesicht Ihres wunderbaren Kindes, gehen Sie ins Theater oder sehen Sie sich einen großartigen Film an. Fühlen Sie »Wow, das ist groß!«.
- Nähe. Seien Sie, wenn möglich, jemandem nah, den Sie sehr mögen.

- Ruhe. Gönnen Sie sich 30 bis 60 Minuten Stressabbau – vielleicht ein Nachmittagsschläfchen, Meditation oder sitzen Sie am Feuer.

Immer

- Atmen Sie ruhig und tief durch den Bauch. Jeder tiefe Atemzug löst den Stress.

Schlafen

- Kommen Sie abends runter und beschließen Sie den Tag mit einer Tasse beruhigendem Kräutertee.
- Schalten Sie vor dem Schlafengehen alle Bildschirme aus. Nehmen Sie stattdessen ein schönes Bad, ziehen Sie Ihren Pyjama an und lesen Sie ein gutes Buch.
- Versuchen Sie, spätestens um 22 Uhr ins Bett zu gehen und schalten Sie um 23 Uhr das Licht aus. So entsprechen Sie am ehesten dem natürlichen Ruhebedürfnis des Körpers. Bleiben Sie länger auf, geht der Körper wieder in eine andere Phase über, da der Cortisolspiegel wieder steigt. Das macht es schwieriger, einzuschlafen und tief und ruhig zu schlafen.
- Lesen Sie etwas Erhebendes und Inspirierendes.
- Sprechen Sie ein Gebet oder meditieren Sie.
- Und fühlen Sie wieder Dankbarkeit. Denken Sie an fünf Dinge, die an Ihrem Tag gut waren. Fühlen Sie, wie wunderbar es ist, am Leben und ein Mensch zu sein. Schreiben Sie Ihre Gedanken möglichst auf.

Das sollten Sie zu Hause haben

- Vieles, was Sie für Ihr Dreitagesprogramm brauchen, haben Sie bestimmt schon da, und keine Sorge, wenn Sie nicht alles haben. Sie können auch etwas Vergleichbares nehmen – wir sind ja keine Fanatiker.

Aus dem Buchladen

- Ein Notizbuch, um Ihre Dankbarkeitsmomente, Gedanken und Pläne aufzuschreiben

Aus dem Supermarkt

Obst und Gemüse
- Spinat, Rucola und anderen Salat
- Buntes Gemüse: Tomaten, Paprika, frische Chilischoten, Brokkoli, Blumenkohl, Porree und so weiter. Denken Sie an den Regenbogen: Lila, Rot, Orange, Gelb, Grün.
- Beeren
- Süßkartoffeln
- Frische Kräuter wie Basilikum, Thymian und Pfefferminze
- Zitrone oder Limette

Grundnahrungsmittel
- Vollkornreis oder Quinoa
- Kurkuma (gemahlen)
- Rosmarin (getrocknet)
- Schwarzer Pfeffer
- Salz

- Olivenöl (extra vergine)
- Essig
- Nüsse (Haselnüsse, Mandeln, Paranüsse oder Walnüsse)
- Samen/Kerne (Sonnenblumenkerne, Chiasamen, Hanfsamen oder Leinsamen)
- Tee (schwarz, grün, rot)
- Kaffee

Proteine
- Lachsfilets
- Hühnchenfilets oder Fleisch
- Eier

Milch- und Milchersatzprodukte
- Mandelmilch
- Griechischer Joghurt (Vollmilch)
- Milch für Kaffee und Tee (laktosefrei oder Soja)

Aus dem Drogeriemarkt / Reformhaus / der Apotheke

- Eiweißpulver (Wenn Sie Milch vertragen, können Sie Pulver kaufen, das auf Molke basiert; andernfalls nehmen Sie eine vegane Variante. Gehen Sie nur sicher, dass nicht zu viel Zucker darin ist.)
- Green Powder (zum Beispiel Spirulina)
- Kokosöl, nativ oder roh
- Honig, möglichst frisch
- Kräutertee, am besten unterschiedliche Sorten (zum Beispiel Pfefferminze oder Kamille)
- Omega-3-Ergänzungsmittel
- Probiotika (Achten Sie darauf, dass Lactobacillus enthalten ist.)

WARUM ES FUNKTIONIERT

Diese Lebensweise vereint die wichtigsten Erkenntnisse aus der Entzündungsforschung in sich und belebt Körper wie Geist auf verschiedene Weisen, um die körperliche und psychische Gesundheit zu optimieren.

- Die entzündungshemmende Ernährungsweise hält den Blutzuckerspiegel und auch die Insulinausschüttung niedrig, die Entzündungen befeuert.
- Die große Menge an Eiweiß sättigt, senkt den GI-Wert der Mahlzeit und somit die Insulinausschüttung und repariert den Körper.
- Das bunte Gemüse, die Beeren, Gewürze und Bohnen enthalten viele entzündungslindernde Polyphenole und lösliche viskose Ballaststoffe, die für die guten Bakterien im Darm benötigt werden.
- Die Omega-3-Fettsäuren aus fettem Fisch, Nüssen und Samen wirken sich optimal auf die Gene aus.
- Probiotika aus Ergänzungsmitteln und fermentiertem Gemüse reichern die Darmflora an und tragen so dazu bei, die Zytokine zu reduzieren. Diese Entzündungsmarker drücken auf die Stimmung, verursachen Angst und allgemeines Unwohlsein.
- Ehrfurcht (Dankbarkeit, Wow-Gefühl, Schönheit, Natur, Spiritualität) verringert die Entzündungsmarker.
- Sport senkt den Blutzuckerspiegel und lindert Entzündungen.
- Ruhe verringert Stress, was das Risiko für heimliche Entzündungen senkt.
- Mini-Fastenphasen lindern Entzündungen.
- Nähe sorgt für mehr Oxytocin, was wiederum anti-inflammatorisch wirkt.

Mein neues Leben in der Küche

»Manchmal soll mein Essen simpel und tröstlich sein, manchmal glamourös und festlich.«

Mir hat meine abenteuerliche Reise zu einer entzündungslindernden Lebensweise neue Freude in der Küche gebracht, wo die neuen Geschmäcker und neue Lebensenergien zusammenkommen.

Ich mag Essen, das gut aussieht, clever und voller Geschmack ist. Manchmal soll mein Essen simpel und tröstlich sein, manchmal glamourös und festlich. Seit mein Lebenswandel seinen Anfang nahm, bin ich viel experimentierfreudiger geworden. Ich habe der faden Konsistenz und dem langweiligen Geschmack von »weißem« Essen den Rücken gekehrt und mich abenteuerlicheren, reichhaltigeren Geschmäckern zugewandt, mehr Abwechslung und kräftigere Farben ausprobiert. Ich kann gar nicht genug davon bekommen, neue Kombinationen aus entzündungshemmenden Zutaten zu testen.

Ich bin keineswegs eine ausgebildete Köchin, aber ich mag es, für alle Gelegenheiten des Lebens zu kochen – vom Frühstück an einem grauen, trüben Tag über ein schickes Sonntagsessen mit der Familie bis hin zu entspannten Freitagabenden mit engen

Freunden am Lagerfeuer. Mein Mann ist ebenso engagiert in der Küche, und wir experimentieren beide gern mit neuen und alten Geschmäckern.

Es folgen nun ein paar Rezepte, die für mich voller Lebensenergie, Geschmack und Freude stecken. Ich habe mich freimütig bei unterschiedlichen Küchen auf der ganzen Welt bedient und Rezepte, die ich mit Freunden austausche, aufgenommen und mit der Zeit abgewandelt. All diese Rezepte haben eines gemeinsam: Sie fördern die Entzündungshemmung und schmecken zugleich ganz wunderbar.

FRÜHSTÜCK, MITTAGESSEN, ABENDBROT UND SNACKS

Jessicas Pancakes

ERGIBT VIER BIS FÜNF STÜCK

Meine Freundin Jessica lebt in Oslo. Vor ein paar Jahren machten ihre Gelenke Probleme. Sie begann, ihre Ernährung umzustellen, und suchte nach gesunden Rezepten. Hier sind ihre verlockenden und entzündungslindernden Pancakes – sanft und tröstlich zum Frühstück oder nach einem anstrengenden Workout.

- *1 Apfel*
- *2–3 Eier*
- *Ca. 80 Gramm glutenfreie Haferflocken*
- *1 Esslöffel Leinsamen*
- *1–2 Prisen Salz*
- *Kokosöl zum Braten*
- *1 Teelöffel Kurkuma (gemahlen)*
- *2 Teelöffel Zimt (gemahlen)*
- *1 Teelöffel Kardamom*

1. Den Apfel raspeln
2. Mit den Eiern, den Haferflocken und den Leinsamen vermischen. Salz dazugeben.
3. Das Kokosöl in der Pfanne erhitzen.
4. Kurkuma, Zimt und Kardamom ins Öl streuen und für ein bis zwei Minuten brutzeln lassen.
5. Den Teig löffelweise in die Pfanne geben.

Statt einem Apfel kann man auch Blaubeeren oder Himbeeren nehmen oder eine Birne. Ich habe die Pfannkuchen in Oregano, Kurkuma und Zimt gebacken, was der eleganten Birne ein reichhaltiges und süßes Hintergrundaroma verliehen hat.

Mein neues Leben in der Küche

Servieren Sie die Pancakes mit ein paar Spinatblättern und ungesüßter Preiselbeermarmelade. Das sorgt für ein langanhaltendes Sättigungsgefühl.

»Brot«

Der Meisterkoch und Buchautor Jonas Lundgren hat mich zu diesem Rezept inspiriert. Dieses »Brot« täuscht selbst die hartnäckigsten Gluten-Fans.

- *10 Esslöffel Kokosöl (und ein bisschen extra für die Pfanne)*
- *Sonnenblumenkerne, um die Backform auszukleiden*
- *320 Gramm Nüsse (Haselnüsse, Mandeln, Paranüsse etc.)*
- *320 Gramm Samen (Leinsamen, Chiasamen, Sonnenblumenkerne etc.)*
- *2 gehäufte Teelöffel Brotgewürz (gemahlen)*
- *Ca. 50 Gramm Hagebuttenmehl*
- *Ca. 80 Gramm getrocknete Früchte und Beeren (Pflaumen, Preiselbeeren, Aprikosen etc.)*
- *8 Eier*

1. Die 10 Esslöffel Kokosöl in einem Kochtopf schmelzen.
2. Eine Kastenform mit extra Kokosöl einschmieren und den Boden mit Sonnenblumenkernen bedecken.
3. Nüsse, Samen, Gewürze und das Hagebuttenmehl in einer Schüssel vermischen.
4. Die getrockneten Früchte zerkleinern und untermischen.
5. Das abgekühlte Kokosöl hinzugeben und verrühren.
6. Die Eier hinzugeben und den Teig weiter umrühren, bis er klumpig und zähflüssig wird.
7. Den Teig in die Kastenform geben und glatt drücken. Bei 150 Grad für etwa 50 Minuten im Ofen backen.

Schneiden Sie das Brot in dünne Scheiben, und servieren Sie es mit Räucherlachs und einem Omelett oder belegt mit Mandelbutter, Tomatenscheiben und Salz. Lecker! Diese Kombination, reich an Eiweiß, Omega-3 und Frucht, ist das perfekte Essen vor dem Training. Zwei herzhaft belegte Scheiben dieses Brotes zusammen mit einer Tasse von Lisas Bulletproof Coffee (siehe Seite 337) und Sie haben die Energie, um im Fitnessstudio oder sonst wo Wunder zu vollbringen.

Afrikanisches Curry
ERGIBT SECHS BIS ZEHN PORTIONEN

Ein tolles Curry, das in der Geschichte Afrikas verwurzelt ist. Im späten 19. Jahrhundert kamen indische Gastarbeiter von Gujarat in das ostafrikanische Kenia. Sie arbeiteten an der Eisenbahnverbindung, die sich vom alten Handelsplatz Mombasa an der Küste über Nairobi im Hochland bis nach Uganda und den Victoriasee schlängeln sollte.

Es gibt Geschichten über Löwen, die an der Trasse herumschlichen und diejenigen Arbeiter verschlangen, die nicht wussten, wie man sich gegen die wilden Tiere schützen konnte. Aber nichtsdestotrotz steht die Eisenbahnverbindung heute als Denkmal ihrer Arbeit.

Ebenso ist es mit dem afrikanischen Curry, ein ursprünglich indisches Curry mit afrikanischem Touch, das auch Anleihen bei der arabischen Küche gemacht hat. Es ist runder, sanfter, komplexer in Geschmack, Farbe und Konsistenz.

Dieses Rezept stammt aus dem südlichen Kenia, nahe der Grenze zu Tansania. Eine schwedische Familie unterhält dort ein Hotel, nah am blauen Ozean. Jeden Sonntag serviert der Chefkoch den Gästen, die draußen auf dem Rasen an windumtosten Holztischen sitzen, ein Curry. Er hat das Rezept großzügigerweise mit mir geteilt. Ich habe mir die Freiheit genommen, es abzuändern, um noch mehr nutzbringende Zutaten einzubauen.

Scharf, mild, süß, kräftig, sauer, bitter und pfeffrig. Jeder kann sein eigenes Curry mit eigenen Zutaten mixen. Diese Variante bereite ich gern an meinem Geburtstag für meine Freunde zu. Es ist garantiert ein besonders geselliges Event, wenn jeder seinen Teller mit denen der anderen vergleicht und sich durch die verschiedenen Geschmäcker probiert.

- *1,3 Kilogramm Hühnerkeule*
- *2 Kilogramm Tomaten*
- *450 Gramm Zwiebeln*
- *6 Zehen Knoblauch*
- *1 Esslöffel Kurkuma (gemahlen)*
- *1 Esslöffel Currypulver*
- *2 Esslöffel Kreuzkümmel (gemahlen)*
- *Etwa 5 Zentimeter Ingwer (frisch)*
- *2 Zimtstangen*
- *1 Esslöffel Kardamom (gemahlen)*
- *3 Lorbeerblätter*
- *2 Esslöffel pürierte Tomaten*
- *Salz und Pfeffer*

1. Die Hühnerkeulen zerkleinern.
2. Die Tomaten in einen Kochtopf geben, mit Wasser bedecken und zum Kochen bringen. Die Tomaten sind gar, wenn sich die Haut löst. Die Haut abschälen und die Tomaten in große Stücke schneiden.
3. Die Zwiebeln in dünne Scheiben schneiden.
4. Den Knoblauch fein hacken.
5. Das Kokosöl in einem großen Topf schmelzen. Kurkuma, Curry und Zwiebeln hinzugeben und anbraten, bis die Zwiebeln goldbraun sind.

6. Alle anderen Gewürze und das Tomatenpüree zur Zwiebelmischung geben und gut vermischen.

7. Die Tomaten hinzugeben.

8. Mit Salz und Pfeffer abschmecken.

9. Alles bei niedriger Hitze köcheln lassen, während das Hühnchen zubereitet wird.

10. Das Kokosöl in einer Pfanne erhitzen und die Hühnchenstücke anbraten, bis sie gut durch sind.

11. Das Hühnchen auf die Tomaten-Curry-Mixtur legen und das Bratfett aus der Pfanne darüber gießen. Alles für zwei bis drei Minuten kochen lassen.

12. Vor dem Servieren Ingwerstücke, die Zimtstangen und Lorbeerblätter entfernen.

Zeit, sich kreativ auszutoben! Servieren Sie das Curry mit Vollkornreis (vorzugweise mit Zimtstangen und Sternanis gekocht) und vier bis acht verschiedenen Beilagen, die elegant in kleinen Schüsseln angerichtet werden. Wählen Sie Beilagen, die sich in Farbe, Intensität und Form unterscheiden. Etwas Gelbes, etwas Grünes, etwas Kühles, etwas Heißes, etwas Knuspriges, etwas Öliges.

HIER SIND EIN PAAR VORSCHLÄGE:

- Chili-Öl (nehmen Sie normales Olivenöl, geben Sie ein paar Streifen Chili hinzu und lassen Sie es eine Weile stehen)
- Dünn geschnittene Banane
- Dünn geschnittene Ananas
- Frischer Spinat
- Gehackte Chili
- Gehackte Mandeln
- Gehackter Koriander
- Gewürfeltes Eiweiß

- Griechischer Joghurt
- Gurkenscheiben
- Kokosflocken
- Limettenspalten
- Mango-Chutney
- Mangowürfel
- Paprikastücke
- Petersilie

Servieren Sie das Curry auf dem Herd und ordnen Sie Reis und Beilagen daneben in einer langen Reihe an. Animieren Sie Ihre Gäste dazu, sich ihr ganz eigenes Curry zusammenzustellen.

Wenn unter meinen Gästen Vegetarier sind, nehme ich einen Teil der Tomaten-Curry-Mischung und gebe gekochte grüne Bohnen, Brokkoliröschen und gekochte Karottenscheiben hinzu.

Veggie-Box

Ein guter alter Freund von mir ist Chefkoch und Philosoph. Er lehrte mich Folgendes: »Wenn du alles zusammenmixt, schmeckt alles gleich.« Das ließ mich meine Platten mit gegrilltem Gemüse überdenken, auf denen ich Gemüsesorten, Öle und Gewürze wild mixte. Es schmeckte gut, aber tatsächlich schmeckte alles gleich.

So rief ich meine »Veggie-Box« ins Leben. Es ist ein Kunstwerk des Geschmacks, bei dem viele verschiedene Gemüse gleichzeitig gegrillt werden, aber nicht zwangsläufig mit denselben Gewürzen. Das klingt erstmal nach einem zeitraubenden Projekt für einen Bastler, aber tatsächlich lässt es sich schnell und mühelos zubereiten.

Ich lege ein Backblech mit Backpapier aus, sodass es über den Rand hinausragt. Dann lege ich das Gemüse und die Kräuter, alles entzündungshemmende Stoffe, fein säuberlich in Reihen aus. In jeder Reihe liegt ein Gemüse. Es sieht spannend aus, weil jede Reihe ihre eigene Farbe, Form und ihren eigenen Geschmack hat – und dennoch verschmelzen die Geschmäcker auf magische Weise. Ich bin nicht übertrieben sorgfältig, wenn ich die Reihen anlege. Es schmeckt trotzdem immer himmlisch.

Und es passt zu allem – vegetarischen Patties, Hühnchen, Wild, Lamm, Omeletts.

VORSCHLÄGE FÜR REIHEN IN DER VEGGIE-BOX:

- *Dünn geschnittene Möhrenstäbchen mit zerhacktem Ingwer und Petersilie*
- *Dünn geschnittene rote Zwiebel mit halbierten Cherry-Tomaten, Oregano und Pfeffer*
- *Gelbe Paprika in Streifen mit Kurkuma, Kreuzkümmel und Koriander*
- *Zucchini in halbierten Scheiben mit Chili und Pfefferminze*
- *Geviertelter Rosenkohl mit Rosmarin (getrocknet oder frisch)*
- *Pastinake in dünnen Stiften mit geriebener Zitronenschale*
- *Tomatenspalten mit Thymian und Knoblauch oder Dill*
- *Gehackter Kohl mit ein bisschen Kreuzkümmel und Rosa Pfeffer*

1. Überlegen Sie vorher, wie Sie die Reihen anlegen, damit Sie einen guten Farbenmix haben.
2. Legen Sie die Reihen an – mit Gefühl und Kreativität.
3. Tröpfeln Sie Olivenöl darüber und streuen Sie ein bisschen Salz auf das fertige Meisterwerk.
4. Bei 180 bis 190 Grad für 20 bis 30 Minuten in den Ofen, die Backzeit ist abhängig von Ihrem Ofen und ob das Gemüse ein bisschen knackig sein soll oder Sie es lieber, wie ich, gut durch mit leichter Bräunung mögen.

ENTZÜNDUNGSLINDERNDE SOSSEN

Da ich a) ein bisschen faul bin und b) Soßen liebe, habe ich früh entdeckt, dass man sich Entzündungslinderung auch einfach über das Essen gießen kann.

Ich habe eigentlich immer zwei gute Soßen im Tiefkühler, die unterschiedlich würzig und säurehaltig sind und gut zu Quinoa, Hühnchen, Fisch, Süßkartoffeln und frischem Gemüse passen.

Kreatives Pesto (Gustafs Soße)

Mein Schwager sagt gern, dass jede Familie stets ein gutes Pesto im Kühlschrank haben sollte. Das ist eine Überlegung wert!

Einmal warf mein Ehemann im Zuge einer spontanen Putzaktion mein gerade zubereitetes Pesto in den Müll. Er dachte, es wären Reste. Ich hatte kein Basilikum mehr im Haus und auch keinen Parmesan und Pinienkerne. Ich wurde leicht sauer. Da schlug mein Sohn Gustaf vor, sich nicht aufzuregen und stattdessen die Petersilie und den Thymian zu nehmen, die auf unserer Küchenfensterbank wuchsen. Ich fand außerdem ein paar Walnüsse und im Kühlschrank ein Stück harten, würzigen schwedischen Västerbotten-Käse. Das Pesto wurde ein voller Erfolg.

Wir können festhalten, dass wir unsere Kinder mehr brauchen, als wir denken – und dass man sich selbst bei Pesto Freiheiten herausnehmen kann.

Wie sich zeigte, kann man Basilikum durch andere Kräuter ersetzen. Petersilie und Thymian sind hochgradig entzündungslindernd, ebenso Rosmarin, Oregano, Salbei und Zitronenverbene.

Pinienkerne, eine traditionelle Zutat, sind teuer und können auch durch andere Nüsse ersetzt werden, zum Beispiel Walnüsse (höchst entzündungshemmend) oder Haselnüsse. Oder Mandeln (die streng genommen im biologischen Sinne keine Nüsse, sondern Kernobst sind – es geht aber trotzdem). Auch Sonnenblumenkerne eignen sich gut.

Statt Parmesan kann man anderen Hartkäse wie Västerbotten, Cheddar oder Gruyère nehmen. Ich mag mein Pesto grob. Ich mahle und serviere es in dem Mörser, den wir von meiner Schwiegermutter geerbt haben. Es gibt dem Ganzen eine emotionale Note.

Starten Sie mit dem folgenden Grundrezept und dann spielen Sie mit den verschiedenen Zutaten:

- *1 Topf frische Kräuter Ihrer Wahl*
- *3–6 Knoblauchzehen (geschält)*
- *1 Handvoll Nüsse Ihrer Wahl*
- *2–2,5 Zentimeter Hartkäse Ihrer Wahl*
- *120–180 Milliliter Öl Ihrer Wahl*
- *Eine halbe Zitrone (kann durch Weißweinessig oder Balsamico ersetzt werden)*
- *Salz (optional)*

1. Die Kräuter mörsern.
2. Den Knoblauch hinzufügen und ebenfalls mörsern.
3. Die Nüsse in demselben Mörser bearbeiten.
4. Käse raspeln.
5. Alles vermischen und mit Öl beträufeln.
6. Mit Zitronensaft abschmecken – und vielleicht einer Prise Salz?

Harissa

Harissa ist eine scharfe, rauchige Paste aus Nordafrika. Der süßliche Geschmack von gerösteter roter Paprika kontrastiert darin mit frischer Zitrone und scharfen Gewürzen. Mein Harissa ist ein bisschen sanfter und milder als das tunisische Original, mehr eine Gemüsesoße als eine scharfe Paste. Meine Familie möchte oft Harissa essen, das werte ich als gutes Zeichen. Dieses Rezept enthält einen sensationellen und sinnlichen Mix aus Kreuzkümmel, Koriander, Kurkuma, Paprika und Chili, das so typisch für die nordafrikanische Küche ist. Die Kombination von Kurkuma, Öl und Pfeffer ist eine explosive entzündungsfeindliche Mischung.

Ich halte mich an das Mantra 6-3-3-1, um ein Gleichgewicht zwischen sonnengetrockneten Tomaten, rotem Paprika, Knoblauch und Chili zu erzielen.

- *3 rote Paprika (in großen Stücken)*
- *3 Knoblauchzehen (geschält)*
- *1 ganze Chilischote (wählen Sie die Sorte nach gewünschtem Schärfegrad)*
- *Etwa 120 Milliliter Olivenöl*
- *½ Esslöffel Kurkuma*

- *1 Esslöffel Kreuzkümmel (gemahlen oder ganz)*
- *1/2 Esslöffel Koriander (getrocknet, nicht frisch)*
- *1/2 Esslöffel Paprikapulver*
- *Ein paar Nelken (ganz, getrocknet)*
- *6 sonnengetrocknete Tomaten*
- *Der Saft einer halben oder ganze Zitrone, je nachdem wie viel Säure Sie möchten*
- *Schwarzer Pfeffer*

1. Die Paprikastücke, Knoblauchzehen und die Chilischote auf ein Backblech geben. Bei 200 Grad für 35 bis 40 Minuten rösten. Die Paprikaränder sollten bräunlich sein, und die Schale sollte beginnen, sich zu lösen.
2. Währenddessen wird das geschmacksintensive, würzige Öl zubereitet. Dafür Olivenöl in eine Pfanne geben und Kurkuma, Kreuzkümmel, Koriander, Paprikapulver und Nelken hinzugeben. Die Gewürze sanft für etwa fünf Minuten im Öl kochen lassen, bis die Geschmacksnoten sich entfalten.
3. Das Öl abkühlen lassen.
4. Paprika, Chili und Knoblauch aus dem Ofen und die sonnengetrockneten Tomaten in einen Mixer geben. Das Öl darüber gießen und alles grob mixen.
5. Mit Zitrone und schwarzem Pfeffer abschmecken.

EIGNET SICH ALS BEILAGE ZU:

- Weißfisch wie Kabeljau oder Seezunge
- Spiegelei
- Brathähnchen
- Lamm, Wild oder Rind
- Salat (wie eine Salsa)

Xipister-Soße

Zu diesem Rezept hat mich das Kochbuch *Meine französische Küche* von Rachel Khoo inspiriert, die das kleinste Restaurant von Paris betreibt und den Briten die traditionelle französische Hausmannskost nahegebracht hat.

Xipister wird »Tschippister« ausgesprochen. Es ist eine wunderbare Grundsoße aus dem Baskenland, der Grenzregion zwischen Spanien und Frankreich, in der die duftenden Kräuter der Region zusammenfinden. Alles Gegrillte wird damit zu neuen Höhen erhoben. Sie eignet sich ebenso für Grillgemüse.

Ich habe gern ein Fläschchen davon zur Hand, wenn ich Fisch oder Hühnchen grille, oder nehme die Soße als Marinade oder Gemüse-Dressing.

- *Etwa 120 Milliliter Olivenöl*
- *Etwa 300 Milliliter Apfelessig*
- *1 ganze frische Chili*
- *1 Esslöffel Kapern*
- *2 Knoblauchzehen*
- *1 getrocknetes Lorbeerblatt*
- *1 Zweig Rosmarin (frisch)*
- *1 Esslöffel Thymian (getrocknet)*
- *Schale von einer Zitrone*

1. Alle Zutaten in eine Flasche oder ein Einmachglas geben. Verschließen.
2. Gut schütteln und an einem kühlen Ort für etwa eine Woche stehen lassen.
3. Fertig!

Kapern-Dill-Soße

Ich liebe Dill. Er schmeckt nach Zuhause, nach meiner Kindheit, nach Midsommar mit meinem Großvater in Dalarna, einer Provinz in Zentralschweden. Wenn ich in London bin, habe ich immer ein Verlangen nach Dill. Dill ist außerdem, genau wie Kapern, entzündungshemmend. Diese Soße ist verlockend und hat einen gewissen Biss.

- *1 Esslöffel Weißweinessig*
- *3 Esslöffel Olivenöl*
- *2 Esslöffel zerkleinerte Kapern*
- *2 Esslöffel gehackter frischer Dill*
- *Schale einer Zitrone*
- *Salz*
- *Schwarzer Pfeffer*

1. Essig und Öl vermischen.
2. Kapern, Dill und Zitronenschale dazugeben.
3. Mit Salz und Pfeffer abschmecken.

EIGNET SICH GUT ZU:

- Gegrilltem Fisch
- Brathähnchen
- Grillgemüse
- Als Dressing zu Salat mit Eiern und Shrimps

Emilys Tahin

Meine Trainingskollegin Emily Johns ist Geologin und Veganerin, und sie kocht fantastisch. Ihren Blog und Instagram-Account hat sie nach ihrem Lieblingsstein und ihrer Lieblingsspeise benannt: quartzandquinoa. Jeder, der besonders frische vegane Inspirationen sucht, ist hier gut aufgehoben. Als wir uns in Kanada trafen, servierte sie mir einen Salat mit »Doppeldressing«, wie sie es nannte – ein neues Geschmackserlebnis für mich. Sie hat einfach Tahin mit einer Vinaigrette gemischt.

Tahin ist seit jeher ein Grundbaustein in meiner Küche. Sein cremiger Sesamgrundton kontrastiert in entzückender Weise mit dem Knoblauch und der Zitrone.

Tahin ist das Fundament für viele andere Soßen wie Baba Ghanoush mit gebratener Aubergine, Zitrone, Knoblauch, Kreuzkümmel und Olivenöl.

- *Etwa 225 Gramm Tahin (Sesampaste)*
- *120–180 Milliliter lauwarmes Wasser*
- *4 Knoblauchzehen*
- *2 Teelöffel Kreuzkümmel*
- *Ein halber Teelöffel Chili (getrocknet)*
- *1 Teelöffel gehackte Petersilie (frisch oder getrocknet)*
- *Saft einer Zitrone*
- *Salz*

1. Alle Zutaten – außer dem Wasser – in einem Mixer mischen. Das Wasser hinzugeben, bis die richtige Konsistenz erreicht ist – es wird schnell dick.
2. Zu Huhn, Lamm, Omelett oder gekochtem oder gegrilltem Gemüse servieren. Oder, wie bei Emily Johns, zu einem Salat zusammen mit einer normalen Vinaigrette.

GETRÄNKE

Lisas Bulletproof Coffee

Das Grundrezept für diesen frisch aufgebrühten Kaffee mit Kokosöl und Biobutter stammt aus Kalifornien. Es enthält leicht verdauliche mittelkettige Triglyceride und Koffein, das einen Extrakick gibt. Kaltgepresstes Kokosöl hat sich in Tierversuchen als entzündungslindernd erwiesen, und man geht davon aus, dass der aktive Bestandteil Laurinsäure auch beim Menschen wirkt.

Inspiriert hat mich meine Haarstylistin Lisa Daly, die sich nicht nur seit acht Jahren um mein Haar kümmert, sondern mich auch an ihrer Lebensweisheit und ihrem Lachen teilhaben lässt und mich mit guten Vitaminen versorgt; sie ist auf meinem entzündungshemmenden Abenteuer zu einer Freundin geworden. Außerdem hat sie eine sensationell gute Version des Bulletproof Coffee kreiert. Herausgekommen ist ein cremiges Geschmacksfeuerwerk mit dunkler, würziger Note.

- *Kaffee (entweder ein Becher aufgebrühter Kaffee oder 1–2 Espresso-Shots mit einem Glas Wasser)*
- *½ Teelöffel Zimt*
- *Teelöffel Kurkuma (getrocknet und gemahlen)*
- *1 Prise Chilipulver*
- *Ein guter Zentimeter Ingwer (frisch)*
- *1 Teelöffel Kokosöl*
- *1 Teelöffel Butter (Bio-Qualität und ungesalzen)*
- *1 Stück dunkle Schokolade (85 %)*

1. Den Kaffee aufbrühen.
2. Die Gewürze hinzugeben.
3. Kokosöl und Butter dazu, dann die Schokolade.
4. Ab in den Mixer, fertig!

Heilwasser

Wozu braucht man ein Rezept für Wasser? Ganz einfach: Die Idee stammt von normalem Zitronenwasser, das man zu leckeren neuen Alternativen abwandeln kann, die entzündungslindernd wirken und Ihrem oft nüchternen Leben ein wenig mehr Schönheit und Glamour verleihen.

So geht es: Füllen Sie eine Glaskaraffe mit Leitungs- oder Mineralwasser und geben Sie verschiedene Dinge hinzu. Zum Beispiel:

- *Blaubeeren und ein paar Thymianzweige*
- *Himbeeren und ein paar Rosmarinzweige*
- *Zitrone, Limette und Mandarine*
- *Basilikum und Zitrone*
- *Zitrone und Petersilienzweige*
- *Erdbeerscheiben und ein paar Minzzweige*

1. Man kann auch prickelndes, erfrischendes Kombucha dazugeben.

Gregers Morgentee

Zu Hause beginnt unser Tag früh und mit wenigen Worten, dafür mit Kerzenlicht und Tee. Mein Mann mischt einen rauchigen Tee, der süchtig macht.

- *1 Packung Lady Grey (lose)*
- *1 Packung Lapsang souchong (lose)*

1. Beide Teesorten gut mischen und in einem fest verschließbaren Behälter lagern.

Tee aus der Blauen Zone

Die Blauen Zonen inspirieren uns, Pflanzen und Kräuter aus der Natur mit heißem Wasser zu genießen. Das ist es nämlich, was die Menschen auf der ganzen Welt tun, die am längsten leben: Sie trinken grünen Tee. Machen Sie es ihnen nach, indem Sie ganz einfach Ihr Wasser mit einem der folgenden Dinge anreichern:

- *Ein paar Rosmarinzweige*
- *Ein paar Basilikumblätter*
- *Gehackter Ingwer, Rohhonig und ein paar Zitronenscheiben*
- *Grüner Matcha-Tee (ein Pulver, das man in heißem Wasser auflöst)*
- *Getrockneter Thymian, Majoran, Oregano und/oder Salbei in einem Tee-Ei*
- *Grüner Tee in kaltem Wasser*

Emilys Tee für tolle Haut

Meine Freundin Emily Johns macht einen wilden und fantastischen Rooibostee. Trinken Sie dieses Gebräu drei Tage lang, und Ihr Teint erstrahlt in neuem Leben. Der Tee ist höchst entzündungshemmend, und ich braue ihn oft, wenn jemand in der Familie kränkelt, denn er scheint auch Erkältungen auszubremsen.

- *Ein halber Teelöffel Zimt*
- *Ein paar Nelken*
- *Teelöffel Kurkuma (gemahlen)*
- *1 Prise Chilipulver*
- *Etwa ein Zentimeter Ingwer (frisch)*
- *1 Teebeutel Rooibos*
- *1 Teelöffel Rohhonig*

1. 180 bis 240 Milliliter Wasser in einem Topf kochen und die getrockneten Kräuter hinzugeben.
2. Den Ingwer klein hacken und in eine Tasse geben. Das Wasser hinzugeben.
3. Den Teebeutel in die Tasse hängen.
4. Für fünf bis zehn Minuten ziehen lassen.
5. Den Teebeutel entfernen und abseihen.
6. Mit Honig süßen und bei Bedarf ein wenig Mandelmilch hinzugeben.

Meine geliebte Großmutter trank jeden Tag acht bis zehn Tassen Tee – leichten und eleganten am Morgen, kräftigeren im Laufe des Tages. Sie starb mit 96 Jahren, bis zum Ende in jeder Hinsicht vital. Tee ist nicht nur ein wunderbares Getränk, sondern auch reich an Polyphenolen.

Power Matcha

Wenn ich lange Berichte schreiben muss und den Schwung und die Motivation verliere, will ich in der Regel ein Stück Kuchen essen und dazu einen Kaffee trinken, um mich aufzupeppen. Dann ist dieses Getränk genau das richtige.

- *1 Tasse Mandelmilch*
- *1 Teelöffel Zimt*
- *1 Prise Chilipulver*
- *1 Teelöffel Kardamom*
- *1 Teelöffel Kurkuma*
- *1 gehäufter Teelöffel Matcha (grüner Tee in Pulverform)*

1. Die Mandelmilch mit den Gewürzen aufkochen. Für etwa eine Minute köcheln lassen.
2. Das Matcha-Pulver mit einem speziellen Matcha-Quirl oder einer Gabel einrühren.

Diese Dinge
vermeide ich

Was mich antreibt, ist nicht Verzicht, sondern Verlangen und Möglichkeiten. Deshalb habe ich es lange vermieden, eine Liste mit Dingen zu erstellen, auf die man verzichten sollte. Aber oft fragen mich die Menschen danach, was sie nicht tun sollten. Also folgen nun die Dinge, die ich während meines Abenteuers zurückgeschraubt habe. Ich habe Erklärungen und Alternativvorschläge ergänzt. Schauen Sie sich die Tabelle an und prüfen Sie, was für Sie Sinn ergibt. Was lässt Ihren Bauch anschwellen? Das ist oft ein Zeichen für eine heimliche Entzündung. Durch was fühlen Sie sich leicht und vital? Das ist das beste Essen.

Bitte beachten Sie: Wenn Sie eine ausgeprägte Empfindlichkeit gegenüber bestimmten Stoffen haben, zum Beispiel eine Glutenunverträglichkeit, eine Milcheiweißallergie oder eine Nussallergie, sollten Sie natürlich den Empfehlungen Ihres Arztes folgen.

Ich esse weniger	weil	stattdessen
Brot aus Weizen, Roggen und Gerste	Es beinhaltet viel Gluten (siehe auch Pasta). In Kombination mit raffiniertem Mehl – das einen hohen GI-Wert hat – wird die Entzündung zusätzlich angetrieben.	Wechseln Sie zu Reiswaffeln! Heutzutage esse ich nur noch ein paar Mal in der Woche Brot. Dann ist es entweder Sauerteigbrot, in dem die Glutenmoleküle teilweise aufgespalten sind, oder ein gutes Vollkornroggenbrot mit vielen Nährstoffen und einem niedrigeren GI-Wert. So verhindert man den kumulativen GI/Gluten-Effekt. (Beachten Sie, dass Gerstenbrot, das aus voller Gerste gebacken wird, bei der die Körner anschwellen dürfen, einen entzündungshemmenden Effekt haben kann.)
Cerealien, Müsli und Müsliriegel	Hoher Zucker- und Glutengehalt (diese Kombination ist sehr entzündungsförderlich)	Mischen Sie Ihre eigene Seed Bowl mit Nüssen, Samen, frischem Obst, ein paar Beeren und Mandelmilch. Ein bisschen Zimt senkt den GI-Wert – wie auch Betavivo-Haferherzen, die man im Reformhaus kaufen kann.
Pasta	Weißmehl enthält Gluten, ein schwer verdauliches Protein, das mit Entzündungen verknüpft ist – nicht nur bei Menschen mit Glutenunverträglichkeit, sondern auch bei anderen. Der frühe Mensch nahm normalerweise keine großen Mengen Gluten zu sich.	Wählen Sie Süßkartoffeln, Quinoa und Vollkornreis als komplexe Kohlenhydrate zu Ihrer Soße. Wenn ich irgendwo eingeladen bin und Pasta serviert wird, nehme ich wenig Nudeln und mehr Soße und Beilagen.
Pizza	Viel Gluten.	Braten Sie sich ein Omelett mit Pizzabelag wie Tomaten, Parmesan, Zwiebeln, Thunfisch, Oliven etc.

Ich esse weniger	weil	stattdessen
Hamburger	Die Brötchen beinhalten viel Gluten.	Lassen Sie die Deckelbrötchenhälfte weg und essen Sie den Burger wie ein belegtes Brot mit Fleisch, Salat und Tomate. Aber trotzdem sollte das nicht Ihr Standard-Mittagessen sein.
Fertigsuppen	Lesen Sie das Etikett und achten Sie auf den Zuckergehalt und die Anzahl der gelisteten Zutaten. Oft ist Weizenmehl als Verdickungsmittel enthalten.	Wählen Sie sorgfältig. Eine fertige Tomaten- oder Linsensuppe kann gut sein. Oder kochen Sie ganz leicht eine eigene Suppe mit Gemüse, Gemüsebrühe und Mandelmilch, abgerundet mit ein paar Mandeln und etwas Salz. Gut eignet sich Wurzelgemüse wie Sellerie, Möhren und Zwiebeln.
Industriell gefertigte Kekse	Sie enthalten Transfette, Gluten und Zucker. Transfette sind gehärtete pflanzliche Öle, die sich als extrem entzündungsfördernd erwiesen haben. Dasselbe gilt für Zucker und Gluten. Zusammen – es tut mir leid, ich bedauere es von Herzen – sind sie eine dreifache Entzündungsbombe.	Backen Sie Ihre eigenen Kekse. Benutzen Sie Kokosöl oder gute Biobutter, Honig, Eier, glutenfreie Haferflocken, Mandelmilch, Nüsse und ein paar getrocknete Früchte. Oder machen Sie leckere »Energiebällchen« aus Kokosöl, Datteln und Samen! Sie können auch Süßkartoffeln, Möhren usw. in Keksen und süßem Brot verwenden. Ich füge manchmal ein bisschen Eiweißpulver hinzu, aber das könnte für manche zu viel sein. Sie finden eine Menge Rezepte im Internet, wenn Sie nach gluten- und laktosefreien Keksen suchen.
Chips	Chips enthalten entzündungsfördernde Transfette.	Nehmen Sie stattdessen Oliven, Rauchmandeln, Gurkenscheiben, ein bisschen guten Schinken, Möhren-Sticks mit Hummus. Zusammen mit einem Glas Wein hat man das gleiche festliche Gefühl, aber ein völlig anderes Nährwertprofil.

Diese Dinge vermeide ich

Ich esse weniger	weil	stattdessen
Süßig-keiten	Süßigkeiten enthalten Zucker, der Entzündungen fördert – basta. Manchmal sind auch Transfette enthalten (s. Kekse). Diese sollen auf lange Sicht aus den Supermärkten verbannt werden.	Essen Sie qualitativ hochwertige dunkle Schokolade, am besten mit mehr als 70 Prozent Kakaoanteil. Kakaobohnen sind reich an Polyphenolen. Oft sind zwei oder drei Stücke genug, weil sie so reichhaltig und komplex im Geschmack sind.
Milch-produkte	Milchprodukte enthalten Laktose (Milchzucker), die von dem Enzym Laktase aufgespalten wird. Menschen, die wenig Laktase haben, fühlen sich nach einem Glas Milch aufgebläht. Die Verbindung zwischen Entzündung und Laktose ist immer noch unklar. Klar ist, dass Menschen mit einer Laktoseintoleranz durch Milchprodukte eine messbare niedriggradige Entzündung entwickeln. Aber für solche, die keine Intoleranz haben, hat die Forschung keine klare Antwort. Was fermentierte Milchprodukte angeht, wie Joghurt und Kefir, haben Studien gezeigt, dass sie definitiv eine entzündungshemmende Wirkung haben.	Experimentieren Sie damit, wie viel Milch Sie gut verdauen können, und wechseln Sie mit laktosefreien Produkten ab. Milchprodukte sind gute Calciumquellen, und manche von ihnen enthalten auch viele gute Bakterien. Biomilch von grasfressenden Kühen weist auch einen höheren Omega-3-Gehalt auf. Mein Kompromiss: • Ein wenig normale Milch, am besten in Bio-Qualität, in Kaffee und Tee. • Fünfmal die Woche laktosefreier oder griechischer Joghurt. Ansonsten nehme ich Mandel- und Sojamilch.

Ich esse weniger	weil	stattdessen
Eiscreme	Enthält Zucker, Laktose und manchmal die falsche Sorte Fett. Sorry, aber Eis gehört nicht in meine Ernährung.	Machen Sie Ihre eigene Eiscreme. Wenn mir nach der Süße von Eis ist, kann eine gefrorene Banane mit ein paar frischen Erdbeeren ein gutes Sorbet ergeben. Wenn ich Cremigkeit brauche, kann Nussbutteraufstrich auf Apfelscheiben helfen. Wenn Sie richtige Eiscreme wollen, nehmen Sie eine, die aus guter Sahne gemacht ist.
Kaffee und Energy Drinks	Zu viel Koffein treibt das Stresshormon Cortisol nach oben, welches den Blutzuckerspiegel anhebt und Entzündungsprozesse in den Zellen auslöst. Zugleich enthält Kaffee gute Polyphenole, die unter anderem das Gehirn gegen Parkinson und Alzheimer schützen.	Ziehen Sie nach ein oder zwei Tassen am Tag die Reißleine. Nehmen Sie einen qualitativ hochwertigen Kaffee und trinken Sie ihn vorzugsweise vor körperlicher Ertüchtigung, damit der durchs Cortisol freigesetzte Zucker von den Muskeln benutzt wird. Ich trinke auch viel Tee: schwarz, grün und verschiedene Kräutertees, die ebenfalls reich an Polyphenolen sind.
Limonaden	Enthalten Zucker.	Trinken Sie Mineralwasser oder »aufgepimptes« Wasser, bei dem Sie entzündungshemmende Zutaten hinzufügen, wie grünen Tee, Kräuter, Limetten, Gurken und Beeren, und lassen Sie es eine Weile ziehen. Eine weitere Alternative ist Kombucha, eine Art probiotische Limonade aus fermentiertem grünem Tee, den man heutzutage in vielen verschiedenen Geschmacksrichtungen kaufen kann. Probieren Sie einen mit Kurkuma und Ingwer für den maximalen Kick.

Diese Dinge vermeide ich

Ich esse weniger	weil	stattdessen
Saft – aus dem Supermarkt, Saftbars oder selbstgepresst	Hoher Fruktosegehalt und wenige Ballaststoffe, heben den Blutzuckerspiegel, was Entzündungen befördert. Das gilt selbst für frisch gepressten Saft.	Essen Sie Obst zusammen mit Nüssen oder gekochten Eiern, um die Insulinausschüttung konstant zu halten. Wenn ich einen Smoothie kaufe, nehme ich einen grünen mit Spinat, Ingwer, Sellerie etc. und wenig Zucker.
Alkoholische Getränke	Alkohol ist im Grunde nichts anderes als vergorene hochgradig zuckerhaltige Pflanzen. Wein, harter Alkohol, Champagner und andere Drinks beeinflussen den Kohlenhydratbedarf. Generell sollten Sie nur zweimal in der Woche Alkohol trinken. Frauen, die täglich trinken, haben unter anderem ein erhöhtes Brustkrebsrisiko. Moderater Genuss kann dank des Polyphenols Resveratrol wiederum entzündungslindernd sein.	Trinken Sie gemäßigt – nicht mehr als ein paar Gläser in der Woche –, und überlegen Sie, welcher Drink es sein soll. Aus entzündungshemmender Sicht ist Rotwein mit hohem Resveratrolgehalt die beste Wahl, zum Beispiel Pinot Noir. Bestimmte Drinks haben einen niedrigeren GI-Wert als andere, zum Beispiel trockener Champagner und Wodka. Eine Sache, die ich gelernt habe, ist, mir meine Drinks für solche Situationen aufzusparen, die mir persönlich wichtig sind. Ich vermeide »rausgeschmissene« Drinks wie Wein im Flugzeug. Ich mixe mir gern »Rita-Cocktails«: Mineralwasser mit ein bisschen Wein. Oder Kombucha mit Wein, das ist auch eine gute Kombination.

Die Autorin sagt Danke

Kein Mensch ist eine Insel, am allerwenigsten eine Autorin. Ein Buch zu schreiben ist in gewisser Hinsicht eine einsame Arbeit, aber ich stehe dabei auf den Schultern anderer Menschen, die mich tatkräftig mit ihrer Wärme und ihrer Klugheit unterstützt haben. Ganz besonders möchte ich den folgenden Personen danken:

Meiner Verlegerin Carina Nunstedt, die mir geholfen hat, die Dinge mit einem neuen Blick zu sehen und die mich meine Reise überdenken ließ, mir den Mut gab, tiefergehender und persönlicher darüber zu schreiben. Es ist ein Privileg, mit jemandem zu arbeiten, der solch ein schlauer Kopf ist und über eine solche Auffassungsgabe verfügt. Ich danke auch der PR-Unternehmerin Christina Saliba, die uns mit ihrer Großzügigkeit und ihrer Menschenkenntnis zusammengebracht hat.

Meiner warmherzigen und brillanten Agentin Rita Karlsson von Kontext Agency, die wohldosierte Kritik mit wahrer Leidenschaft für die Wissenschaft und gute Bücher vereint.

Dem feinen Team bei HarperNordic, das solchen Unternehmergeist versprüht, solch ansteckende Energie und Liebenswürdigkeit: Lisa Sorgenfrei, Lektorat; Charlotta Paulson, Herstellung; Sarah Wallskog Lindvall und Annika Widholm, PR und Marketing; Peter Hafverkorn und Pauline Riccius, Vertrieb; sowie Lina Moren, Programmleiterin Digitales, und Geschäftsführerin Anette Ekström, die es auf Anhieb verstanden hat.

In den USA wurde ich von dem leidenschaftlichen und erfahrenen Team von Harper Design unterstützt: Christine Choe, Emily Van Derwerken, Dani Segelbaum, Sue Livingston und der supercoolen Marta Schooler. Außerdem, im Videochat-Raum: Marisa Benedetto und Scooter McCray.

Dem Team am Fluss bei HarperCollins UK: danke für die exzellente Arbeit und das Gefühl, willkommen zu sein, an Rachel Kenny, Cheflektorin, Lisa Milton, Herausgeberin, und Kate Fox, Celia Lomas, Louise McGrory, Georgina Green, Lucy Richardson und Jennifer Porter.

Rita Catolino – du bist eine Bildhauerin und Führungspersönlichkeit, und ich bin eine andere, seit ich mich in deinem Dunstkreis bewege. Meinen Sportfreundinnen, die ich durch Rita kennengelernt habe: Dank und Umarmungen, und auch an Ritas Mutter, die fantastische Gabriella.

Annie Wegelius – mit deinem großen kreativen Talent hast du dir den Titel dieses Buches ausgedacht und hast in vielerlei Hinsicht liebevoll auf mich achtgegeben. So viele Gedanken in diesem Buch haben in deiner Klugheit und Menschlichkeit und unseren Diskussionen der vergangenen 30 Jahre ihren Ursprung.

Weiter geht's mit meinen wissenschaftlichen Beratern. In Schweden: Professorin Inger Björck und die Forscher Juscelino Tovar und Anne Nilsson an der Universität Lund – ihr habt mich auf die richtige Fährte gebracht und mir mit der komplexen Materie geholfen. Für eure fantastische Arbeit verdient ihr jede Unterstützung.

Ein herzliches Dankeschön geht an Professor Tomas Ekström am Karolinska-Institut, der mir unglaublich viel Unterstützung gewährt hat, indem er meinen Text gelesen und zu allem freizügig seine Meinung geäußert hat. Ebenfalls am Karolinska-Institut: danke an den fantastischen Martin Schalling, Professor für Neurogenomik, für seine Gedanken über vorzeitiges Altern im Zuge einer Nierenerkrankung, sowie den brillanten Martin Ingvar, Professor für Neurologie, für seine Gedanken zu Kognition und Inflammation.

Ebenfalls ein herzliches Dankeschön geht an die wundervolle Dr. Anna Marie Olsen, Dermatologin an der Dr. Sebagh Clinic in London, und die innovative Denkerin und Ernährungsphysiologin Stephanie Moore am Grayshott Spa in Surrey. Ebenfalls in Großbritannien stieß ich auf Dr. Jeya Prakash, einen Arzt auf der Harley Street, der ein absoluter Pionier und dessen Arbeit zukunftsweisend ist.

In Kanada geht ein großer Dank an meine Inspirationsquelle Dr. Jennifer Stellar an der Universität von Toronto, die so viel Grundlagenforschung betreibt, dass mich die Ehrfurcht packt. In Dänemark danke ich der unglaublich coolen Professorin Bente Klarlund Pedersen am Rigshospitalet in Kopenhagen. Ich liebe ihre Leidenschaft für die Gesundheit ganz normaler Leute. In Indien danke ich dem Someatheeram Ayurvedic Spa mit seinen weisen und fantastischen Ärzten und Therapeuten.

In den USA danke ich herzlich dem freundlichen Dr. Gary Fraser und seinen Mitarbeitern sowie der Verwaltung der Loma Linda Universität.

Auch möchte ich den Organisatoren, den Mitarbeitern und den Teilnehmern des Bliss-Camps in Kalifornien, des Ayurveda-Kurses in Kerala, der Darmgruppe in Grayshott in Großbritannien und des Trainings-Camps mit Rita Catolino danken. Ihr habt alle zu meinen Erkenntnissen beigetragen, und wenn jemand von euch sich in irgendeiner Weise falsch dargestellt fühlen sollte, bitte ich um Verständnis und Nachsicht, denn ich habe mein Bestes getan, um alles und jeden echt und liebevoll zu porträtieren.

Ein herzlicher Dank an meine drei kritischen Leser: meine Antiinflammations-Freundin Jessica Cappelen; meine Lektorin bei DI, Anna Ekström; sowie meine Sportfreundin Ulrika Fors Stenmarck – ihr drei seid fantastisch. Ihr habt gelesen, Fragen gestellt, mir Selbstvertrauen gegeben und eure Meinungen geäußert.

An Arriane Alexander, die mit dem Buch gelebt und neue Türen in mir geöffnet hat: danke für deine Weisheit und dein Licht.

Danke an meine Haarstylistin Lisa Daly, die mich nicht nur mit Vitaminen versorgt, sondern mit der ich auch in einem ständigen Dialog über das Leben, Gesundheit, Sport und Essen stehe.

An meine Podcast-Kollegin Katrin Marcal, die mich dauernd ermutigte, neue Wege zu gehen, und mir wertvolles Feedback gab, wenn ich Probleme hatte.

Und an meine Kollegin Karin O'Connor für deine Brillanz und Aufrichtigkeit in einfach allem – inklusive deinen Lesetipps.

Danke an die inspirierende Jane Sowerby von Sowerby Housestyle für ihre innovative und wunderschöne Bildgestaltung und Inszenierung. An Jenny Lewis, unsere wunderschöne Londoner Fotografin, deren Aufnahmen ein Gefühl von Leichtigkeit und Menschlichkeit verströmen. Und an Pamela und Andrea Makeup, die uns geholfen haben einzufangen, wofür das Buch steht.

Ebenfalls danke ich Mille Broome für ihren guten Rat und meiner wunderbaren Meditationsschwester Annika Dopping und meiner alten, lieben Freundin Leni dafür, dass sie in meiner Selbsthilfegruppe war, mit der damals alles angefangen hat.

Nun komme ich zu meiner Familie, die in diese große Unternehmung und das Buch selbst hineingezogen wurde. Greger, du hebst mich auf und trägst mich, auch wenn ich es am wenigsten verdiene, und gehst mit solcher Wärme an meiner Seite. Gustaf, du teilst mein Interesse für Sport, Ernährung und Wissenschaft – danke für deine Hilfe bei der Recherche, die du clever und mit großem Einfallsreichtum und Eigenständigkeit bewerkstelligt hast, indem du selbst auf einige Hinweise gestoßen bist. Erica, du bist eine so professionelle, kluge und warmherzige Leserin gewesen. Jederzeit hattest du ein Ohr für Fragen rund ums Buch. Jakob, du hast mein Herz mit Gedanken über innere Motivation und Zielsetzung erfüllt und mich durch manche schwierige Phase des Projekts getragen. Bisse, danke für deine fortwährende liebevolle Ermutigung und dafür, dass du mich dazu gebracht hast, meinen Text mit den Augen einer Dramatikerin zu sehen. An meine gesamte Familie: meine Liebe ist unermesslich ...

Quellen

Interviews mit Wissenschaftlern

Inger Björck, Professorin für Ernährungswissenschaft und Direktorin des Zentrums für Präventions- und Ernährungsforschung an der Universität Lund, Schweden. (Interviews April–Oktober 2013.)

Tomas Ekström, Professor der Molekularen Zellbiologie im Fachbereich Klinische Neurowissenschaft, Karolinska-Institut, Stockholm, Schweden. (Interview und E-Mail-Korrespondenz ab Frühling 2017.)

Gary Fraser, Kardiologe und Projektleiter beim Adventist Health Study Project, Loma Linda Medical Center, Loma Linda, Kalifornien, USA. (Interview März 2017.)

Bente Klarlund Pedersen, Professorin der Integrativen Medizin und Direktorin und Gründerin des Dänischen Forschungszentrums für Inflammation and Metabolismus, Rigshospitalet, Kopenhagen, Dänemark. (Interview Mai 2017.)

Stephanie Moore, Therapeutin für Klinische Ernährung und Psychologin sowie Direktorin des Grayshott Spa, Haslemere, Großbritannien. (Interview Februar 2017.)

Anne Nilsson, Dozentin im Fachbereich Lebensmitteltechnologie, Universität Lund, Schweden. (Interview Januar 2017.)

Anna Marie Olsen, Klinische Dermatologin, Dr. Sebagh Clinic, London, Großbritannien. (Interview Mai 2017.)

Jeya Prakash, Mediziner und Spezialist fürs Altern im The Medical Park Team, London, Großbritannien, und in Chennai, Indien. (Interview und E-Mail-Korrespondenz ab September 2017.)

Martin Schalling, Professor für Medizintechnik im Fachbereich Molekularmedizin und Chirurgie, Karolinska-Institut, Stockholm, Schweden. Direktor von Psykiatrifonden. (Interviews ab 2013.)

Seena Rajendran, Chef-Amtsärztin im Somatheeram Ayurveda Resort, Kerala, Indien. (Interview Januar 2016.)

Barry Sears, Direktor der Inflammation Research Foundation, Peabody, Massachusetts, USA. (Telefoninterview und E-Mail-Korrespondenz, Frühling 2017.)

David Sinclair, Professor am Department of Genetics, Harvard Medical School, Boston, USA. (E-Mail-Korrespondenz, Frühling 2017.)

Jennifer Stellar, Psychologin an der Universität Toronto, Kanada. (Interview, Januar 2017.)

Juscelino Tovar, Dozent und Forschungsdirektor am Zentrum für Präventions- und Ernährungsforschung, Universität Lund, Lund, Schweden. (Interview, Januar 2017.)

Darüber hinaus habe ich in meiner dreißigjährigen Tätigkeit als Wissenschaftsjournalistin mit sehr vielen Forschern aus verschiedenen Disziplinen gesprochen, wie Immunologie, Ernährungswissenschaft, Genetik, Endokrinologie, Sportphysiologie und Psychiatrie. Nicht zu vergessen all die Menschen, die mir auf meinen zahlreichen Reisen nach Indien von Ayurveda erzählt haben. Erkenntnisse sammelt man Stück für Stück, und all meine Gespräche mit der Fitness-Spezialistin Rita Catolino haben mir viel gegeben. Verantwortlich für die schlussendliche Präsentation all dieser Puzzlesteine bin jedoch ich ganz allein.

Wissenschaftliche Artikel

James David Adams et al. (2012). Mugwort (Artemisia vulgaris, Artemisia douglasiana, Artemisia argyi) in the treatment of menopause, premenstrual syndrome, dysmenorrhea and attention deficit hyperactivity disorder. *Chinese Medicine*, Vol. 3, Nr. 3/2012, S. 116–123.

Joanne S. Allard et al. (2009). Dietary activators of Sirt1. *Molecular Cell Endocrinology*, Vol. 299, Nr. 1/2009, S. 58–63.

Jessica A. Alvarez et al. (2009). Fasting and postprandial markers of inflammation in lean and overweight children. *American Journal of Clinical Nutrition*, Vol. 89, Nr. 4/2009, S. 1138–1144.

Anthony T. Annunziato (2008). DNA packaging: Nucleosomes and chromatin. *Nature Education*, Vol. 1, Nr. 1/2008, S. 26.

John Axelsson et al. (2013). Effects of sustained sleep restriction on mitogen-stimulated cytokines, chemokines and T helper 1/ T helper 2 balance in humans. *PloS One*, Vol. 8, Nr. 12/2013.

Yang Bai et al. (2017). Awe, the diminished self, and collective engagement: Universals and cultural variations of self. *Journal of Personality and Social Psychology*, Vol. 113, Nr. 2/2017, S. 185–209.

Nir Barzilai & Ilan Gabrieli (2010). Genetic studies reveal the role of the endocrine and metabolic systems in aging. *The Journal of Clinical Endocrinology and Metabolism*, Vol. 95, Nr. 10/2010, S. 4493–4500.

Jessica E. Beilharz et al. (2016). Short-term exposure to a diet high in fat and sugar, or liquid sugar, selectively impairs hippocampal-dependent memory, with differential impacts on inflammation. *Behavioural Brain Research*, Vol. 306/2016, S. 1–7.

Jessica E. Beilharz et al. (2016). The effect of short-term exposure to energy-matched diets enriched in fat or sugar on memory, gut microbiota and markers of brain inflammation and plasticity. *Brain, Behavior, and Immunity*, Vol. 57/2016, S. 304–313.

Alessandra Bordoni et al. (2015). Dairy products and inflammation: A review of the clinical evidence. *Critical Reviews in Food Science and Nutrition*, Vol. 57, Nr. 12/2015, S. 2497–2525.

William M. Brown (2015). Exercise-associated DNA methylation change in skeletal muscle and the importance of imprinted genes: a bioinformatics meta-analysis. *British Journal of Sports Medicine*, Vol. 49, Nr. 24/2015, S. 1567–1578.

Ewa Bulzacka et al. (2016). Chronic peripheral inflammation is associated with cognitive impairment in schizophrenia: Results from the multicentric FACE-SZ dataset. *Schizophrenia Bulletin*, Vol. 42, Nr. 5/2016, S. 1290–1302.

Ivana Celic et al. (2006). The sirtuins Hst3 and Hst4p preserve genome integrity by controlling histone H3 lysine 56 deacetylation. *Current Biology*, Vol. 16, Nr. 13/2006, S. 1280–1289.

Jennifer Couzin-Frankel (2011). Aging Genes: the sirtuin story unravels. *Science*, Vol. 334, Nr. 6060/2011, S. 1194–1198.

David Creswell et al. (2016). Alterations in resting-state functional connectivity link mindfulness meditation with reduced interleukin-6: A randomized controlled trial. *Biological Psychiatry*, Vol. 80, Nr. 1/2016, S. 53–61.

Weiwei Dang et al. (2009). Histone H4 lysine 16 acetylation regulates cellular lifespan. *Nature*, Nr. 459, S. 802–807.

J. Denham et al. (2014). Exercise: putting action into our epigenome. *Sports Medicine*, Vol. 44, Nr. 2/2014, S. 189–209.

Sally Dickerson et al. (2004). Immunological Effects of Induced Shame and Guilt. *Psychosomatic Medicine*, Vol. 66, Nr. 1/2004, S. 124–131.

J. A. Dumas et al. (2016). Dietary saturated fat and monounsaturated fat have reversible effects on brain function and the secretion of pro-inflammatory cytokines in young women. *Metabolism*, Vol. 65, Nr. 10/2016, S. 1582–1588.

Tobias Ehlert, Perikles Simon, & Dirk A. Moser (2013). Epigenetics in sports. *Sports Medicine*, Vol. 43, Nr. 2/2013, S. 93–110.

Sophie Erhardt et al. (2001). Kynurenic acid levels are elevated in cerebrospinal fluid of patients with schizophrenia. *Neuroscience Letters*, Vol. 313, Nr. 1–2/2001, S. 96357 ff.

Marjo H. Eskelinen & Miia Kivipelto (2010). Caffeine as a protective factor in dementia and Alzheimer's disease. *Journal of Alzheimer's Disease*, Vol. 20, suppl. 1-2010, S. 167–174.

M. F. Facheris et al. (2008). Coffee, caffeine-related genes, and Parkinson's disease: A casecontrolled study. *Movement Disorders*, Vol. 23, Nr. 14/2008, S. 2033–2040.

Elinor Fondell et al. (2011). Short natural sleep is associated with higher T cell and lower NK cell activities. *Brain, Behavior, and Immunity*, Vol. 25, Nr. 7/2011, S. 1367–1375.

Yuanquin Gao et al. (2017). Dietary sugars, not lipids, drive hypothalamic inflammation. *Molecular Metabolism*, Vol. 6, Nr. 8/2017, S. 897–908.

Amie M. Gordon et al. (2017). The dark side of the sublime: Distinguishing a threat-based variant of awe. *Journal of Personality and Social Psychology*, Vol. 113, Nr. 2/2017, S. 310–328.

Jean-Philippe Gouin et al. (2012). Stress, negative emotions, and inflammation. I: *The Oxford Handbook of Social Neuroscience*, Oxford University Press. http://www.oxfordhandbooks.com /view/10.1093/oxfordhb/9780195342161.001.0001/oxfordhb-9780195342161-e-054. Zuletzt besucht: 27.11.2017.

Mai-Lis Hellénius (2011). Metabola syndromet [pdf]. FYSS—fysisk aktivitet i sjukdomsprevention och sjukdomsbehandling. http://fyss.se/wp-content/uploads/2011/02/32.-Metabola- syndromet.pdf. Download am 16.11.2017.

Edel Hennessy et al. (2016). Systemic TNF—produces acute cognitive dysfunction and exaggerated sickness behavior when superimposed upon progressive neurodegeneration. *Brain, Behavior, and Immunity*, Vol. 59/2017, S. 233–244.

Nolan J. Hoffman et al. (2015). Global phosphoproteomic analysis of human skeletal muscle reveals a network of exercise-regulated kinases and AMPK substrates. *Cell Metabolism*, Vol. 22, Nr. 5/2015, S. 922–935.

Shin-ichiro Imaj & Leonard Guarente (2016). It takes two to tango: NAD+ and sirtuins in aging/ longevity control. *Npj Aging and Mechanisms of Disease*, Vol. 2/2016.

S. Intahphuak, P. Khonsung, & A. Panthong (2009). Anti-inflammatory, analgesic, and antipyretic activities of virgin coconut oil. *Pharmaceutical Biology*, Vol. 48, Nr. 2/2010, S. 151–157.

Shorena Janelidze et al. (2011). Cytokine levels in the blood may distinguish suicide attempters from depressed patients, *Brain, Behaviour, and Immunity*, Vol. 25, Nr. 2/2011, S. 335–339.

Nancy S. Jenny (2012). Inflammation in aging: cause, effect, or both? *Discovery Medicine*, Vol. 13, Nr. 73/2012, S. 451–460.

Neha John-Henderson et al. (2015). Socioeconomic status and social support: Social support reduces inflammatory reactivity for individuals whose early-life socioeconomic status was low. *Psychological Science*, Vol. 26, Nr. 10/2015, S. 1620–1629.

James Joseph et al. (2009). Nutrition, brain aging, and neurodegeneration. *The Journal of Neuroscience*, Vol. 29, Nr. 41/2009, S. 12795–12801.

Jian X. Kang & Karsten H. Weylandt (2008). Modulation of inflammatory cytokines by omega-3 fatty acids. *Sub-cellular Biochemistry Book Series*, SBI, Vol. 49/2008, S. 133–143.

Janice K. Kiecolt-Glaser et al. (2002). Emotions, morbidity, and mortality: new perspectives from psychoneurology. *Annual Review of Psychology*, Vol. 53/2002, S. 83–107.

Janice K. Kiecolt-Glaser et al. (2002). Psychoneuroimmunology: psychological influences on immune function and health. *Journal of Consulting and Clinical Psychology*, Vol. 70, Nr. 3/2002, S. 537–547.

Tania S. King-Himmelreich et al. (2016). The impact of endurance exercise on global and AMPK gene-specific DNA methylation. *Biochemical and Biophysical Research Communications*, Vol. 474, Nr. 2/2016, S. 284–290.

Bente Klarlund Pedersen (2011). Muscles and their myokines, *Journal of Experimental Biology*, Vol. 214, Nr. 2/ 2011, S. 337–346.

Harold Koenig et al. (1998). The relationship between religious activites and blood pressure in older adults. *The International Journal of Psychiatry in Medicine*, Vol. 28, Nr. 2/1998, S. 189–213.

Harold Koenig (2004). Religion, spirituality, and medicine: Research findings and implications for clinical practice. *Southern Medical Journal*, Vol. 97, Nr. 12/2004, S. 1194–1200.

J. P. Kooman et al. (2014). Chronic kidney disease and premature ageing. Nature *Reviews. Nephrology*, Vol. 10, Nr. 12/2014, S. 732–742.

Marie-Ève Labonté et al. (2013). Impact of dairy products on biomarkers of inflammation: a systematic review of randomized controlled nutritional intervention studies in overweight and obese adults. *American Journal of Clinical Nutrition*, Vol. 97, Nr. 4/2013, S. 706–717.

Heidi Ledford (2011). Longevity genes challenged: Do sirtuins really lengthen lifespan? *Nature*, 21.09.2011. (http://www.nature. com/news/2011/110921/full/news.2011.549.html) Zuletzt besucht: 15.11.2017.

Shanshan Li et al. (2016). Association of religious service attendance with mortality among women. *JAMA Internal Medicine*, Vol. 176, Nr. 6/2016, S. 777–785.

Dorothy Long Parma et al. (2015). Effects of six months of yoga on inflammatory serum markers prognostic of recurrence risk in breast cancer survivors. *Springer Plus*, Vol. 4, Nr. 143/2015.

Quellen

E. Lopez-Garcia et al. (2005). Consumption of trans fatty acids is related to plasma biomarkers of inflammation and endothelial dysfunction. *The Journal of Nutrition*, Vol. 135, Nr. 3/2005, S. 562–566.

Karin Luttropp et al. (2009). Genetics/Genomics in chronic kidney disease—towards personalized medicine? *Seminars in Dialysis*, Vol. 22, Nr. 4/2009, S. 417–422.

Arndt Manzel et al. (2014). Role of "western diet" in inflammatory autoimmune diseases. *Current Allergy and Asthma Reports*, Vol. 14, Nr. 1/2014, S. 404.

Evi M. Merchen et al. (2013). Calorie restriction in humans inhibits the PI3K/AKT pathway and induces a younger transcription profile. *Aging Cell*, Vol. 12, Nr. 4/2013, S. 645–651.

Esmaeil Mortaz et al. (2015). Anti-inflammatory effects of Lactobacillus rahmnosus and Bifidobacterium breve on cigarette smoke activated human macrophages. *PloS One*, Vol. 10, Nr. 8/2015.

Raul Mostoslavsky et al. (2010). At the crossroad of lifespan, calorie restriction, chromatin and disease: Meeting on sirtuins. *Cell Cycle*, Vol. 9, Nr. 10/2010, S. 1907–1912.

Dariush Mozaffarian et al. (2004). Dietary intake of trans fatty acids and systemic inflammation in women. *American Journal of Clinical Nutrition*, Vol. 79, Nr. 4/2004, S. 606–612.

Janet M. Mullington et al. (2013). Sleep loss and inflammation. *Best Practice & Research: Clinical Endocrinology & Metabolism*, Vol. 24, Nr. 5/2010, S. 775–784.

Jens P. Nilsson et al. (2015). Less effective executive functioning after one night's sleep deprivation. *Journal of Sleep Research*, Vol. 14, Nr. 1/2005, S. 1–6.

Tiago Fleming Outeiro et al. (2007). Sirtuin 2 inhibitors rescue a-Synuclein-mediated toxicity in models of Parkinson's disease. *Science*, Vol. 317, Nr. 5837/2017, S. 516–519.

Helios Pareja-Galeano et al. (2014). Physical exercise and epigenetic modulation: elucidating intricate mechanisms. *Sports Medicine*, Vol. 44, Nr. 4/2014, S. 429–436.

Roberto Pecoits-Filho et al. (2003). Genetic approaches in the clinical investigation of complex disorders: malnutrition, inflammation, and atherosclerosis (MIA) as a prototype. *Kidney International*, Vol. 63, suppl. 84/2003, S. 162–167.

Karin de Punder & Leo Pruimboom (2013). The dietary intake of wheat and cereal grains and their role in inflammation. *Nutrients*, Vol. 5, Nr. 3/2013, S. 771–787.

J. Schemies et al. (2010). NAD+-dependent histone deacetylases (sirtuins) as novel therapeutic targets. *Medicinal Research Reviews*, Vol. 30, Nr. 6/2010, S. 861–889. Barry Sears (2015). Anti-inflammatory diets. *Journal of the American College of Nutrition*, Vol. 34, suppl. 1/2015, S. 14–21.

Barry Sears (2016). Delaying adverse health consequences of aging: the role of omega 3 fatty acids on inflammation and resoleomics. *CellR4*, Vol. 4, Nr. 4/2016.

Barry Sears & Camillo Ricordi (2012). Role of fatty acids and polyphenols in inflammatory gene transcription and their impact on obesity, metabolic syndrome and diabetes. *European Review for Medical and Pharmacological Sciences*, Vol. 16, Nr. 9/2012, S. 1137–1154.

Paul G. Shields et al. (2017). The role of epigenetics in renal aging. Nature Reviews. *Nephrology*, Vol. 13, Nr. 8/2017, S. 471–482.

Guido Shoba et al. (1997). Influence of piperine on the pharmacokinetics of curcumin in animals and human volunteers. *Planta Medica*, Vol. 64, Nr. 4/1998, S. 353–356.

Fabíola Lacerda Pires Soares et al. (2013). Gluten-free diet reduces adiposity, inflammation and insulin resistance associated with the induction of PPAR-alpha and PPAR-gamma expression. *The Journal of Nutritional Biochemistry*, Vol. 24, Nr. 6/2013, S. 1105–1011.

Jennifer Stellar et al. (2015). Positive affect and markers of inflammation: Discrete positive emotions predict lower levels of inflammatory cytokines. *Emotion*, Vol. 15, Nr. 2/2015, S. 129–133. Jennifer Stellar et al. (2017). Awe and Humility. *Journal of Personal Social Psychology*, 31.08.2017.

Peter Stenvinkel et al. (2007). Impact of inflammation on epigenetic DNA methylation—a novel risk factor for cardiovascular disease? *Journal of Internal Medicine*, Vol. 261, Nr. 5/2007, S. 488–499.

Ambarish Vijayaraghava et al. (2015). Effect of yoga practice on levels of inflammatory markers after moderate and strenuous exercise, *Journal of Clinical and Diagnostic Research*, Vol. 9, Nr. 6/2015, S. CC08–CC12.

Nannan Zhang et al. (2016). Calorie restriction-induced SIRT6 activation delays aging by supressing NF-kB signaling. *Cell Cycle*, Vol. 15, Nr. 7/2016, S. 1009–1018.

Zeitungsartikel

Sarah Knapton (2017). Depression is a physical illness which could be treated with anti-inflammatory drugs, scientists suggest. *The Daily Telegraph*, 08.09.2017.

Thomas Lerner (2015). Svenskar tror—men inte på Gud. *Dagens Nyheter*, 26.05.2015.

Bücher, in denen ich Fakten und Inspiration gefunden habe

Dan Buettner (2009). *The blue zones: Lessons for living longer from the people who've lived the longest.* National Geographic Society.

Floyd H. Chilton (2009). *The Gene-smart diet: The revolutionary eating plan that will rewrite your genetic destiny—and melt away the pounds.* Rodale Books.

Vicky Edgson & Adam Palmer (2015). *Gut gastronomy: Revolutionise your eating to create great health.* Jaqui Small LLP.

Yuval Noah Harari (2018, 15. Aufl.). *Homo Deus: Eine Geschichte von Morgen.* C. H. Beck.

Donald C. Johanson & Maitland A. Edey (1981). Lucy: *Die Anfänge der Menschheit.* Piper.

Bente Klarlund Pedersen (2010). *Sandheden om sundhed.* Politikens forlag.

Nigella Lawson (2015). *Simply Nigella:* Feel good food. Random House UK.

Sunil Pai (2016). *An inflammation nation: The definitive 10-step guide to preventing and treating all diseases through diet, lifestyle, and the use of natural antiinflammatories.* Rocdoc Publications.

Nicholas Perricone (2011). *Forever young: The science of nutrigenomics for glowing, wrinkle-free skin and radiant health at every age.* Simon & Schuster.

Tosca Reno (2010). *Your best body now: Look and feel fabulous at any age the eat-clean way.* Harlequin.

Robert M. Sapolsky (2003). *Varför zebror inte får magsår.* Natur & Kultur.

David Servan-Schreiber (2011). *Anticancer—ett nytt sätt att leva.* Natur & Kultur.

Janesh Vaidya & Malin Barrling (2013). *Maten är min medicin: Ayurveda i ditt kök.* Norstedts.

Webseiten voller Fakten und Inspiration

Bluezones.com:
> Diese Seite fasst das extrem interessante Buch *The Blue Zones* von Dan Buettner zusammen. Darin beschreibt er in herzlichem Ton und medizinisch en détail, wie das Forschungsteam bei der Untersuchung dieser Zonen vorgegangen ist. Hier können Sie auch nachlesen, wie die Menschen dort ihr Leben leben – voller Sinnhaftigkeit, Frieden, Gemüse und guten Bakterien.

Sirtfooddiet.net:
> Diese Ernährungsweise basiert auf Sirtuinen, den epigenetischen Regulatoren, die Entzündungen reduzieren. Es geht darum, Lebensmittel zu essen, die unter anderem reich an Polyphenolen sind. Diese Webseite beschäftigt sich mit der entzündungslindernden Lebensweise und enthält sowohl Informationen als auch Rezepte.

Rezeptregister

Für mehr Liebe im Sex –
und mehr Sex in der Liebe

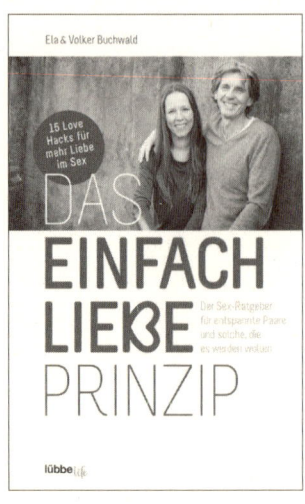

Ela und Volker Buchwald
DAS EINFACH LIEBE
PRINZIP
Der Sex-Ratgeber für
entspannte Paare und
solche, die es werden
wollen
DEU
272 Seiten
mit Abbildungen
ISBN 978-3-431-07007-1

Am Anfang steht die Leidenschaft: Frisch verliebt haben wir großartigen Sex. Doch dann zieht der Alltag ein: putzen, einkaufen, wer geht zum Elternabend? Irgendwann haben wir das Gefühl, nach einem viel zu vollen Tag auch noch im Bett rackern zu müssen. Und haben keine Lust mehr ... Dabei gibt es eine ganz andere Art, Liebe zu machen – ohne Leistungsdruck, Orgasmuszwang und ständigem Höher-Schneller-Weiter: Mit Entspanntem Sex erobern sich Paare die Liebe zurück. Entspannter Sex ist einfach und innig. Und das Beste: Wir können jederzeit damit anfangen. Mitten im ganz normal-chaotischen Leben. Es braucht nur etwas Zeit, Aufmerksamkeit – und 15 bewährte Love Hacks.

Jede Frau kann diese Zeit der Veränderung gesund, energiegeladen und ausbalanciert erleben

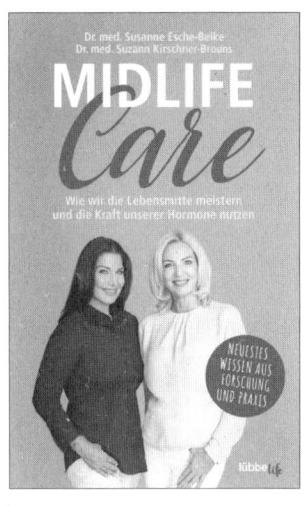

Susanne Esche-Belke / Suzann Kirschner-Brouns
MIDLIFE-CARE
Wie wir die Lebensmitte meistern und die Kraft unserer Hormone nutzen
DEU
352 Seiten
mit Abbildungen
ISBN 978-3-431-07000-2

Hormongesteuert? Klar! In der Lebensmitte bringen uns Östrogene, Progesteron und Co. ganz schön aus dem Takt – und viel zu oft wird dieses Ungleichgewicht nicht richtig diagnostiziert, geschweige denn behandelt. Dabei stellen sich Hormonveränderungen bereits mit Anfang 40 ein, wenn die Periode meist noch treue Begleiterin ist. In dieser Perimenopause können depressive Verstimmungen, Gewichtszunahme und andere Symptome das Leben schwer machen, und auch während der eigentlichen Menopause werden viele Frauen nur ungenügend begleitet. Doch die Autorinnen wissen: Es gibt wirksame Strategien, um diese Phasen gesund und glücklich zu gestalten.

Gesünder leben mit frischem Grün

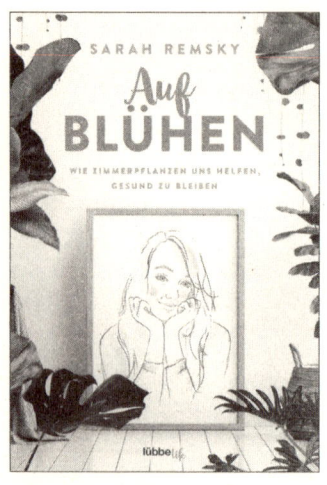

Sarah Remsky
AUFBLÜHEN
Wie Zimmerpflanzen uns
helfen, gesund zu bleiben
DEU
mit Abbildungen
ISBN 978-3-431-07006-4

Pflanzen stärken unser Immunsystem, verbessern unser Raumklima, sorgen für Entspannung, unterstützen Heilungsprozesse und machen einfach glücklicher. Die Autorin Sarah Remsky besitzt weit über 100 Pflanzen, die sie hegt und pflegt. In ihrem Buch zeigt sie, wie wir den Wohntrend in den eigenen vier Wänden realisieren können und gibt Tipps rund um die richtige Pflege, Standort und heilsame Wirkungen.

Gesund und schlank ein Leben lang

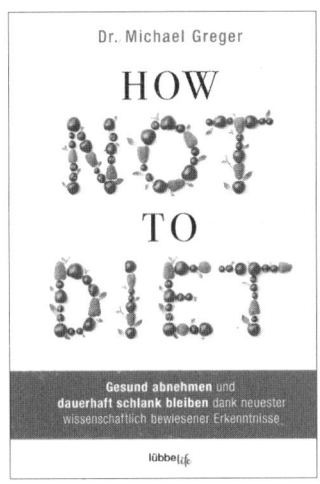

Michael Greger
HOW NOT TO DIET
Gesund abnehmen und
dauerhaft schlank bleiben
dank neuester
wissenschaftlich
bewiesener Erkenntnisse
Aus dem amerikanischen
Englisch von
Julia Augustin, Alice
v. Cantstein, Simone
Schroth u.a.
ISBN 978-3-431-07011-8

Schluss mit dem Kampf gegen überflüssige Pfunde! Weg mit den Diäten, die keine dauerhafte Veränderungen bringen! Wer eine Zeitlang auf einzelne Nahrungsmittel verzichtet, nimmt kurzfristig ab, produziert auf Dauer jedoch Mangel – und Hunger. Michael Greger geht es ganzheitlich an: Er schlüsselt das Thema Ernährung bis ins kleinste Detail auf. Und zieht, wie in seinem Bestseller HOW NOT TO DIE, seine Erkenntnisse aus evidenzbasierten Fakten. Vom Aufbau eines gesunden Mikrobioms, über die Chronobiologie bis zum Einfluss von Tees liefert Greger Tipps und Tricks, wie jeder mühelos sein Idealgewicht halten kann – und macht endlich Schluss mit Kalorienzählen und Verzicht.